HEYNE <

AF636776

Zum Buch:

Vom Mitbewohner zum Katzenversteher: So werden Mensch und Katze glücklich.

Verschmust und sensibel, aber auch geheimnisvoll und unabhängig – so werden Katzen häufig beschrieben. Doch was für ein Tier ist eine Katze wirklich? Obwohl uns die Samtpfoten bereits seit Jahrtausenden begleiten, gibt es noch immer viele Missverständnisse zwischen ihnen und uns Menschen. Claude Béata, Tierarzt und Haustierpsychologe, klärt auf: Haben Katzen eine eigene Persönlichkeit? Warum führt jede Katze ein Doppelleben? Können Katzen tollpatschig sein? Und warum heißt »Ich mag dich« nicht »Du darfst mich streicheln«? Diese und viele weitere Fragen zu unserem beliebtesten Vierbeiner helfen uns, das Verhalten unserer Katzen endlich zu verstehen. So machen wir uns und unsere Katzen glücklich!

Zum Autor:

Claude Béata ist Tierarzt und Tierpsychologe. Schwerpunkt seiner Arbeit sind sowohl die Tierpsychologie als auch die Veterinärpsychiatrie. Als einer der gefragtesten Experten Frankreichs zum Thema Tierpsychologie und Verhalten von Haustieren lehrt Claude Béata ebenfalls als Dozent an französischen Universitäten.

CLAUDE BÉATA

DAS GROSSE MIEZ-VERSTÄNDNIS

Das geheimnisvolle Wesen deiner Katze endlich richtig verstehen

Übersetzt aus dem Französischen von
Bettina Seifried und Annika Tschöpe

WILHELM HEYNE VERLAG
MÜNCHEN

Die Originalausgabe erschien 2022 unter dem
Titel *La Folie des chats* bei Les Editions Odile Jacob SAS, Paris.

MIX
Papier | Fördert gute Waldnutzung
FSC® C014496

Penguin Random House Verlagsgruppe FSC® N001967

2. Auflage
Deutsche Erstausgabe 09/2023

Redaktion: Claudia Haimerl
Illustration: Inka Hagen
Übersetzung aus dem Französischen:
Bettina Seifried und Annika Tschöpe
Umschlaggestaltung: Wilhelm Typo Grafisch
Satz: Satzwerk Huber, Germering
Druck: GGP Media GmbH, Pößneck
ISBN: 978-3-453-60664-7

www.heyne.de

Inhaltsverzeichnis

Vorwort

Claude Béata berichtet wunderbar unterhaltsam aus seiner Praxis als Tierarzt und Verhaltensforscher und greift dabei immer wieder philosophische Fragen auf.

Im Zusammenleben mit dem Menschen hat sich das Verhalten von Katzen über die Zeit hinweg verändert. Ihre Jagdlust, der Impuls, alles, was sich bewegt, zu belauern und erbeuten zu wollen, sind davon zwar nicht betroffen, sie bleiben schnelle, elegante Räuber auf leisen Pfoten, die mit ihren spitzen Zähnen und scharfen Krallen auch um ein Dreifaches größere Beutetiere erlegen können. Doch die Tatsache, dass sie in der menschlichen Welt heimisch geworden sind, eingebunden in die immer rasanteren technologischen Entwicklungen, die den Rhythmus von Jagd- und Ruhezeiten, den Wechsel zwischen Arbeit und Freizeit durchkreuzen, führt häufig zu biologischen und verhaltensbedingten Fehlentwicklungen, und das nicht nur beim Tier.

Die Lebenserwartung hängt eng mit zivilisatorischen Errungenschaften zusammen. Fernab menschlicher Lebensformen erreicht die Katze ein Alter von höchstens drei oder vier Jahren. In der durch technologischen Fortschritt geprägten Umgebung des Menschen kann sie mit denselben genetischen Voraussetzungen gut und gerne fünfzehn bis zwanzig Jahre alt werden. Herr und Frau Sapiens erreichten, so belegen Skelettfunde, vor der Blütezeit des Neolithikums kaum ihr dreißigstes Lebensjahr. Jedes zweite heute geborene Mädchen wird wohl hundert Jahre alt werden, Knaben im Schnitt gut neunzig.

Es sind also erstaunliche Parallelentwicklungen bei Mensch und Tier zu beobachten. Die vom Menschen geschaffene Welt hat einen enormen Einfluss auf die Genexpression der gesamten Arten. Ist die bis heute geltende Unterscheidung zwischen Mensch und Tier dann eher eine Glaubensfrage oder Wunschvorstellung, die empirisch klinische Beobachtungen und Befunde ignoriert?

Wir erfahren in diesem Buch, was der praktizierende Veterinär und klinische Forscher Claude Béata von den Katzen gelernt hat. Auch ein neugeborenes Kätzchen braucht Bindungsstrukturen und ein Bezugswesen, um zur Katze reifen zu können. Selbstwerdung ist ohne die oder den anderen nicht möglich. Fehlt diese Bindung völlig oder ist sie nur spärlich vorhanden, wird das Jungtier nur unter größten Schwierigkeiten erwachsen. Ein Mangel, aber auch ein Überfluss an stimulierenden Reizen in der Umgebung des Jungtiers in seinen ersten Wochen führt zu neuronalen und funktionalen Störungen im Gehirn mit schwerwiegenden Folgen für das spätere Verhalten des Tieres.

Im Idealfall lernen Kätzchen das Katzenhandwerk spielend, beim Balgen mit den Geschwistern oder dem neckischen Jagen von Mutters Schwanz. Die Rangeleien und das Angriffsverhalten sind weder feindselig noch aggressiv, doch je älter und kräftiger die Kleinen werden, desto spitzer werden auch die Zähne und umso schmerzhafter die Bisse. Dann beginnt die Katzenmutter, ihren Wurf zu erziehen und die Attacken zu bremsen, durch ein kurzes Fauchen, ein rasches Streifen durch die Barthaare der Racker, durch eine drohend erhobene Vorderpfote oder durch sanfte Klapse und kleine Nasenstüber. So lernen sie, sich aktiv zurückzunehmen, und entwickeln Selbsthemmungsmechanismen, was für die Interaktion mit anderen Lebewesen unabdingbar ist. Einem Findelkätzchen, vom Menschen mit der Flasche aufgezogen, fehlt die Möglichkeit, diese wichtigen Lektionen zu lernen. Es wird in der Folge enorme Probleme bei der Anbahnung von wechselseitigen Kontakten haben und sich nur unter größter Mühe sozialisieren können.

Claude Béata liefert uns anschauliche Beispiele dafür, wie rasch der geliebte Stubentiger zum Wildfang, mehr noch, zum Wildtier wird, wenn frühe Entwicklungsstörungen vorliegen. Die Katze wird uns fremd und unheimlich, und wir brauchen die Hilfe und das Wissen von Verhaltenstierärzt*innen. Ich lernte Claude kennen, als er sich nach Abschluss des Studiums für eine Zusatzausbildung in der Tierpsychiatrie entschied. Diesen Teilbereich der Veterinärmedizin deckt die klassische Ausbildung nicht ab, Tierärzte und Tierärztinnen müssen mit Verhaltensproblemen in ihrer späteren Praxis eher freihändig umgehen, weil ihnen das Studium hier keine systematischen

Lösungsansätze vermittelt hat. Noch in den Achtzigerjahren gab es im französischsprachigen Raum nur zwei einschlägige Arbeiten dazu: *Psychiatrie animale*[1] und *Mémoire de singe et paroles d'hommes*[2]. Sie warfen grundsätzliche Fragen auf: War der Mensch wirklich so außergewöhnlich, stand er über der Natur?[3] Konnte er somit auch nichts von den Tieren lernen? Der französische Philosoph und Soziologe Edgar Morin schlug vor, die Disziplinen und Fragestellungen zu integrieren, anstatt sie gegeneinander auszuspielen und die »absurde Parzellierung« der wissenschaftlichen Erkenntnisse weiter voranzutreiben.[4] Darwinistische Ansätze versuchten, das Rätsel des Lebens und des Humanen zu ergründen, stießen jedoch auf wenig Echo. Der damalige Zeitgeist sperrte sich gegen die »Herabsetzung des Menschen auf die Stufe des Tieres«, und an den Universitäten wurde streng zwischen biologistischen und psychoanalytischen Erklärungsmodellen getrennt. Es zeigte sich jedoch bald, dass auch Freud Biologie und Umwelt zusammendenkt und damit evolutionär-darwinistische Züge trägt.[5] Doch erst mit Jacques Lacan verwies ein Psychoanalytiker ausdrücklich auf die Erkenntnisse aus der Tierverhaltensforschung, um die Struktur der menschlichen Psyche zu erklären.[6] Die vorherrschenden gesellschaftlichen Glaubensüberzeugungen und Ansichten waren allerdings so übermächtig, dass solche integrativen Denkansätze, die Beobachtungen und Belege aus dem Reich der Tiere und klinisch-experimentelle Daten ernst nahmen, im kulturellen Klima der Zeit und an den Universitäten kaum Nachhall fanden.

Erst mit Claude Béata und einer Forschungsgruppe aus verschiedenen Veterinärmediziner*innen setzte eine verstärkte Hinwendung zur systematischen Erforschung der geteilten Lebenswelt von Mensch und Tier und zur Entwicklung eines gesamtheitlichen Ansatzes in Lehre und Forschung ein. Béata gelang es, einen bemerkenswerten neuen Studiengang in der Veterinärmedizin zu etablieren, der es angehenden Tierärzt*innen an der Universität von Toulouse ermöglicht, bereits während der Ausbildung im klinischen Setting zu arbeiten, um Kompetenzen in Verhaltensbeobachtung, Diagnostik, Ursachenforschung und Behandlung von Entwicklungsstörungen und damit einhergehende Angst- und Stresserkrankungen bei Tieren zu schärfen. Einige Forschungsergebnisse aus diesem Studiengang werden auf den folgenden Seiten vorgestellt.

Auch ich lud Claude immer mit Freude zu Vorträgen an die Universität von Toulon ein, weil ich bei ihm sicher sein durfte: Er würde sein umfangreiches Wissen auf unterhaltsame, anschauliche und überzeugende Weise an die Studierenden weitergeben. Mit Humor, Esprit und viel Sinn für methodische Klarheit hat er auch das vorliegende Buch konzipiert. Es nimmt uns mit auf eine Erkundungsreise in die Welt der Katzen, die so anders ist als die unsere. Und es verweist auf folgenreiche Missverständnisse, die zwischen den Arten, zwischen Mensch und Katze, aber auch zwischen Katze und Hund auftreten und zu schweren Beziehungsstörungen bis hin zu höchst aggressivem Verhalten führen können. Begreift man jedoch die genauen Ursachen im Einzelfall, ist der erste Schritt hin zur Verbesserung der Situation bereits getan. Claude Béata setzt sich zur präzisen Erfassung der Verhaltensauffälligkeiten auch für eine neue Nomenklatur ein. Bevor Claude sie einführte, war mir zum Beispiel die Bezeichnung »Schezipathie« (mit Bindungserfahrungen zusammenhängendes Leid) nicht geläufig. Der Begriff steht für die Abwesenheit beziehungsweise den fehlenden Erwerb von grundlegenden Fähigkeiten zur Etablierung einer Bindungsbeziehung, wenn das Tierkind in seiner frühesten Entwicklungsphase die Mutter als Lehrmeisterin entbehren musste. Verlassene oder ausgesetzte Findelkätzchen leiden unter schweren kognitiven und seelischen Beeinträchtigungen, die auch für menschliche Kleinkinder mit vergleichbarem Schicksal beschrieben wurden. Steht jedoch zu einem noch frühen Zeitpunkt ein emotionaler, affektiver Ersatz zur Verfügung, kann dies eine dauerhafte Beeinträchtigung durch Verstetigung der neuronalen Dysfunktion verhindern, und die Kätzchen können sich trotz des schlechten Starts erstaunlich gut entwickeln. Man spricht hier von einem Prozess der Resilienz.

Die klinischen Beobachtungen und Erfahrungen des praktizierenden Forschers Béata führen immer wieder zurück zu philosophischen Fragen: Können auch Tiere »verrückt« sein? Welcher Natur sind ihre Angststörungen, sind sie vergleichbar mit denen des Menschen? Als ich in den Sechzigerjahren begann, mich für solche und ähnliche Fragen zu interessieren, sprach man im Zusammenhang von Angstzuständen bei Tieren noch von »Neurosen«.[7] In den internationalen Klassifikationssystemen taucht der

Begriff heute nicht mehr auf. Und das Wort »verrückt« steht für alles Mögliche und wenig Konkretes. Wie also sollten Angstzustände bei Katzen bezeichnet werden? Ist der Begriff Psychose angemessen? Können Katzen psychotisch sein, im Sinne von »aus der Welt gefallen«, als Riss in der Verbindung mit ihrer Wirklichkeit? Meines Erachtens sind Verhaltensstörungen bei Katzen am ehesten als Beeinträchtigungen aufgrund fehlender oder fehlgeleiteter Entwicklungsprozesse zu erfassen. Diese Fehlentwicklungen lassen sich, so sie rasch erkannt werden, gut behandeln, etwa in Form einer »Beziehungs-Physiotherapie«. Die Reha für Katzen zeigt zum großen Glück aller Beteiligten fast immer erstaunlich gute Resultate.

In den Achtzigerjahren jedoch tobten ideologische, nahezu metaphysische Debatten um das Verhältnis von Mensch und Natur. Der Mensch stehe über der Natur, hieß es. Er beherrsche sie. Er sei der Herrscher über die Tiere, als Mann herrschte er über die Frauen, die Kinder, über die Schwachen. Auf diese Weise bildeten sich Aristokratien, wurden Grenzen gezogen, Religionen und Sprachen oktroyiert.

Herrschaft sollte Ordnung ins Chaos bringen, doch es war die Ordnung der Friedhöfe.

Und dann verbreitete sich das Virus, und die Welt hielt den Atem an. Produktions- und Lieferketten wurden weltweit unterbrochen, das Reisen rund um den Globus eingestellt, die Menschen in ihre Privatsphäre verbannt – und plötzlich war ganz offensichtlich, was man lange nicht wahrhaben wollte: Es gibt keine Trennung zwischen

Mensch und Tier, beide sind nicht losgelöst voneinander zu betrachten, der Mensch steht nicht über der Natur, sondern mittendrin. Er ist ein Lebewesen unter vielen anderen, er teilt die Welt mit den Tieren. Das Virus ist ein Produkt der menschlichen Zivilisation. Jede*r von uns wird von Millionen von Viren bevölkert, sie umgeben uns auf Schritt und Tritt, und viele davon sind nützlich, da sie an der Synthese von stimulierenden Neurotransmittern beteiligt sind und uns sogar in Hochstimmung versetzen können. Werden jedoch, um die Fleischerträge zu steigern, gigantische Viehzuchtanlagen gebaut und Pflanzen genetisch manipuliert, bilden sich in der DNA der Nutztiere bald Mutationen, die für den menschlichen Organismus gefährliche Risiken bergen. Unsere technischen Wunderwerke, die Flugzeuge und Kreuzfahrtschiffe, beschleunigen die Verbreitung der mutierten Varianten in alle Welt und tragen zu Millionen von Todesfällen bei.

Seit Tiere und Pflanzen vom Menschen »domestiziert« werden, kommt es zu Unfällen und Katastrophen dieser und ähnlicher Art, die nur eines verdeutlichen: Der Mensch steht nicht über der Natur, er ist ein Teil von ihr. Er ist einer von vielen, verwoben und eingebettet ins gemeinsam bewohnte Reich der Natur neben den Tieren, Pflanzen, Pilzen, dem Gestein und Gewässer. Siebzig Prozent aller Erkrankungen beim Menschen gehen auf Zoonosen zurück, sie werden vom Tier auf den Menschen übertragen. Das lässt nur eine Schlussfolgerung zu: Wenn wir Tiere schlecht behandeln, wenn wir sie krank machen und quälen, werden wir gemeinsam mit ihnen von der Bildfläche des Planeten verschwinden. Es liegt in unser aller Interesse, unsere tierischen Mitbewohner besser zu verstehen, ihnen gute Entwicklungsbedingungen zu ermöglichen, um noch viele Momente der Freude und Freundschaft mit ihnen zu teilen. Dies und mehr haben mich der seit Jahrzehnten bestehende kollegiale Austausch mit Claude Béata und die Katzen in diesem Buch gelehrt.

Boris Cyrulnik
französischer Neuropsychiater und Ethologe

Prolog

Da ist sie. Flach hingeduckt auf dem Teppichboden. Pechschwarz.

Ich bin ihr Gegner. Sie wirkt Furcht einflößend.

Wer sich je Auge in Auge mit einer angriffslustigen Katze befand, weiß, wovon ich rede. Mit den eng angelegten Ohren – sie versinken fast im Fell – ähnelt sie einem kleinen Samurai. Ihr Name ist First, und der intensive Blick, mit dem sie mich fixiert, verheißt nichts weniger als erbarmungslose Kampfbereitschaft. Sämtliche Muskeln sind aufs Äußerste gespannt, sie vibriert vor Kraft, jederzeit bereit zum Angriff. Ich hätte keine Chance, ihren spitzen Fangzähnen und scharfen Krallen zu entgehen. Da mir bange wird, ziehe ich mich ein wenig zurück, doch vollendete Kriegerin, die sie nun einmal ist, verändert auch sie kaum merklich ihre Position, ohne mich eine Sekunde aus den Augen zu lassen. Es gibt kein Entrinnen.

Fünf Minuten früher hätte sie noch eine Berührung, womöglich sogar ein vorsichtiges Streicheln, zugelassen. Fast konnte ich ihr weiches Fell, ihren geschmeidigen Körper unter meiner ausgestreckten Hand spüren. Beinahe hätte sie sich auf diese stille Geste der Verbundenheit eingelassen – doch eine ungeschickte Bewegung meinerseits machte alles kaputt. Nun müssen wir wieder von vorne anfangen. Allerdings sieht sie in mir nun den Feind und misstraut mir. Jede noch so harmlose Geste von mir könnte für sie das Signal zum Angriff bedeuten, für den sie sich wappnet. Ich weiß, dass auch sie Angst hat. Denn obwohl ich deutlich schwerer bin als sie, und sie bringt einige Kilo auf die Waage, wäre der Ausgang unseres Zweikampfs mehr als ungewiss.

So verharrten wir also weiter Auge in Auge. Ich, der damals noch junge und unbedarfte Tierarzt, und sie, die stattliche Katzendame, die zu einer Routineuntersuchung in meine Praxis gekommen war. Sie hatte einen kurzen Moment der Unachtsamkeit genutzt, um aus der Transportbox zu türmen. Und nun wollte sie ihre Freiheit mit Zähnen und Klauen verteidigen. In ihrer wilden Entschlossenheit war sie unwiderstehlich. Ich ging in die Hocke, sprach beschwichtigend auf sie ein und gab mir größte Mühe, dabei weder Flucht- noch Angriffsreflexe auszulösen. Ich lobte ihren großen Mut und versicherte ihr, dass mich ihr unerschrockener Kampfeswille wirklich beeindrucke. Und dann erzählte ich ihr, dass ich meinen Beruf gewählt hätte, um für ihr Wohlergehen und ihre Gesundheit zu sorgen, damit sie ein schönes Leben führen könne. Ganz leicht spitzte sie die Ohren, doch ihr Blick verriet, dass ein steiniger Weg vor mir lag und ich noch einiges lernen musste, um mit ihr und ihren Artgenossen ins konstruktive Gespräch zu kommen. Ich entschuldigte mich für meine Unzulänglichkeit, doch all das schien nicht genug. Verlorenes Vertrauen zurückzugewinnen, war alles andere als einfach. Es dauerte noch eine geschlagene Viertelstunde, bis sich die Schöne einfangen ließ, ohne schlagkräftige Hiebe auszuteilen. Sie hatte mir eine erste Lektion erfolgreich erteilt.

Dieses Erlebnis liegt fünfunddreißig Jahre zurück, und damals habe ich ihr und mir versprochen, es in Zukunft besser zu machen. Ich bin zwar noch längst nicht am Ende meines Weges angelangt, aber mein Wissen über und meine Erfahrung mit Katzen haben sich deutlich vertieft. Neulich hatte ich einen Traum: Ich stand, wie meine Studierenden am Tag der Übergabe der Diplomurkunden, im Talar und mit Bommelhut vor einer Prüfungskommission, die nur aus Katzen bestand, darunter meine eigenen Katzen Minou, Chiquita, Al'mein Kumpel, Opium, Moustache, Flora, mit denen ich mein Leben geteilt hatte. Auch Katzen, die ich aus meiner Praxis kannte, waren mit von der Partie: etwa Nougatine, Hannibal und Nougat. Sie riefen mich aufs Podium, um mir mein Diplom als Dolmetscher der Sprache der Katzen zu überreichen, und die Vorsitzende der Kommission – es war natürlich keine andere als First, die Katzendame, der ich meine erste Lektion verdankte – sagte feierlich: »Wir Katzen, legendäre Herrschernaturen seit unvordenklichen Zeiten und nun auch Ikonen der neuen Netzwelt, werden als Gottheiten und Heilsbringer verehrt, und doch quält man uns, hängt uns auf an Scheunentoren und ächtet uns für vermeintliches Fehlverhalten. Wir fühlen uns noch immer sehr missverstanden.« Schließlich rang sie mir das Versprechen ab, endlich dieses Buch zu schreiben. »Du kannst uns helfen, das bist du uns schuldig. Erkläre den Menschen, wie einfach wir im Grunde zu verstehen sind, wenn man unser komplexes Verhalten entschlüsselt. Wir haben mehr verdient als schnöde fünfzehn Minuten Ruhm als niedlichste Wesen der Welt in den sozialen Netzwerken. Unsere Ausdrucks- und Verhaltensweisen sind vielschichtiger, und genau das ist unser wunder Punkt. Du, der seit vielen Jahrzehnten mit uns umgeht, bist der richtige Kandidat, um das Miez-Verständnis unserer Menschen zu vertiefen und unsere scheinbaren Verrücktheiten und seelischen Belastungen begreiflich zu machen. Unsere komplexe Psyche ist ebenso anpassungsfähig und gleichzeitig zerbrechlich wie die eure, und manchmal machen uns die Umstände, unter denen wir leben, schier verrückt.«

Ich habe das Versprechen eingelöst, das Ergebnis halten Sie nun in Ihren Händen. Ohne Zweifel noch immer unvollständig und lückenhaft, hoffe ich doch, mein in diesem Buch zusammengefasstes Wissen über das Verhalten von Katzen möge den schönen Kreaturen gerecht werden. Ich stelle mir vor, wie ich das seidige Fell meiner allerersten Patientin First berühren und streicheln darf, und ihr zufriedenes Schnurren macht die Unwissenheit, die bei aller Erfahrung bleibt, etwas erträglicher.

KAPITEL 1

Joker oder die Doppelnatur der Katze

»Gott schuf die Katze, damit der Mensch einen Tiger zum Streicheln hat.«

Victor Hugo

Wer schon einmal eine Katze beobachtet hat, wie sie ihrer Beute auflauert, um dann mit absoluter Präzision zuzuschlagen, oder erlebt hat, wie unerschrocken sie selbst riesige Hunde in die Flucht schlagen kann, oder wer einer zu allem entschlossenen Katze Auge in Auge gegenüberstand, weiß genau: Katzen sind die geborenen Kämpfer. Warum nur entscheiden wir uns immer wieder, mit diesen gefährlichen Kampfmaschinen zusammenleben zu wollen? Weil wir trotz allem wissen, dass die stolzen und unabhängigen Jägerinnen durchaus auch Bindungen eingehen können. Und diese Bindung an den Menschen ist kein Automatismus, sondern von der Katze freiwillig gewählt. Genau das macht ihren Wert für uns aus. Das Zusammenleben von Mensch und Katze entwickelte sich jedoch später als das von Mensch und Hund, und so sind Katzen ihrer ursprünglichen Natur noch näher und bringen immer ein Stück Wildheit ins Haus.

Nougat – mit bitterem Nachgeschmack

Der Tiger schlummert nur. Daran erinnerte mich die Begegnung mit dem noch sehr jungen Kater Nougat. Auch im Körper eines niedlichen Kätzchens schlummert ein Wildtier. Nougats Besitzerin Angèle hatte mich angerufen, und da sie auf den Rollstuhl angewiesen war, vereinbarten wir einen Hausbesuch. Es ist jedoch immer ein Abenteuer, eine Katze in ihrem eigenen Umfeld untersuchen zu wollen, bekommt man doch allzu oft das Tier erst gar nicht zu sehen. Während meiner Ausbildung wurde ich einmal gebeten, eine Katze zu Hause zu impfen, um ihr die Aufregung des Transports zu ersparen. »Glauben Sie mir, in ihrer gewohnten Umgebung ist sie ganz brav.« Mein Glaube hielt sich zwar in Grenzen, aber da ich mit dem Tier schon wüste Kämpfe in der Praxis erlebt hatte, ließ ich mich darauf ein. Kaum hatte ich die Klingel gedrückt, als ich ein Zischen hörte. Die Katzenhalterin öffnete und meinte entschuldigend: »Keine Ahnung, wieso, aber sie hat wohl geahnt, dass Sie es sind, und war blitzschnell da oben auf dem Schrank.« Und da war sie ziemlich sicher vor der ihr bevorstehenden Impfung. Bereit, ihre noch heile Haut mit Klauen und Zähnen zu verteidigen und uns nötigenfalls ins Gesicht zu springen, mussten wir einen neuen Termin vereinbaren, dann in meiner Praxis.

Davon berichtete ich Nougats Besitzerin, doch sie schwor Stein und Bein, der Kater würde sich nicht verstecken, ich könne ihn gar nicht übersehen. Als ich ankam, war auch Angèles Nachbarin Agnès anwesend, die oft im Haushalt half. Sie kannte Nougat, seit er da war, und ihr Urteil über ihn war vernichtend: »Ein kleiner Teufel.« Ich nahm am Esstisch Platz, um mir Notizen zu Angèles Beschreibung seines Verhaltens zu machen. Nougat sprang sofort auf meinen Schoß, dann auf den Tisch, schließlich landete er auf dem Fernseher (die waren damals noch nicht flach) und warf dabei eine Topfpflanze zu Boden. »So geht das ständig«, klagte Angèle. »Ich habe noch nie eine Katze erlebt, die sich derart ungeschickt anstellt.«

Nach heutigem Forschungsstand gilt eine solche Form der Tollpatschigkeit als Indikator für ein mögliches HsHa-Syndrom, ein Krankheitsbild, das noch nicht offiziell in der klinischen Diagnostik aufgeführt ist. HsHa steht als Kürzel für eine Hyperaktivitätsstörung. Normalerweise sind Katzen wahre Meister der Körperbeherrschung und Geschicklichkeit, selbst auf der schmalsten Kamineinfassung landen sie, ohne den Nippes umzuwerfen. Bewegt eine Katze sich derart unvorsichtig und unkoordiniert und geht ständig etwas zu Bruch, deutet dies auf mangelnde

Körperbeherrschung und Impulskontrolle hin. Bei Katzen läuft die präzise Koordination der Bewegungsabläufe und des Beißreflexes automatisch ab, dazu gehört auch das kontrollierte Ausfahren der Krallen. Bei Hunden, und das ist klinisch belegt, sind Hyperaktivitätsstörungen keine Seltenheit. Und die Wahrscheinlichkeit, dass für Katzen das Gleiche gilt, ist hoch. Für eine Diagnose müssen die Form und das Gefahrenpotenzial der Fehlkoordination sehr genau betrachtet werden.

Bloß ein Tollpatsch?

- Das Umwerfen von Gegenständen kann eine Form der Kommunikation sein. Viele Katzen stoßen ihren Napf um, wenn sie meinen, es sei an der Zeit, gefüttert zu werden. Allerdings gehen sie auch dabei sehr geschickt und koordiniert vor. Sie wollen uns eine Botschaft zukommen lassen: die nachdrückliche Aufforderung, ihre Bedürfnisse zu erfüllen. Ein Anzeichen für eine Störung ist ein solches Verhalten zunächst nicht.
- Anders ist es, wenn die Katze sich durch ihr ungeschicktes Verhalten selbst gefährdet. Bei hyperaktiven Hunden erhöht sich das Unfallrisiko im häuslichen Umfeld signifikant. Auch Katzen mit

HsHa-Syndrom sind stark unfallgefährdet, so etwa die »Fallschirmspringer«, die aufgrund mangelnder Körperbeherrschung vom Balkon heruntersegeln. Auch Tiere, die aus Gefräßigkeit versehentlich unverdauliche Gegenstände schlucken, gefährden sich selbst und müssen ärztlich behandelt werden. Veterinäre können solche Anomalien einordnen und adäquate Behandlungsmöglichkeiten anbieten.

Nougats Diagnose stand noch aus. Inzwischen thronte er auf dem Fernsehgerät und beobachtete mich. Als sich mein Stift beim Schreiben bewegte, kam er angeschossen wie der Blitz. Angèle warnte mich: »Passen Sie bloß auf, er wird zum Tiger, wenn er spielen will.« *Voilà*, da war sie wieder, die Wildtiernatur. Ich forderte seinen Spieltrieb heraus, indem ich eine Hand unter den Tisch gleiten ließ und von unten an der Platte kratzte, um dann eine Fingerkuppe über die Kante lugen zu lassen und blitzschnell zurückzuziehen. Ich imitierte also das Verhaltensschema eines Beutetiers, zum Beispiel einer kleinen Maus, die sich im Loch versteckt, aber ab und zu den Kopf herausstreckt, um zu prüfen, ob die Luft wieder rein ist. Nougat reagierte sofort. Mit ausgefahrenen Krallen stürzte er sich auf meine Hand und biss zu. Jeder Kontakt mit ihm hinterließ mehr oder weniger gravierende Blessuren. Selbst wenige Wochen alte Katzen sind normalerweise bereits in der Lage, ihre Krallen und Beißreflexe beim Spielen zu kontrollieren. Sie ahmen das Haschen nach Beute nach, *ohne* die Krallen auszufahren und den Spielgefährten zu verletzen. Doch der kleine Nougat verkrallte und verbiss sich in alles, was ihm unter die Pfoten kam, und dabei machte er keinerlei Unterschied zwischen Händen, Gesichtern und Gegenständen. Agnès und Angèle räumten ein, dass ihnen die Lust, mit ihm zu spielen, längst vergangen sei. So entstand ein Teufelskreis. Da keiner mit ihm spielte, musste der Kater sich selbst stimulieren und beschäftigen. Angèles vollgestellte Wohnung war so gesehen ein Paradies. Nougat fand viele Möglichkeiten, sich auf die Lauer zu legen, zu verstecken oder auf den Möbeln herumzuspringen. Er vollführte dabei auch vor meinen Augen irrwitzige Manöver: Erst sprang er in einen Karton (so weit, so normal: Katzen lieben die schützenden Wände von Kartons), dann zerrte und riss er mit ausgefahrenen Krallen an einem Geschenkband, bis es zerfetzt war, danach raste er wie angesengt in den Flur und kam dort wohl ins Schleudern, denn wir hörten erneut etwas zu Boden krachen. Sekunden später kam er ins Zimmer zurückgerannt und sprang auf meinen Schoß. Zaghaft versuchte ich, ihn zu streicheln. Zum Dank rammte er mir die Krallen seiner Hinterpfoten in die Hand und biss mich in den Finger. Gleichzeitig konnte ich aber keine Anzeichen von echter Aggressivität an ihm erkennen. Tatsächlich war für ihn alles nur ein Spiel, doch ihm fehlte jegliche Körper- und Selbstkontrolle. Um die Diagnose HsHa zu verifizieren, ahmte ich das Verhalten einer Katzenmutter nach. Dazu tippte ich mit den Fingerspitzen

Nougat sanft auf seine kleine Schnauze. Wer schon einmal eine Kätzin mit ihren Welpen beobachtet hat, weiß, mit wie viel Ausdauer und Strenge sie ihre Kleinen in den ersten Wochen lehrt, die Krallen und Beißreflexe zu kontrollieren. Für eine TV-Sendung über die Entwicklung von Katzen- und Hundewelpen begleiteten wir die Nebelung-Katze Letti und ihren Wurf teils mit versteckter Kamera und wurden Zeugen, wie unermüdlich und hingebungsvoll Letti die Kätzchen zur Selbstkontrolle anhielt. Wenn ein Sprössling nicht mit der gebotenen Aufmerksamkeit bei der Sache war oder ausbüxen wollte, arretierte Letti ihn mit mütterlich strengem Griff für einige Sekunden zwischen ihren Vorderpfoten. Die Zurechtweisung, die auch in Form von kleinen Nasenstübern erfolgte, war zwar sanft, die Botschaft aber unmissverständlich. Die Kleinen lernten, sich still zu verhalten, bis die Mama den Griff lockerte oder das Antippen einstellte.

Doch Nougat reagierte anders. Als ich die Hand ausstreckte, um mit der Fingerkuppe sanft auf seine Schnauze zu tippen, schlug er mit grobem Tatzenhieb gegen meine Hand, bis sie blutete. Nur auf den ersten Blick wirkte diese unkontrolliert heftige Reaktion auf die Imitation mütterlicher Zurechtweisung aggressiv und böse, tatsächlich aber wollte er nur spielen.

Fehlende Impulskontrolle

»Verstehen Sie, was ich meine? So kann das nicht weitergehen. Er rast durch die Wohnung, springt überall hoch, beißt, kratzt und wird furchtbar grob, wenn man ihn berühren will. Ständig fließt Blut. Angèle sitzt im Rollstuhl, sie kann das nicht brauchen, das sehen Sie ja.« Agnès beklagte sich über Nougats »Attacken«, ich aber wollte ihnen beweisen, dass der kleine Kater lernfähig war, weshalb ich ein spezielles Verhaltenstraining vorschlug. Immer wenn er beim Spielen »grob« wurde, sollten sie die Interaktion mit ihm abbrechen, die Hände in die Luft heben und zum »Baum« erstarren, sich nicht mehr bewegen und den kleinen Grobian auch nicht ansehen. Agnès meldete sich freiwillig für eine Proberunde. Nougat turnte fröhlich auf ihr herum und biss sie dann in die Hand. Auf mein Zeichen hin verwandelte sich Agnès in einen »Baum« , hob die Hände über den Kopf und verhielt sich still. Etwas verwundert hielt auch Nougat kurz inne, um in null Komma nichts einen neuen Streich auszuhecken (Katzen sind viel einfallsreicher als Hunde), wie er Agnès aus ihrer Erstarrung »erlösen« könnte. Er zwickte sie einfach kräftig mit seinen spitzen Zähnchen in die Fessel. Agnès' abrupte Bewegung setzte eine Kettenreaktion der Grobheiten in Gang. Das Spiel war nicht zu gewinnen. Und der aufgeweckte Stubentiger war damals noch klein und wog keine zwei Kilo.

Angesichts der Symptomatik diagnostizierte ich Nougat ein Hypersensibilitäts-Hyperaktivitätssyndrom der Stufe 2. Auch seine übermäßige Gefräßigkeit mit anschließendem Erbrechen (Bulimie) sowie die Tatsache, dass er häufig Dinge »stahl«, passten ins Bild. Er schlief kaum, war ständig in Bewegung und sprang wild in der Wohnung umher. Unser heutiges Wissen erlaubt uns eine wirksame Behandlung von hyperaktiven Katzen. Es gibt wirksame Verhaltenstherapien und Medikamente, die ein harmonisches Zusammenleben von Katze und Mensch möglich machen. Damals aber, als TV-Geräte noch tief genug waren, um Katzen als Landeplatz zu dienen, widerstrebte es mir, einer vier Monate alten Katze Psychopharmaka zu verschreiben.

Heute weiß man, dass Hyperaktivität ursächlich mit der mangelnden Regulation bestimmter Neurotransmitter, speziell Serotonin, zusammenhängt. Dies führt in frühen Entwicklungsphasen zu Störungen, denen mit der Gabe von Fluoxetin (bekannt als Prozac®) entgegengewirkt werden kann. Leider geriet das Medikament in der Vergangenheit etwas in Verruf, und offenbar kennt jeder irgendjemand, der oder die unter unerwünschten Folgen des Antidepressivums gelitten hat. Die Meinungen hierzu gehen auseinander. In der Veterinärmedizin jedenfalls wird Fluoxetin als wirksames Mittel zur verbesserten Impulskontrolle eingesetzt, und es hat – stets in Kombination mit einer Verhaltenstherapie – Zigtausenden von hyperaktiven Hunden und Katzen zu einem guten Leben verholfen. Die frühere Empfehlung, Fluoxetin keinesfalls vor dem sechsten bis achten Lebensmonat zu verabreichen, gilt heute nicht mehr. Doch was Nougat betraf, hatte ich seinerzeit noch Bedenken. Er bekam zwar eine Behandlung, doch die wirkte nicht ausreichend auf seine Selbstkontrollmechanismen. Angèle und Agnès wünschten sich ein Leben ohne unangenehme Kratz- und Bisswunden, die im Übrigen auch zu gefährlichen Entzündungen führen können. Sie gaben, wie ich später erfuhr, den Kater ab an eine Bekannte, die auf dem Land lebte. Ich kann das alles verstehen und verurteile niemanden. Aber glauben Sie mir, auch ein Leben auf dem Land macht es einer hyperaktiven Katze nicht einfacher. Ohne die Fähigkeit zur Impulskontrolle und Körperbeherrschung sind die Lebensqualität und die Überlebenschancen auch einer auf dem Land lebenden Katze eher begrenzt.

Nougats Geschichte liegt nun zehn Jahre zurück und ist mir nach wie vor eine Lehre. Ich habe viel mit Kolleginnen und Kollegen aus der Verhaltensmedizin diskutiert, und wir sind uns einig, dass ein Mindestalter bei der Gabe von Fluoxetin nicht mehr sinnvoll erscheint. Wenn sich die Diagnose HsHa erhärtet und die Umstände es erfordern, zögere ich heute nicht mehr, Fluoxetin auch vor dem vierten Lebensmonat zu verschreiben. Das Medikament erleichtert sowohl der Katze als auch ihren Halter*innen das Leben und macht es weniger gefährlich. Nougat hatte keine Schuld, seine Defizite waren begründet in einer höchst ungünstigen Mischung aus genetischer Disposition und schwierigsten Umständen in seinen ersten die Entwicklung prägenden Lebensmonaten, denn beim Erlernen von Selbstkontrolle spielt die Präsenz einer sorgenden, stabilisierenden Mutterkatze (wie Letti eine war) eine entscheidende Rolle.

Wir sollten uns darüber im Klaren sein, dass der wilde Urahn stets in unseren Hauskatzen schlummert. Und das hat Folgen. Auch eine weitere Mahnung sei hier gestattet: Unsere Katzen sind keine »kleinen Hunde«. Beide Tierarten sind aufgrund ihres Verhaltensrepertoires und ihrer Vorgeschichte grundverschieden.

Nougats Schicksal dauert mich immer noch. Es war mir eine bittere Lehre, die auch zeigt, wie schnell das Raubtier an die Oberfläche kommt, wenn die Psyche eines Tieres aus dem Lot gerät.

Felis 007 – die Spur führt in die Bronzezeit

Werfen wir einen Blick zurück: Zwanzigtausend Jahre nachdem Hund und Mensch zueinandergefunden hatten, beschloss ein weiterer Fleischfresser, das Leben mit uns zu teilen. Mensch und Hund waren bereits eng zusammengewachsen und pflegten eine für beide Seiten gedeihliche soziale Beziehung. Doch der neue Mitbewohner wurde mit einem klaren Auftrag eingeführt: Er kam als Killer. Das Angebot, das er nicht ausschlagen konnte, lautete: eine Bleibe am wärmenden Feuer, unsere Essensreste und die

Milch unserer Kühe gegen die Eliminierung von Mäusen und Ratten, die sich regelmäßig über die Ernten hermachten. Und so trat die Katze in unser Leben, als sich ein radikaler Wandel in der Menschheitsgeschichte vollzog: Wir begannen sesshaft zu werden und den Boden zu kultivieren. Obgleich das Misstrauen auf beiden Seiten noch groß war, teilte der Mensch sein Leben nun mit einem jagdfreudigen Raubtier.

Versetzen wir uns in die Lage unserer Vorfahren in Asien, Afrika, aber auch hier in Frankreich, als wir noch in den Höhlen von Lascaux, Charvet und anderswo lebten. Damals gab es noch Säbelzahntiger, die im Übrigen viel später ausstarben, als wir lange Zeit dachten – tatsächlich erst vor etwa zehntausend Jahren. Und denken Sie an die Höhlenlöwen! Bis heute sind die Vorfahren unserer Raubkatzen der Inbegriff von tödlicher Gefahr, List und Tücke. Sie waren Einzelgänger, vorwiegend in der Dämmerung aktiv und mit sagenhaften Kräften und einer fatalen Kombination von Fangzähnen und Krallen ausgestattet, gegen die kein Beutetier eine Chance hatte. Diese atavistischen Bilder und Ängste wirken bis heute in uns nach und erklären die latente Panik, die uns beschleicht, wenn Minou oder Kitty plötzlich den inneren Tiger herauslassen.

Raubkatzen traten vor zwölf oder dreizehn Millionen Jahren auf, und die siebenunddreißig Mitglieder der Familie der Felidae sind sich noch heute sehr ähnlich. Auch Experten fällt es manchmal schwer, den Schädel eines Löwen von dem eines Tigers eindeutig zu unterscheiden. Es gibt drei Großgattungen: Panthera (alle Katzen, die brüllen können), Acinonyx, die Geparde, die als Einzige ihre Krallen nicht einziehen können, und schließlich die »Kleinkatzen« der Gattung Felis.

Kleinkatzen sind mittlerweile zum beliebtesten Haustier Europas avanciert, was allerdings nicht heißt, dass sie wirklich domestiziert wären (ein paar Rassekatzenarten ausgenommen). Domestizierung impliziert, dass Fortpflanzung und Aufzucht der Art vollständig vom Menschen abhängig ist, wodurch sich die Art morphologisch verändert und von ihren Ursprüngen als Wildtiere entfernt. In Sachen Reproduktion lassen sich die Katzenartigen jedoch trotz intensiver Bemühungen von Tierschutzorganisationen, Züchtern und Katzenhalter*innen bis heute nicht wirklich kontrollieren. Zur Frage der Reproduktion habe ich an anderer Stelle[8] ausführlich Stellung genommen, daher fasse ich hier nur knapp zusammen: Massensterilisation und Kastration aller Hauskatzen ist meines Erachtens der falsche Weg, obwohl sich europäische Gesetzgeber dafür aussprechen, in Zukunft nur noch Würfe aus Züchtungen oder kastrierte Katzen aus dem Tierheim für Handel und Vermittlung zu erlauben.

Der reinste Irrsinn: Qualzucht und Hypertypen

Als Veterinär werde ich jeden Tag mit den aus einer extremen Betonung und Selektion von Besonderheiten bei Hunde- oder Katzenrassen resultierenden Defekten konfrontiert. Nach ästhetischen Kriterien hochgezüchtete »Hypertypen« stellen insofern ein Problem dar, als sie Leiden erzeugen und das Wohlergehen der Tiere ernsthaft gefährden. Auch deshalb halte ich nichts davon, die Zukunft unserer Katzen allein in die Hände von Züchtern und Zuchtverbänden zu legen. Das konkav geknautschte Gesicht der Perserkatze ist ein anatomischer Defekt, der auf Zuchtschauen prämiert wird. Die Nase der Tiere liegt tiefer als ihre Augen. Der Defekt führt zu furchtbaren, die Lebensqualität stark einschränkenden Atembeschwerden. Die Tiermedizin ist dem Wohl *aller* Tiere verpflichtet, doch in Rasse- und Zuchtverbänden haben wir kein Mitspracherecht, und unsere wohlbegründeten Einwände gegen die Züchtung von Hypertypen werden regelmäßig in den Wind geschlagen.

Galinette, eine Sphynx, lebte einige Jahre in unserer Familie. Sie war verspielt, verschmust, einzigartig – eine echte Persönlichkeit. Wir haben sie sehr geliebt und nach ihrem frühen Tod viele Tränen vergossen. Doch ein normales Katzenleben konnte sie nie führen. Sie durfte wie alle unsere Katzen nach draußen, doch der Gang vor die Tür wurde für sie jedes Mal zu einer Tortur. Ihre schönen hellblauen Augen vertrugen das Sonnenlicht nicht, und ihre nackte Haut reagierte auf jeden Grashalm mit eitrigen, juckenden Pusteln. Kein Wunder also, dass sie freiwillig auf Auslauf und frische Luft verzichtete. Als geschickte Jägerin stand sie ihren felligen Artgenossen allerdings in nichts nach, wenn sie auf Beutefang ging, war sie in ihrem Element. Die Beute erlegte sie jedoch nicht in Wald und Flur, sondern am Bildschirm unseres iPad. Meine Kollegen und Kolleginnen amüsierten sich nicht schlecht, wenn ich ihnen Videoaufnahmen von Galinette zeigte, wie sie fünfzehn Minuten und länger hoch konzentriert mit »Game for Cats« per App auf Jagd ging. Zweitausend Punkte schaffte sie dabei locker.

Der Irrsinn der (Über-)Züchtung erzeugt Leiden, die Folgen für Gesundheit und Wohlergehen sind immens. Deshalb bin ich, und zum Glück viele andere Katzenfreund*innen auch, gegen eine vollständige Kontrolle der Reproduktion. Galinette war vom Tag ihrer Geburt bis zu ihrem Tod ein Opfer der Extremselektion und Qualzucht. Sie kam zu uns, weil ihr Züchter sie aufgrund einer Calicivirus-Infektion nicht verkaufen konnte. Im Alter von nur vier Jahren verstarb sie an der Katzenvariante von Morbus Charcot-Marie-Tooth, einer neurodegenerativen Muskelatrophie, die das Rückenmark schädigt und grauenvolle Schmerzen verursacht. Die Diagnose stellte ein Speziallabor im kalifornischen San Diego, und es kann nicht ausgeschlossen werden (auch wenn dies noch nicht wissenschaftlich belegt ist), dass auch diese Erkrankung eine Folge der extremen Selektion darstellt. Die Qualen der Tiere im Alltag sind ohnehin unbestritten und ursächlich auf die Überzüchtung zurückzuführen. Galinettes nackte Haut war hyperempfindlich und extrem fettend, auf ihren Ruhe- und Schlafplätzen hinterließ sie verschmutzte Textilien. Die Fettflecken bekamen wir nie wieder weg.

Doch trotz oder gerade wegen dieser Überempfindlichkeit liebten wir sie heiß und innig. Und ich glaube, dass auch sie bei uns glücklich war. Galinette war witzig, verspielt, immer auf eine Streicheleinheit aus und eine echte Persönlichkeit. Doch ihre überzüchtete Rasse kommt einem Anschlag auf die Würde der Katze gleich. Inzwischen gibt es Gesetzesinitiativen, die die Züchtung bestimmter Rassen bzw. Extremformen und -verformungen aus Gründen des Tierwohls unterbinden wollen. Bedauerlich bleibt dennoch, dass, weil der Appell an die Vernunft der Menschen offenbar nicht ausreicht, es dazu Zwang und neuer Gesetze bedarf. So werden weiterhin Grauzonen und illegale Handelswege bleiben, die das Tierwohl und den Respekt vor dem Leben leider nicht achten.

In Belgien hat der wallonische Rat 2021 ein sofortiges Zuchtverbot für vier Rassen verfügt. Das Verbot betrifft die Schottische Faltohrkatze (deren verstümmelte, nach vorn und unten gekrümmte Ohren offenbar viele Anhänger haben), die schwanzlose Manx, die Munchkin, die auf ihren verstümmelten Beinchen kaum laufen kann, und die Känguru-Katze, deren Vorderbeine extrem verkürzt, verkrümmt und verkümmert sind. Außerdem wurde eine Expertenkommission gebildet zur Klärung der Frage, ob Rassen wie Perser, Sphynx, Devon Rex und Exotic Shorthair ebenfalls eine Form von Qualzucht darstellen. Ein solcher Vorstoß auch in Frankreich hätte verhindert, dass eine im Wortsinn *ab*-artige Katze wie unsere blauäugige, hellhäutige, haarlose Galinette je in unser Leben tritt. Ich hätte auf die wunderbaren Jahre mit ihr verzichten können, wenn ihr dafür die alltäglichen Qualen der Überzüchtung erspart geblieben wären.

Das ist in Kurzfassung der Grund, warum ich es als unverantwortlich ansehe, die Zukunft der Katzen Züchtern und ihren Verbänden zu überlassen. Dennoch hege ich die Hoffnung, dass die »Vernarrtheit« der Menschen in ihre Katzen dazu führt, sich stärker für das Wohl von Rassekatzen zu engagieren, um den Auswüchsen und Qualen bei der Züchtung von Hypertypen ein Ende zu setzen.

Das lange Warten

Natürlich ist und bleibt es eine gute Idee, eine Katze aus dem Tierheim zu adoptieren! Auch wenn diese Tiere aus nachvollziehbaren Gründen etwas anfälliger für Verhaltensstörungen sind. Viele Tiere werden wegen Unsauberkeit oder angriffslustigem Verhalten abgegeben (auch in meiner Praxis machen beide Auffälligkeiten zusammen achtzig Prozent der Fälle aus). Darüber hinaus sind Tierheime nicht adäquat ausgestattet, um therapeutisch arbeiten zu können. Es fehlt an geschultem Personal, um Verhaltensstörungen zu erkennen und zu behandeln. Zudem verlangt auch Katzen ohne vorherige psychische Erkrankung das enge Zusammenleben in einem Tierheim sehr viel ab. Revierabgrenzung und die Möglichkeit, unterschiedliche Lebensbereiche zu markieren (siehe Kapitel 2), sind wichtige Voraussetzungen für die seelische Stabilität einer Katze, doch der begrenzte Platz im Tierheim macht dies so gut wie unmöglich.

Anzeichen von Depression

Wer ein Tierheim betritt, sieht sofort, wie viele Katzen sich einen überschaubaren Raum teilen müssen. Personal und Ehrenamtliche versichern zwar meistens, dass es selten Auseinandersetzungen zwischen den Tieren gebe, und ich kann dies nur bestätigen nach unzähligen Tierheimbesuchen. Allerdings stelle ich oft deutliche Anzeichen von Depression bei den Katzen fest. Auf den ersten Blick wirken sie ruhig und ausgeglichen, doch einem geschulten Blick kann ihr borstiges, struppiges Fell nicht entgehen – ein klarer Hinweis auf Vernachlässigung bei der Fellpflege. Der psychologische Begriff »erlernte Hilflosigkeit« umschreibt dabei ein Gefühl von Resignation und Ohnmacht. Für Hunde beschrieben Martin Seligman und Steven Maier[9], auf deren leider fragwürdige Tierversuche wir hier nicht weiter eingehen wollen, dieses Symptom bereits in den 1960er-Jahren. Nichtsdestotrotz seien drei wichtige Aspekte der »erlernten Hilflosigkeit« oder Resignation kurz umrissen: 1.) fehlende Kontingenz (die Erfahrung, dass Handlungen keine Auswirkung auf die jeweilige Situation haben); 2.) Kognitionsfähigkeit (die Tiere müssen dies erkennen können); sowie 3.) eine daraus folgende Verhaltensreaktion. Wenn ein Tier (ein Lebewesen) sich in einer Situation befindet, in der sein Handeln keinerlei Auswirkungen auf die Situation hat (fehlende Kontingenz), und wenn das Tier in der Lage ist, dies zu erkennen, entwickelt es Verhaltensweisen, die sich von der Situation abkoppeln und völlig sinnlos erscheinen. Dissoziierende Verhaltensreaktionen sind etwa der Verzicht auf Fellpflege, Rückzug, Verhaltenshemmungen und gehemmt-autoaggressives Verhalten wie gesteigertes Putzverhalten. Durch die Brille der Psychopathologie sind solche auf eine Depression hindeutende Symptome leicht erkennbar. Das bedeutet aber auch, dass eine Katze aus dem Tierheim manchmal die Schwermut mit in ihr neues Zuhause mitbringt. Ob und in welchem Maß dies der Fall ist, hängt allerdings stark vom Charakter der Katze und der Dauer ihres Aufenthalts im Tierheim ab. Viele Menschen hegen die Hoffnung, dass sich das seelische Gleichgewicht in einem neuen artgerechten Umfeld rasch wieder einpendelt. Doch die Psyche der Katze ist komplex, und ganz so einfach liegen die Dinge leider nicht. Trotzdem plädiere ich dafür: *Allez-y*! Holen Sie eine Katze aus dem Tierheim! Seien Sie sich nur darüber im Klaren, dass die kleine Katzenpsyche vielleicht Schaden genommen hat und das Tier deshalb umso mehr Liebe und Zuwendung benötigt. Katzen mit gut ausgeprägter Resilienz blühen in einer neuen

Umgebung tatsächlich auf, andere dagegen werden ihre psychischen Verletzungen leider nie mehr ganz los und können nur schwer Vertrauen fassen.

Sensibel, zurückgezogen, gehemmte Aktivität

Die Doppelnatur der Katze als Raubtier und Beute zugleich macht sie anfällig für zwei Formen von Angststörungen: Überängstlichkeit und Verhaltenshemmungen. Beides sind wichtige Schlüssel zum Verständnis von Fehlverhalten bei Katzen. Gehemmtheit hat viel mit Erstarrung zu tun, einer von drei Möglichkeiten, auf feindliche Stimuli zu reagieren. Das englische Triple-F-Schema *flight, fight or freeze* steht für das Verhaltensspektrum in solchen Situationen: Flucht, Kampf oder Erstarrung. Nichts davon ist per se pathologisch, im Gegenteil: um zu überleben, brauchen wir alle drei Optionen. Manchmal nimmt eine Form allerdings stark überhand und verweist als Stressindikator auf eine seelische Störung. Der Übergang von normalem zu krankhaftem Verhalten ist oft fließend und gerade bei Tieren schwer zu beurteilen. Doch drei Kriterien können als Maßstab dienen: 1.) fehlende Anpassungsfähigkeit, 2.) Unmöglichkeit spontaner Umkehrbarkeit, 3.) anhaltendes Leiden. Treten alle drei Kriterien zusammen auf, liegt der Verdacht einer Angststörung nahe. Anders ausgedrückt: Ist die Verhaltenshemmung und Auffälligkeit nicht über den Weg der natürlichen Anpassung des Tieres an seine Umgebung spontan umkehrbar, führt dies zu anhaltendem Leidensdruck und Stress, der den Alltag der Tiere beeinträchtigt.

Houdini gibt nicht auf

Viele Katzen reagieren resigniert in einer solchen Situation, doch das sollte niemand davon abhalten, ein Tier aus dem Tierheim zu holen. Manchmal liegt der Anreiz für eine Adoption sogar gerade im Wissen um ihre zerbrechliche Seele. Und auch kleine Wunder können geschehen, denn einigen Katzen gelingt es auch im Tierheim, einer Depression zu entgehen. Dabei muss ich unwillkürlich an den kleinen Houdini denken.

Vor einigen Jahren besuchte ich ein Tierheim in der Nähe von Paris. Es war hell, offen, artgerecht ausgestattet, und die Mitarbeiter:innen arbeiteten mit Herzblut und voller Hingabe für ihre Tiere. An den Hundeboxen waren liebevolle Steckbriefe angebracht, die Stärken und Schwächen, individuelle Geschichte und Charaktereigenschaften des jeweiligen Tiers beschrieben. Im Katzenbereich fiel mir auf, dass eine ganze Abteilung abgetrennt war. Dort lebten die Katzen, die unter teils schlimmen und nicht selten hochansteckenden Virusinfektionen litten. Verwundert erkundigte ich mich bei einer Mitarbeiterin. Sie meinte: »Ach, die sind überhaupt nicht schwer zu vermitteln. Es gibt eine Menge Leute, die kommen und sagen mir: ›Ich nehme genau die Katze, die keiner haben will. Ich habe eine kleine Stadtwohnung, aber keine anderen Katzen, es macht also nichts, wenn sie eine ansteckende Krankheit hat. Ich kann mich gut um sie kümmern und sorge dafür, dass sie es noch eine Weile schön bei mir hat.‹« Was also zunächst als Vermittlungshindernis erscheint, erweist sich in nicht wenigen Fällen als Vorteil. Kaum hatte ich diese Überraschung verdaut, folgte die nächste. Eine ehrenamtliche Helferin rief mir zu: »Passen Sie auf, hinter der Tür lauert Houdini! Wenn Sie sich leise anschleichen und durch den Spalt in der Tür spähen, können Sie ihn bestimmt bei der Vorbereitung zum nächsten Fluchtversuch ertappen.« Das ließ ich mir nicht zweimal sagen. Ich zückte mein Smartphone, um zu dokumentieren, wie diese Katze ihren nächsten Fluchtversuch plante.

Während die einen irgendwann resigniert aufgeben, lassen sich andere schlichtweg nie ins Bockshorn jagen. Houdini war ein Kater, der niemals kapitulierte. Immer wieder ersann er neue Wege, um zu entwischen, die Pfleger zählten schon gar nicht mehr mit. Houdini war das kleine Schreckgespenst des Personals, das sein Verhalten liebevoll als »reinste Schikane« bezeichnete. Sobald er hörte, dass jemand kam, duckte er sich flach in einen nicht einsehbaren Winkel des Geheges, und sobald die Tür aufging, war er bereits aus der toten Ecke herausgestürmt und getürmt. Er war unglaublich schlau und erfindungsreich und startete nie ein zweites Mal vom selben Fluchtpunkt aus. Vor meinem geistigen Auge sehe ich ihn manchmal auf den Hinterbeinen stehend und platt wie eine Flunder an die Wand gepresst, um selbst den kleinsten Spalt in der Tür zur Flucht zu nutzen. Houdini war alles andere als depressiv, im Gegenteil, heckte er doch stets neue Einfälle und Ideen aus. Man kann den anderen Katzen leider nicht ärztlich verordnen, sich den Film *Gesprengte Ketten* anzusehen und sich Steve McQueen als Captain Virgil Hits zum Vorbild zu nehmen. Houdini hatte etwas von dessen Unbeugsamkeit, und wie Captain Hits gab er einfach nie auf. Womit er letztendlich den Beweis lieferte, dass auch im Tierheim nicht alles schrecklich enden muss. Allerdings braucht es ein hohes Maß an Widerstandskraft und Resilienz, um die Hoffnung auf Freiheit nicht zu verlieren und die Enge des Eingesperrtseins auszuhalten.

Was aus Houdini wurde, weiß ich nicht, aber ich stelle mir vor, er hat immer wieder neue Fluchtmöglichkeiten ausgeheckt, bis er eines Tages den Ausstieg schaffte …

Domestiziert? Niemals ganz …

Ich konnte, so hoffe ich, deutlich machen, warum ich dagegen bin, Katzen nur noch über Züchter oder Tierheime zu vermitteln und verantwortungsvollen Privatpersonen verbieten zu wollen, dass sich ihre Hauskatze, die vielleicht sehr gut an Kinder, Hunde, andere Katzen und Haustiere gewöhnt ist, auch eigenständig reproduziert. Das widerspräche nicht nur wissenschaftlichen Erkenntnissen, sondern bedeutete auch einen Eingriff in grundlegende Freiheitsrechte.

Wer darf, wer kann Tiere abgeben und verkaufen?

Noch ist es Privatpersonen in Frankreich erlaubt, den Wurf ihrer eigenen Hauskatze zu vermitteln. Dazu muss man sich allerdings laut Tierschutzgesetz formal als Züchter*in registrieren lassen, was mit Blick auf das Tierwohl vernünftig erscheint. Zu gegebener Zeit empfiehlt sich die Suche nach einem liebevollen neuen Zuhause für die Kleinen und eine Sterilisation von Minou oder Mieze. Aktuelle Gesetzesvorhaben lassen leider befürchten, dass privaten Halter*innen bald ein absolutes Zuchtverbot droht und nur noch kastrierte Tiere vermittelt oder verkauft werden dürfen. Dies ist bei vielen Rassekatzen bereits der Fall, die schon deshalb kastriert »geliefert« werden, um Konkurrenz auszuschalten.

Auch wenn unsere Hauskatzen ihr Leben gerne mit uns teilen, wird es uns trotzdem nie gelingen, sie vollständig zu domestizieren. Das gehört zu ihrem Erfolgsrezept. Das Zitat von Victor Hugo am Anfang des Kapitels unterstreicht sehr schön, dass wir uns mit einer Katze immer eine Spur Wildnis ins Haus holen und damit das Fremde, das Andersartige mit all seinen Eigenheiten ganz nah an uns heranlassen. Der Philosoph Baptiste Morizot[10] schreibt: »Sobald wir die Augen öffnen, sehen wir zugleich den Fremdling und den Verwandten.« Das gilt insbesondere für unsere Hauskatzen. Gerade noch lieb, zahm und verschmust, folgen sie im nächsten Moment einer ganz anderen Logik, die wir nicht durchschauen. Diese Unberechenbarkeit lässt sie immer wieder wie ein Buch mit sieben Siegeln erscheinen, doch ich möchte Ihnen in diesem Buch einige Hinweise geben, die vielleicht helfen, das Verhalten von Katzen allgemein und insbesondere das Ihrer eigenen Katze(n) besser zu verstehen. Ein wichtiger Schlüssel zum Verständnis ist die bereits erwähnte Doppelnatur der Katze als Raubtier und Beutetier gleichermaßen. Katzen sind die Spitzenreiter des paradoxen Sowohl-als-auch, es gibt keine andere Spezies, die zwei so vollkommen gegensätzliche Seiten in sich vereint: zum einen erfolgreiche, gefürchtete Jäger, zum anderen immer auch Gejagte, die blitzschnell ebenso effiziente Rückzugs- und Fluchttaktiken entwickeln, um sich einer Gefahr zu entziehen.

An dieser Stelle möchte ich eine Szene schildern, die ich in meinem eigenen Garten gefilmt habe. Sie dauerte nur wenige Sekunden, in denen ich allerdings mehr über Katzen lernte als in jedem Lehrbuch. Als Lehrmeisterinnen treten auf: die noch junge Chiquita (unsere Hauskatze, der ich viele weitere Lektionen verdanke) und unsere Widderkaninchendame Avoine, die mit Wonne unsere paar Quadratmeter Grün vor dem Haus behoppelte. Chiquita (damals vier Monate alt) erspäht Avoine im Garten, duckt sich flach auf den Boden, um sich an das Kaninchen heranzurobben – wie eine Löwin in der Savanne, die sich unter dem Wind wegduckt, um die Antilope nicht vorzeitig zu warnen. Das Kaninchen, das in seinem Leben schon einige Katzen gesehen hatte, wog bestimmt das Dreifache der kleinen Chiquita. Avoine erspäht also die sich anpirschende Katze, und als Chiquita gerade zum Angriff ansetzt, geht Avoine auf sie los. Im Bruchteil einer Sekunde drehte sich die Situation völlig um – nun war die Katze die Gejagte, die angesichts dieses unerwartet agilen Feindes sich blitzschnell in Sicherheit zu bringen versuchte.

Chiquita war für mich der Inbegriff des ständigen Wechsels zwischen zwei Extremen. Sie war eine erstklassige Jägerin, die in jedem Moment selbst zur Gejagten werden konnte. Katzen sind in der Beziehung wie Geheimagenten: Ihre Lizenz zum Töten schließt nicht aus, am Ende selbst getötet zu werden.

Diese kleine Szene enthält die tiefere Wahrheit über die Doppelnatur unserer Katzen. Ausgestattet mit dem Verhaltensrepertoire eines raffinierten Raubtiers, verfügen sie gleichzeitig über sämtliche Reaktionsweisen eines Schutz suchenden Beutetiers, das versucht, sich aus unvorhersehbaren Gefahrensituationen zu retten. Das macht ihren Charakter so komplex wie einzigartig und faszinierend. Als Beispiel dient hier ein Lottoschein mit vielen Kästchen und Zahlen. Ein Raubtier verfügt über zwanzig bis fünfundzwanzig grundlegende Verhaltensweisen, ein Beutetier über ähnlich viele. Hinzu kommen noch zehn Persönlichkeitsmuster, die infolge einer eher zufälligen Genkombination entstehen (und wenig über die Art, aber viel über die Ahnenreihe und das Individuum aussagen). Die Kombination von Persönlichkeitsmuster plus circa fünf der wichtigsten Verhaltensweisen ergeben das, was wir in der Verhaltensmedizin den Verhaltens-Phänotyp, also die dominante, erkennbare Ausdrucksform des jeweiligen Tieres nennen. Er gleicht einer Lottoziehung im Stil von »5 aus 49« (hier: 50) Raubtier- plus Beutetier-Verhaltensweisen, und als Superzahl kommt noch das Persönlichkeitsmuster hinzu, das summa summarum mehr als zwanzig Millionen Möglichkeiten zulässt. Und genau deshalb ist jede Katze einzigartig, wie all jene wissen, die je mit einer zusammengelebt haben. Chiquita, die mir die Doppelnatur ihrer Art auf reizende Weise beibrachte, bekam drei Kinder: den roten Ron, den getigerten Harry und Hermine, die Schildpattkatze. Sie waren alle grundverschieden, und das nicht nur äußerlich. Als Tochter einer höchst ausgeglichenen Mutterkatze und Schwester von zwei ebenfalls eher gelassenen und reichlich frechen Brüdern, war Hermine eine scheue Seele und kleine Schisserin. Sie lebte mit ihrer Mutter Chiquita bei uns ein behütetes Leben ohne Not und Grund zur Angst. Und doch schien die Kleine sich ständig gegen eine unsichtbare Gefahr wappnen zu müssen. Manchmal denke ich, je mehr die Katzenjungen bemuttert werden, desto unselbstständiger werden sie. Umfassendes Umsorgtsein in der frühen

Lebensphase bringt unreifere, eher unsichere Tiere im Erwachsenenalter hervor.

Doch ich schweife ab, denn eigentlich soll der Verweis auf die enormen Unterschiede zwischen den Katzenkindern und ihrer Mutter (die Ehre, den Vater kennenzulernen, wurde uns nie zuteil) die große Bandbreite möglicher feliner Verhaltens-Phänotypen demonstrieren und zeigen, dass die Entwicklung der individuellen Katzenpersönlichkeit nicht unbedingt von den Familiengenen abhängt. Zwischen den Polen von Jägerin und Gejagter ist jede Katze ein Unikat. Eine zu starke Tendenz hin zu einem der Pole kann allerdings problematisch werden, was am Beispiel von Nougat und seinen Impulskontrollproblemen deutlich wurde. Was für ihn nur ein Spiel war, wurde für Angèle zur untragbaren Belastung und zur Gefahr. Die Lektionen fürs Leben müssen Kätzchen aber spielend erlernen, sonst wiederholen sie dieselbe Urszene immer wieder, ohne sich weiterzuentwickeln.

Wenn ein Katzenwelpe »Raubtier« spielt, ahmt es bestimmte Muster nach, aber es lernt auch, dass es im Moment des Spielens »nicht wirklich zählt« (das ist das Wesen eines Spiels) und es daher nicht nötig ist, mit voller Kraft die Raubtierkrallen und Fangzähne einzusetzen.

Eine Überbetonung der raubtierhaften Seite wird oft auch durch eine reizarme Umgebung produziert, in der die Katze unterfordert ist und sich selbst stimulieren muss. Kurzum, dasselbe Symptom – etwa grobes Verhalten – kann unterschiedliche Ursachen haben. Ein Hyperaktivitätssyndrom aufgrund von Entwicklungsstörungen, eine nicht artgerechte Umgebung ohne Anregung für die Katze, aber auch depressive Zustände können auslösende Faktoren für dieses Verhalten sein. Darum ist es wichtig, nicht bloß an den Symptomen »herumzudoktern«, sondern das Individuum in seiner ganzen Komplexität inklusive seines Lebensumfelds in den Blick zu nehmen.

Die Tartarenwüste

Fehlverhalten bei Katzen ist nicht selten eine Folge von fehlenden Reizen im Lebensbereich des Tieres. Katzen müssen in der Lage sein, ihre angeborene Jagdlust, das Lauern und Beutefangen – und sei dies noch so künstlich stimuliert – auszuleben. Das ist ein absolutes Muss, denn als tief verankertes Grundbedürfnis bildet der Jagdtrieb die Grundlage für ihre seelische Ausgeglichenheit und ihr Wohlergehen. Je größer die Diskrepanz ist zwischen der Umwelt, in der sie die ersten Lebensmonate verbrachten, und dem Umfeld, in dem sie später leben, desto stärker ausgeprägt werden Stresssymptome und Störungsgrad ausfallen. Lucifer ist hierfür ein gutes Beispiel. Huguettes Enkel hatten ihr den hübschen, kleinen schwarzen Kater geschenkt, um sie über den Tod ihrer geliebten Katze Minou hinwegzutrösten. Sie meinten es nur gut und hatten ihn extra aus dem Tierheim geholt. Er stammte aus einem Wurf, der erst nach zwei Wochen Hunger und Verwahrlosung versteckt auf einem Schulhof gefunden wurde. Minou war erst vor wenigen Monaten verstorben, und Huguette trauerte sehr um sie und wollte zunächst keine neue Katze. Sie führte ein zurückgezogenes und ruhiges Leben und wollte einem jungen Kätzchen dieses, wie sie selbst fand, »langweilige« Dasein nicht zumuten. Sie knüpfte gern Gobelins oder nähte und saß oft viele Stunden am Tag an einem Tisch, schrieb Briefe, kümmerte sich um ihre Rechnungen usw. Und in dieses ruhige Umfeld kam nun Lucifer, der recht bald problematische Verhaltensweisen an den Tag legte, vor allem, wenn Huguette am Tisch arbeitete. Und so kam es, dass sich Huguette mit ihm in meiner Sprechstunde vorstellte. Lucifer liebte es, sich neben ihr auf dem Tisch auf die Lauer zu legen, um dann – ziemlich grob – auf Huguettes Hand, die den Stift oder die Nadel führte, loszugehen. Zunächst fand Huguette es lustig und dachte, er wolle eben spielen – was ja tatsächlich der Fall war. Doch bald war sie die ständigen Kratzer und Blessuren an ihren Händen leid. Sie versuchte, ihn durch kleine Klapse auf die Tatzen von diesem Verhalten abzubringen, doch damit eskalierte die Situation, und die Wunden wurden schlimmer.

Lucifer war in einer Umgebung gelandet, die ihm als Raubtier und Jäger nicht entsprach, weil sie nicht einmal ein Mindestmaß an artgerechten Stimuli bot. Da jedoch sein inneres Gleichgewicht von solchen Anreizen abhing, verschaffte er sich diese Stimuli mithilfe von Huguettes Händen (und auch Füßen) eben selbst.

Es sind fast immer dieselben Geschichten, die Besitzer*innen von nicht ausgelasteten, unterforderten Katzen berichten. Dieselben Orte, an denen die Tiere ihnen auflauern, um zu »attackieren«, sei es der Tisch, die Kommode im Flur, die Ecke hinter der Tür. Gemeinsam ist fast allen, dass sie es zuerst lustig finden, sich dann aber schnell genervt von den Überraschungsangriffen auf Fersen oder Hände, am Tisch oder im Vorbeilaufen, im Flur oder im Wohnzimmer zeigen. Manche Katzen beißen auch oder nutzen alle vier Pfoten, um sich in Hand oder Fuß zu verkrallen. Auch Huguette machte da keine Ausnahme, sie wusste genau, dass Lucifer zum Angriff ansetzte und auch mehrere Male zubiss, sobald sie die Nadel- oder Schreibarbeit am Tisch zur Hand nahm. Da er seinen angeborenen Jagdinstinkt nicht anders ausleben konnte, machte er eben Huguettes Hände zu seiner Beute. Verhaltensmediziner konnten zeigen, dass der Gang eines Menschen für Katzen bisweilen dasselbe Reiz-Reaktions-Schema auslöst wie ein auf der Wiese herumhüpfender Vogel. Das gilt offenbar besonders für menschliche Schritte auf hohen Absätzen. Ich gebe zu, das klingt ein wenig an den Schnurrhaaren herbeigezogen. Ich will damit nur verdeutlichen, dass in einem von Reizmangel bestimmten Umfeld im Prinzip alles den Jagdinstinkt einer Katze kitzeln kann. Ihr Angriffsverhalten ist dabei die unmittelbare Folge der reizarmen Ödnis, in der die Katze gehalten wird. Früher wurden Stress- und Aggressionsverhalten von Katzen häufig auf deren vermeintliche »Angst vor geschlossenen Räumen« zurückgeführt. Das bedeutete aber nur: Die Wurzel des Übels lag in einem für die Katze ungünstigen Milieuwechsel weg von einem relativ offenen Revier, in dem die

Katze Lauer, Jagd und Beutefang ausleben konnte, hin zu einer Umgebung, in der ihr diese Möglichkeiten fehlten.

Wohnungshaltung oder Freigang? Falsche Vorstellungen

Ich will voranstellen, dass ich keineswegs der Meinung bin, die Wohnungshaltung gefährde automatisch die seelische Balance und das Wohlergehen einer Katze. Wenn das Tier in der Wohnung ausreichend beschäftigt wird und mithilfe von mehr oder weniger künstlich erzeugten Reizen, etwa Beuteattrappen, ihre Jagdlust befriedigen kann, steht der inneren Ausgeglichenheit von Mieze nichts im Wege. Viel wichtiger ist, darauf zu achten, dass der Unterschied zwischen Herkunftsmilieu und Wohnungsumfeld nicht zu groß ist, also ähnliche Bedingungen und Stimuli für die Katze bereithält. Das erleichtert im Übrigen auch die Anpassung an eine neue Umgebung. Es ist durchaus nachvollziehbar, dass eine Katze, die es gewohnt war, in natürlicher Umgebung Jagd und Beute zu machen, große Schwierigkeiten haben wird, sich an ein Leben in geschlossenen Räumen anzupassen. Eine unserer Nachwuchswissenschaftlerinnen in der Tierklinik führte dazu eine hochinteressante Studie durch. Sie wollte wissen, ob eine Annahme, die in der Veterinär- und Verhaltensmedizin als Faustregel gilt, auch tatsächlich zutrifft: und zwar, dass der Zugang ins Freie bei unseren Hauskatzen zu weniger Verhaltensauffälligkeiten und Angststörungen führt. Nicht wenige Kolleginnen und Kollegen hatten an dieser Behauptung schon länger Zweifel, doch es gab keine belastbaren Zahlen oder wissenschaftlichen Untersuchungen dazu. Die Studie war relativ groß angelegt und erfasste das Verhalten von dreihundertfünfzig Katzen aus neun verschiedenen Veterinärpraxen und -kliniken.[11] Und das Ergebnis zeigte: Katzen, die nach draußen konnten, wiesen genauso häufig Verhaltensstörungen und psychische Erkrankungen auf wie Katzen, die nur in der Wohnung gehalten wurden. Die beiden Klassiker – aggressives Verhalten und Unsauberkeit – waren auf alle Gruppen in der Statistik gleichmäßig verteilt, inklusive der Katzen, die zwar nicht immer, aber zumindest hin und wieder ins Freie durften. Größere Unterschiede zeigten sich nur bei einem Verhalten, nämlich der Wasseraufnahme bzw. dem bei Katzen beliebten Schnappen nach fließendem Wasser. Viele Katzen setzen sich mit der Erwartung neben einen Wasserhahn, dass ihr Mensch diesen aufdreht, damit sie an frisches Wasser gelangen. Alternativ gibt es kleine Wasserspender, die ihnen dieses Grundbedürfnis auch ohne Hilfe erfüllen. Das Bedürfnis nach frischem, fließendem Wasser (kundgetan durch Hocken neben dem Wasserhahn) zeigte sich bei reinen Wohnungskatzen deutlicher als bei Freigängern, die fließende Gewässer in der freien Natur vorfanden. Die beiden großen Problemfelder aggressives Verhalten und Reizbarkeit bzw. Unsauberkeit und Markieren mit Urin waren jedoch auf alle Gruppen gleich häufig verteilt. Ein für die Studie nicht relevanter Unterschied bestand nur darin, dass sich die Halter*innen von Freigängern stärker darüber echauffierten, wenn sie Kot oder Urin ihrer Katze in der Wohnung vorfanden, weil sie meinten, das Tier habe doch draußen alle Möglichkeiten, sein Geschäft zu verrichten.

Ein kleiner Teufel

Zurück zum kleinen Lucifer. Huguette hatte bemerkt, dass er mit Einbruch der Dämmerung besonders angriffslustig zu werden schien. Huguette war Bluterin, und seine Attacken stellten für sie ein beträchtliches Gesundheitsrisiko dar. »Ich finde ihn ja süß, den Kleinen. Und ich weiß, dass er spielen will, aber ich verstehe einfach nicht, warum er dabei so grob wird und mir ständig wehtut.« Die Forschung ist heute weiter, und wir wissen, dass hinter der »Angst der Katze in geschlossenen Räumen« eine differenziertere Diagnose steckt. Genau genommen handelt es sich bei Lucifers Verhalten um eine Form der Aploutobiotopathie: Das »Biotop« der Katze, ihre Umgebung (mehr dazu im nächsten Kapitel), weist nicht einmal ein Mindestmaß an Anregung und Auslastungsmöglichkeiten auf, die das Tier braucht. Und wenn die fürs seelische Gleichgewicht wesentlichen Stimuli fehlen, dann erfindet sich die Katze ihre Anreize selbst. Das kann die Bewegung eines Stifts sein, eine »tanzende« Nadel oder eben der Gang durch die Wohnung, selbst in Filzpantoletten – alles dient dann als Auslöser für ihr typisches Jagdverhalten. Die Versuchung, das Tier dafür zu bestrafen, ist groß, setzt aber eine Eskalationsspirale in Gang, die beide Seiten nur noch aggressiver macht. Hinzu kommt, dass Bestrafung das Vertrauensverhältnis zwischen Katze und Mensch nachhaltig beschädigt, die Bindungskräfte nehmen ab, Wut und Verbitterung zu, und am Ende ist die Beziehung völlig zerrüttet. Spätestens dann sollte die Verhaltensmedizin auf den Plan treten. Huguette und Lucifer haben den Schritt getan. Denn wenn die unguten, erschwerenden Umstände nicht erkannt und verbessert werden, wird sich das unerwünschte, pathologische Verhalten der Katze verfestigen und verschlimmern. Angriffslust, Unsauberkeit, Rückzug und depressive Verhaltenshemmung sind Anzeichen für Angstverhalten und Angststörungen, ähnlich wie bei den Katzen im Tierheim, die dort ebenfalls in einem reizarmen Umfeld an extremer Unterforderung leiden.

Die Behandlung von Angststörungen

Oft werden auch Arbeitnehmer, die Mobbing ausgesetzt sind oder unter höchst monotonen Arbeitsabläufen leiden, irgendwann krank und können nur genesen, wenn sich auch die äußeren Umstände verändern. Die erfolgreiche

Behandlung dauert auch hier eine gewisse Zeit. Dasselbe gilt für unsere Katzen, die die Möglichkeit bekommen sollten, sich auf nachhaltige Weise zu erholen. Das heißt, um die Grundbedürfnisse der Katze zu erfüllen, muss nicht nur ihr Biotop oder Umfeld artgerecht ausgestattet werden. Eine ganzheitliche Behandlung schließt auch die Gabe von Medikamenten ein, um das seelische Gleichgewicht wiederherzustellen und zu stabilisieren.

Huguette hatte behauptet: »Eigentlich bin ich schon zu alt für so ein kleines verspieltes Wesen. Ich hätte das Kätzchen nicht bei mir aufnehmen dürfen. Ich kann mich einfach nicht mehr ausreichend mit ihm beschäftigen.« Doch das ist nur die halbe Wahrheit, denn ich wiederhole mich gerne: Es würde schon reichen, der Katze ein paar Gegenstände als Beuteattrappe zur Beschäftigung anzubieten. Sehr bewährt haben sich auch Kratzbäume, auf die das Tier klettern kann. Diese zwei Schritte sind womöglich noch nicht genug, würden die Lebensqualität der Katze allerdings schon deutlich erhöhen.

Der Kratzbaum

Idealerweise hat ein Kratzbaum mehrere Kletterebenen. Die Höhenunterschiede sorgen für Auswahlmöglichkeiten, und die Katze entscheidet selbst, wo sie sich wohl und sicher fühlt, wenn sie einen Ruhe- oder Rückzugsort sucht. Auch die Integration eines Kastens mit Ausguck ist empfehlenswert, denn Katzen lieben es, von einem sicheren Standort aus, ihre Umgebung »auszuspionieren«. Der Stamm des Baums sollte mit Sisal umwickelt sein, an dem die Katze ihre Krallen wetzen kann. Wenn der Kratzbaum dann noch an einem großen Fenster stehen und sich die Spionage auch auf die weitere Umgebung ausdehnen darf, dann ist dieses relativ einfache Möbel definitiv ein guter erster Schritt hin zu mehr Wohlbefinden für Ihren Stubentiger.

Die Behandlung einer Angststörung muss stets auf mehreren Ebenen ansetzen. Der erste Schritt ist die Analyse der konkreten Situation. Die wichtigsten Bezugspersonen der Tiere sind ihre Halter*innen, also müssen ihre menschlichen Freund*innen verstehen lernen, was in ihrem Tier vor sich geht, und sich auf die Behandlung einlassen. Ich erklärte Huguette – sie hatte es ohnehin geahnt –, dass Lucifer mehr Anreize und Beschäftigungsmöglichkeiten in seiner unmittelbaren Umgebung bräuchte. Eine artgerechte Ausstattung der Wohnung kostet in der Regel weder viel Geld, noch erfordert sie größere Umbaumaßnahmen.

Im nächsten Schritt folgt die Arbeit an der emotionalen Basis im Verhältnis Mensch und Tier. Wer nämlich ständig von seiner Katze gebissen und gekratzt wird, fühlt sich bald unwohl in ihrer Gegenwart, auch wenn die Einsicht vorhanden ist, dass das aggressive Verhalten »nicht böse gemeint«, sondern fehlgeleitetes Spielverhalten ist. Gerade ältere Menschen, vor allem, wenn sie Blutgerinnungsmittel nehmen müssen wie Huguette, sind durch Kratzer und Bisse richtiggehend gefährdet. Für Huguette war es ein wichtiger Schritt, sich ihre Enttäuschung über Lucifers Verhalten einzugestehen und zu akzeptieren, dass sie Angst vor ihm hatte. Die Empathie-Therapie sah außerdem vor, Lucifers Verhalten keinesfalls zu tolerieren, auch wenn die Gründe dafür nachvollziehbar erschienen. Ein heikler Punkt war allerdings die Frage, ob die Katze dafür bestraft werden soll, denn Huguette war, wie viele aus ihrer Generation, der Ansicht, schlechtes Benehmen erfordere einen Denkzettel, um die »Einsicht« in das Fehlverhalten zu befördern.

Abbruch der Interaktion statt Strafe

Ein Grundsatz in der Verhaltenstherapie für Katzen lautet: »Bestrafung ist tabu.« Diese Regel bezieht sich nicht nur auf körperliche Gewalt gegen das Tier, sondern auch auf Schreien, Drohen und andere Zwangsmaßnahmen, die samt und sonders nicht zur Lösung des Problems beitragen, sondern es womöglich nur verschlimmern. Leider ist das Verbot von Bestrafung noch längst nicht bei allen angekommen. Auch heute noch haben viele, vor allem ältere Menschen, erzieherische Maßnahmen nur in Form von Züchtigung, Strafe und Zwang kennengelernt. Das Prinzip »Lernen durch Strafe« wird dabei unterschiedslos auf Hund, Pferd und Kind projiziert, die mit Drill, Reitgerte oder Schläge auf den Hintern auf das gewünschte Verhalten getrimmt werden. Bei Katzen, die eher als unbelehrbar und schwer erziehbar gelten, funktionieren Zwang und Strafe überhaupt nicht. Und wer einer Katze auch nur einmal wehtut oder ihr Angst macht, riskiert, ihr Vertrauen für immer zu verspielen. Dazu später mehr.

Doch wie können Verbote und gewünschtes Verhalten ohne Bestrafung durchgesetzt werden? Gibt es ein Rezept, um eine angriffslustige Katze auch ohne Züchtigung und Einschüchterung, ohne Brüllen und Drohen zur Änderung eines bestimmten Verhaltens zu bewegen? Das gibt es, und zwar: sofortiger Abbruch der Interaktion. Das heißt, sobald die Katze angreift oder grob wird, halten Sie mitten im Getümmel inne und brechen den Kontakt mit ihr ab, ohne Feindseligkeit, ohne das Tier zu erschrecken und vor allem ohne ihm wehzutun. Unerwünschtes Verhalten kann auch wirkungsvoll durch einen gezielt auf das Tier gerichteten Luft- oder Wasserstrahl unterbunden werden, zum Beispiel, wenn es gerade zum Sprung ansetzt. Das bringt die Katze aus dem Konzept, ohne sie in Angst und Schrecken zu versetzen. Sollten Sie einmal nach Toulon kommen, werden Ihnen einige Menschen begegnen, die, stolz wie Bolle oder John Wayne, eine Wasserpistole am Gürtel tragen. Sie sind Klienten von mir, die gelernt haben, mit einem gezielten Spritzer ihr Tier zur Räson zu bringen, wenn es wieder einmal unter der Kommode, auf dem Tisch oder sonst wo auf den nächsten Angriff lauert. Auch ein einfacher Pflanzensprüher setzt der Fellnase Grenzen, selbst wenn Sie dafür unwirsches Fauchen in Kauf nehmen müssen, denn die Katze reagiert natürlich genervt. Aber das Besprühen mit Wasser jagt ihr keinen Schrecken ein und verursacht keine Schmerzen. So kann das unerwünschte Verhalten mit der Zeit abgestellt und im Idealfall auf ein Spielzeug umgelenkt werden. Ohne Zwang und Bestrafung werden die Blessuren peu à peu weniger und Ängste auf allen Seiten abgebaut. Auf dieser Grundlage kann ein harmonischeres Miteinander entstehen, das es möglich macht, dass selbst Katzen wie Lucifer, der zunächst als Gefahr für seine Halterin galt, in ihrem Zuhause bleiben können.

Die wichtige Rolle von Medikamenten

Um Huguettes Probleme mit Lucifer in den Griff zu bekommen, begannen wir zunächst mit der Behandlung des Angstverhaltens der Katze, um die aggressiven Impulse zu verringern. Eine medikamentöse Therapie, der Huguette auch zustimmte, war dafür unumgänglich. Es gibt eine große Bandbreite an sehr gut verträglichen und teils rezeptfreien Wirkstoffen; dazu gehören Pheromone,

Nutrazeutika und Dufttherapien. In manchen Fällen sind allerdings verschreibungspflichtige Psychopharmaka angezeigt, die nur unter ärztlicher Aufsicht verabreicht werden dürfen. Einige Präparate wurden speziell für die tierischen Patienten entwickelt, andere können als Ergänzung auch aus der Arzneimittelliste der Humanmedizin herangezogen werden. Die Anwendungsmöglichkeiten sind vielfältig, aber stets abhängig vom Schweregrad der Symptome und den Bedürfnissen der Katze. Obwohl sich mit der Gabe von Medikamenten gute Resultate erzielen lassen, stoße ich bei diesem Thema oft auf große Skepsis seitens der Halter*innen. Ein Grund mag sein, dass die Katze als weitgehend unabhängige, souveräne Selbstversorgerin betrachtet wird und es »ihren Menschen« widerstrebt, ihr Medikamente zu verabreichen, um ihr Verhalten zu regulieren. Dieses Bild wandelt sich jedoch gerade. Zudem hat die Veterinärmedizin in den letzten Jahrzehnten rasante Entwicklungen gemacht, und das nicht nur in der Kardiologie oder Dermatologie, sondern insbesondere auch in der Verhaltensmedizin und Tierpsychologie. Katzen wie Lucifer kommt das zugute, und ich konnte ihm ein Psychopharmakon verschreiben, das seine Impulskontrolle besser einstellte. Huguette konnte es ihm ohne meine Hilfe verabreichen, und sie bestätigte: »Es gibt überhaupt kein Problem bei der Einnahme, er nimmt das Medikament anstandslos. Ich habe ja erst nicht verstanden, warum er manchmal so fies zugebissen hat, aber nun ist mir einiges klar. Jetzt will ich nur noch eins von Ihnen wissen: Welchen Kratzbaum empfehlen Sie uns?« Nachdem ich den beiden auch da mit Rat und Tat zur Seite stehen konnte, war ich ziemlich zuversichtlich, dass sich Lucifers Ängste und seine gestörte Impulskontrolle bald bessern würden. Ein ausgewogeneres Reizangebot und die Optimierung des Haltungsumfelds sind ganz wesentliche Bausteine einer nachhaltigen Behandlung.

Artgerechte Haltung und Umgebung

Huguette benötigte einen Kratzbaum, der zur Größe ihrer Wohnung passte und gleichzeitig alle Katzenbedürfnisse erfüllte. Auch ein Pflanzensprüher kam zum Einsatz. Darüber hinaus wurde Lucifer eine Auswahl an Spielzeugen angeboten, die er nach Lust und Laune belauern und bejagen konnte. Besonders angetan war er von seiner Katzenangel, an der eine hübsche Feder baumelte. Bisweilen braucht es ein wenig Zeit, um herauszufinden, was der Fellnase Spaß macht. Und egal, für welches Spielzeug man sich entscheidet: Hauptsache, es erfüllt die grundlegenden Bedürfnisse des kleinen Raubtiers, nämlich Belauern, Jagen und Beutemachen.

Huguette war zu allem bereit, denn sie wollte ihren kleinen Teufel mit den scharfen Krallen und Zähnen unbedingt behalten. Und siehe da, nun kam es auch immer öfter vor, dass sich der Kleine nachts in ihr Bett schlich und sich an sie kuschelte. Oder dass er tagsüber, wenn sie am Tisch saß, auf ihren Schoß sprang, um sich dort einzurollen und selig zu schnurren. Natürlich nur, um sich gleich darauf wieder auf sein Spielzeug zu stürzen und Beute zu machen. Schon nach zwei Monaten gezielter Behandlung waren die Kratzer und Bisswunden Geschichte. Lucifer wuchs zu einem verspielten Kerlchen heran, das sich aber auch gern in einem der vielen Verstecke, die ihm Huguettes Wohnung nun bot, verkroch. Er war schelmisch, lustig und aufgeweckt, und Huguette musste oft über ihn lachen. Beide verstehen sich nun prächtig. Und für mich ist Lucifer ein leuchtendes Beispiel dafür, dass Psychopharmaka den Charakter einer Katze überhaupt nicht verändern, sondern lediglich dafür sorgen, dass der Überschuss an Impulsivität auf ein kontrollierbares Maß ausbalanciert wird. Huguette hat außerdem gelernt, Lucifers Fütterungsrhythmus auf sechs kleine Mahlzeiten am Tag einzupendeln, er bekommt von ihr nun genug Anreize, um seinen Spiel- und Jagdtrieb auszuleben, und beide führen ein gutes, sehr ausgeglichenes Leben zusammen. Nach nur drei Monaten konnten wir die Medikamentendosis verringern, vorausgesetzt, die verbesserten Bedingungen in seiner Umgebung blieben erhalten. Nach einem halben Jahr wurden die Psychopharmaka abgesetzt. Huguettes Wohnung ist nun katzengerecht ausgestattet und erfüllt Lucifers Grundbedürfnisse. Das ermöglicht ihm seinerseits, sich besser an seine Umgebung und an Huguette anzupassen, seine Selbstregulierung – in seinem Fall die Krallen – hat er nun gut im »Griff«, er benutzt sie nur, um seine Stofftiere zu malträtieren. Er hat gelernt, dass Huguette sich auf seine Attacken mit Gegenattacken in Form des Einsatzes ihres Pflanzensprühers wehrt, und nimmt sich in Acht. Schon nach wenigen Wochen konnte sich Huguette wieder »unbewaffnet« durch ihre Wohnung bewegen. Kurzum: Ihr Zusammenleben verläuft nach Lucifers erfolgreicher Behandlung und der Umgestaltung seiner Umgebung harmonisch. Huguette hat gelernt, dass es wirksame Möglichkeiten gibt, dem Angriffsverhalten des kleinen Raubtiers zu begegnen, und sie gibt dieses neue Wissen auch großzügig weiter. Lachend erzählte sie mir, wie sie ihrem verdutzten Haustierarzt die Leviten gelesen habe, weil der ihr damals geraten habe, die Katze wegzugeben. Sie erklärte ihm dann, welch tolle andere Lösungen es noch gebe, um die Tiere behalten zu können und dabei sogar noch die Beziehung zu ihm zu stärken.

Nicht alle Geschichten finden ein so gutes Ende (siehe Nougat), doch jeder neue Erfolg trägt dazu bei, den Feldzug gegen das sinnlose Bestrafen von Katzen zu gewinnen und Wege aufzuzeigen, wie ein funktionierendes Zusammenleben, das die Bedürfnisse von Mensch *und* Tier berücksichtigt, gelingen kann.

Nougatine und Catherine: Die Behandlung schwerer Gemütserkrankungen

Wir Tiermediziner lernen am meisten von den Tieren, die wir in unserer Praxis behandeln. Sie sind unsere besten Lehrmeister, und unsere Gegenleistung besteht darin, neue Wege und Behandlungsverfahren zu ersinnen, um ihnen ein gutes, gesundes Leben zu ermöglichen. Meine Erfahrung mit First zu Beginn meiner Laufbahn bestimmte in weiten Teilen meinen späteren Umgang mit Katzen. Die nun geschilderten Erfahrungen mit Nougatine und ihrer Besitzerin Catherine waren ein weiterer Meilenstein in meinem Lernprozess über die Behandlung von affektiven Störungen bei Katzen. Denn Nougatine war mein erster Fall von bipolarer Dysthymie, einer chronischen Form von extremen Gemütsschwankungen bei einer Katze. Auch für sie fanden wir adäquate Behandlungsmöglichkeiten, und ich habe sie viele Jahre lang begleitet. Nougatine erweiterte meinen Blick auf das, was gemeinhin eher vage als »verrückt« bezeichnet wird, und lehrte mich (und ihre Halterin), wie Einfühlsamkeit und Geduld zusammen mit dem unbedingten Willen, die tierische Gefährtin nicht wegzugeben, auch mit dieser extremen Affektstörung ein lebenswertes Leben gelingen kann.

Als ich die beiden kennenlernte, leitete ich eine Tierarztpraxis in Toulon, reiste jedoch ein- bis zweimal pro Monat in die Nähe von Nizza, um dort eine verhaltensmedizinische Sprechstunde anzubieten. In der Regel empfing ich die dortigen Klienten in einer Tierklinik, in Ausnahmefällen machte ich auch Hausbesuche. So kam es, dass ich eines Abends im August im hübschen Quartier des Musiciens in Nizza mein erstes Date mit der jungen Siamkatze Nougatine hatte, die immer wieder ein unerklärliches Verhalten an den Tag legte. Das Ganze ist sehr lange her, und mittlerweile ist Nougatine gestorben, ihr Fall jedoch hat sich mir tief in die Erinnerung gebrannt. Beim ersten Besuch beschrieb mir Catherine zunächst en détail, wie die Katze oft aus dem Nichts heraus in einem Zustand extremer Anspannung Angriffe auf sie und ihre Familie startete. Als ich sie kennenlernte, hatte die Katze offenbar gerade eine »schlimme Phase«, die meist tagelang anhielt und sich unter anderem durch anhaltend aggressive Attacken auf ihre Menschen bemerkbar machte. Als ich am Küchentisch Platz nahm, sprang mir Nougatine direkt auf den Schoß, und Catherine warnte: »Passen Sie auf, bei der kleinsten Bewegung schaltet sie nun auf Angriff.« Ich kenne Klienten, die es lustig finden, den Arzt vor ihrem »gefährlichen« Raubtier zu warnen. Aber Catherine meinte es bitterernst. Nougatine war sehr verkrampft und vibrierte vor Anspannung wie eine überspannte Klaviersaite kurz vor dem Zerreißen. Einige Jahre später betreute ich einen vergleichbaren Fall. Das Tier duckte sich bei einem Anfall unter den Esstisch, und der Vater mahnte die um den Tisch versammelte Familie mit den Worten: »Keine Bewegung mehr. Legt euer Besteck ruhig zur Seite und verhaltet euch mucksmäuschenstill.« Die Familie hatte zuvor bereits blutige Attacken erlebt, und alle wussten, dass nur völlige Reglosigkeit die Verletzungsgefahr minimierte. Nougatine war nicht ganz so gefährlich, hatte einige Familienmitglieder jedoch auch schon heftig angefallen. Wer noch nie in einer solchen Situation dabei war, kann sich die Furcht kaum vorstellen. In aller Regel wird den Besitzer*innen eines Tieres mit dieser bipolaren Störung geraten, sich von ihm zu trennen, weil die Gefährdung für alle zu groß ist. Und es kommt vor, dass eine Trennung tatsächlich der letzte Ausweg ist. Doch es gibt auch andere Wege, wie nicht nur Nougatines Fall bewiesen hat. Dazu bedarf es allerdings viel Geduld, Liebe und einer großen Portion Vorsicht im Umgang mit der an bipolarer Dysthymie erkrankten Katze.

Radikale Verhaltensänderungen sind ein Symptom für bipolare Störungen

Extreme Stimmungsschwankungen sind, ähnlich wie beim Menschen, ein klares Anzeichen für eine bipolare Störung. Durch äußere Reize ausgelöst, manchmal auch ohne erkennbaren Anlass, leiden die Tiere unter anfallsartigen Krämpfen. Eine solche Störung erschwert das Zusammenleben erheblich, erscheint das Tier doch unheimlich und sein Verhalten völlig unberechenbar. Eben noch zutraulich und verschmust, ist die Katze plötzlich wie ausgewechselt und verwandelt sich in ein gefährliches Wildtier, dass wie von Sinnen angreift, mit scharfen Krallen zuschlägt und sich in alles, was ihm unterkommt, unkontrolliert verbeißt.

Es fällt nicht schwer, sich vorzustellen, dass es seitens der Halter*innen wirklich eines starken Willens bedarf, wenn sie das Tier trotz der massiven Probleme behalten wollen. Und das gelingt auch nur, wenn die Katze ärztlich behandelt wird. Glücklicherweise verfügen wir heute über wirksame Medikamente, die regulierend auf die Psyche der betroffenen Katze einwirken. Ein Tier, das unter bipolarer Dysthymie leidet, wird nie ganz genesen, sein Zustand bleibt zeit seines Lebens labil, und Rückfälle sind immer wieder zu erwarten. Doch die Schwere der Anfälle kann durch Psychopharmaka deutlich abgemildert werden, sofern alle Familienmitglieder eine Behandlung mittragen. So lässt sich ein Rahmen schaffen, der das Verhalten des Tieres berechenbarer macht. Die anfallsartigen Krämpfe werden zunächst als völlig unberechenbar beschrieben, doch mit der Zeit lernt man, die Vorboten eines Anfalls in der sogenannten Auraphase zu erkennen. Die Anfälle sind deshalb gefährlich, weil sie stets mit dem völligen Kontrollverlust seitens des Tieres einhergehen. Um sich, aber auch die Katze selbst in Sicherheit zu bringen, ist es dann ratsam, das Tier in einen separaten Bereich mit möglichst wenigen visuellen und auditiven Reizen zu bringen. So werden die schlimmsten Auswirkungen der Krise verringert. Vergleichen lässt sich dies mit einem epileptischen Anfall, der durch eine innere Instabilität ausgelöst wird, sich aber durch äußere Umstände verschlimmern kann.

Der Versuch, zwischen Neurologie und Psychiatrie zu trennen, war ein großer medizinischer Irrtum. Beide Bereiche befassen sich mit demselben Gegenstand – dem Gehirn –, und die Grenzen zwischen ihnen sind fließend. In den letzten Jahrzehnten hat sich deshalb die neue Disziplin der Neuropsychiatrie etabliert, der wir viele wichtige Einsichten verdanken. Die strikte, aber falsche Trennung zwischen Körper und Seele geht eindeutig auf das Konto der Psychoanalyse nach Freud. Weil Tiere aber aus nachvollziehbaren Gründen keine *talking cure* machten, saßen sie diesem Irrtum nicht auf, weshalb die Veterinärmedizin die engen Zusammenhänge zwischen Psyche und Körperorganen auch nie aus dem Blick verlor.

Nougatine und Catherine forever

Die neue Disziplin steckte noch in den Kinderschuhen, als ich Nougatines Bekanntschaft machte. Die Behandlung von schweren Fällen war kompliziert. Catherine brauchte noch unheimlich viel Geduld und Empathie, nicht nur mit ihrer Katze, sondern auch mit ihrem Tierarzt. Ich gab damals mein Bestes, um allen ein erträgliches Zusammenleben zu ermöglichen. Und für mich ist es bis heute ein Wunder, wie viele Katzenhalter*innen ihre anfängliche Angst vor den Entwicklungen verlieren und guten Mutes in die Zukunft blicken, sobald eine klare Diagnose gestellt werden konnte. Wenn die Krankheit einen Namen hat, verliert sie einen großen Teil ihres Schreckens. Sie wird greifbar, und die Menschen können sich vorstellen, damit umzugehen. Das durfte ich vor Kurzem erst wieder erleben, als eine Hundebesitzerin sich während der ersten Corona-Ausgangssperre per Online-Sprechstunde an mich wandte. Sie hatte keinen Kollegen in ihrer Nähe gefunden, der oder die sich mit dem Fall befassen wollte. Als ausgebildete Krankenschwester in einer psychiatrischen Klinik hatte sie bei ihrem Hund Symptome für eine bipolare Störung erkannt. Am Telefon empörte sie sich: »Ich glaube zu wissen, woran mein Hund leidet, und jedes Mal, wenn ich es angesprochen habe, hörte ich nur: ›Den muss man einschläfern!‹ Stellen Sie sich einmal vor, wenn wir so mit Menschen umgehen würden! Diagnose bipolar, alles klar, einschläfern! Wo kämen wir denn da hin! Ich finde es skandalös, dass Tiere nicht wie wir Menschen von effektiven Behandlungsmöglichkeiten profitieren dürfen.« Ich teile diese Meinung voll und ganz. Selbst auf die Gefahr hin, all jene vor den Kopf zu stoßen, die meinen, es gebe eine feine, aber klare Grenze zwischen Menschen und Tieren, weshalb Letztere auch nicht dasselbe Recht auf eine Behandlung haben. Manche lehnen eine Gleichbehandlung aus religiösen oder philosophischen Gründen ab. Ich will ihnen ihren Glauben nicht nehmen, fände es jedoch skandalös, wenn wir auf jeden Versuch, affektive Störungen bei Tieren zu behandeln, verzichten würden, nur weil die richtige Heilmethode oder das in jedem Fall wirksame Medikament noch nicht gefunden wurde. Ist die vom betroffenen Tier ausgehende Gefahr, und damit die Gefährdung seiner Menschen, zu hoch, der psychische Defekt zu groß und irreversibel, ist eine Behandlung tatsächlich nicht verantwortbar. Doch viel häufiger ist es den Versuch wert, das Tier zu versorgen und eine Behandlung einzuleiten, vorausgesetzt, die Besitzer*innen ziehen am selben Strang. In Nougatines Fall ist der Versuch gelungen.

Damals gab es ein noch in der Testphase befindliches Produkt zur Stabilisierung der Thymusregulierung und der anfallartigen Gefühlsschwankungen des Tieres. Ursprünglich wurden damit Hunde mit Panikstörungen behandelt. Es gibt generell kaum Medikamente, die speziell für Katzen entwickelt werden, von speziell auf sie und ihre Bedürfnisse zugeschnittenen Psychopharmaka ganz zu schweigen. Diesem Missstand lässt sich nur durch weitere Forschung, mehr Veröffentlichungen und engere Vernetzung unter Katzenhalter*innen , deren Zustimmung wir für Experimente mit neuen Wirkstoffen benötigen, entgegenwirken. Man spricht beim Einsatz von noch nicht allgemein zugelassenen Wirkstoffen auch von einer Freigabe »aus Barmherzigkeit« (der internationale Begriff lautet: *compassionate use*).

Bipolare Dysthymie ist eine Störung mit extremen Stimmungsschwankungen, die Betroffenen pendeln zwischen tiefer Depression und manischen Zuständen. Catherine stimmte damals einer Behandlung mit dem neuartigen Medikament E828 zu, dem in vorausgegangenen Studien eine tyhmoregulative, angstlösende und nervenstärkende Wirkung bescheinigt wurde. Natürlich klärte ich Catherine darüber auf, dass es keine Gewähr auf Heilung gab. Nougatine war von anderen Ärzten bereits ohne Erfolg mit Benzodiazepin und Morpholin behandelt worden – beide Präparate hatte den Schweregrad der Anfälle nur verschlimmert und schreckliche Auswirkungen auf die Katze gehabt: Horripilation (vor Furcht gesträubtes Fell), Rolling Skin Syndrom (zuckende, rollende Haut, eine unkontrollierbare Nervenstörung begleitet von entsetzlichen Schmerzen), zwanghaftes Peitschen mit dem Schwanz, Asomatognosie (Verlust der Fähigkeit, zu erkennen, dass ein Körperteil zum eigenen Körper gehört, und entsprechendes Angriffsverhalten). Wer je Zeuge eines solchen Anfalls wurde, kann das Befremden und den Schmerz beim Anblick des leidenden Tieres kaum mehr vergessen. Katzen können nicht sprechen, doch ich kann Ihnen sagen: Für das Tier ist es eine grausame Tortur, solche Anfälle erschüttern seine kleine Seele in kaum vorstellbarem Ausmaß und stellen zudem eine extreme körperliche Belastung dar. Das Tier ist danach fix und fertig.

Steht die Diagnose einmal fest, nimmt dies oft auch eine Last von den Schultern der Besitzer*innen. Sie können sich nun die Mechanismen erklären, die das Leid des Tieres verursachen, und fühlen sich nicht mehr schuldig. Als Helfende können sie nun eine neue Verantwortung übernehmen. Nougatine kam, kurz nachdem die Familie eine Katze verloren hatte, ins Haus. »Wir haben ihr da wohl zu viel aufgebürdet«, sagte Catherine einmal zu mir. In meinem Buch *Das Glück der Tiere* habe ich beschrieben, dass es manchmal ein großes Unglück ist für einen Hund oder eine Katze, wenn sie als Ersatz für ein (verstorbenes) Tier ins Haus kommen. Eine bipolare Dysthymie kann aber dadurch nicht entstehen! Für dieses Störungsbild ist kein Mensch verantwortlich.

Compassionate use erlaubte uns also, das geheimnisvolle Medikament E828 einzusetzen, das leider nur in ziemlich umständlich zu verabreichender Tablettenform erhältlich war. Katzen mögen das gar nicht und sträuben sich oft dagegen, sie zu schlucken. Catherine und ihre Familie ließen aber nicht locker, und es gelang ihnen schließlich, Nougatine zu überzeugen. Immer wieder habe ich diese kleinen und großen Wunder erlebt, die Menschen bewirken, wenn es gilt, Hindernisse zu überwinden, um ihren Tieren zu helfen. Der Einfallsreichtum der Katzenliebhaber*innen kennt keine Grenzen, sie finden immer einen Weg, um selbst schwierigste Patienten zur Einnahme ihrer Medizin zu bewegen.

Nougatine schluckte die bitteren Pillen, und ab da ging es ihr zunehmend besser. Doch Vorsicht: Das ist nicht gleichbedeutend mit Heilung. Der Besuch einer kleinen Nichte provozierte über Tage hinweg eine Reihe von neuen Anfällen, obwohl Nougatine bereits auf dem Weg der Besserung zu sein schien. Bei einem Routinebesuch erklärte mir Catherine: »Früher befanden wir uns im Bereich

›kaum auszuhalten‹, heute sind wir im Bereich ›gut aushaltbar‹.« Die ganz große Erfolgsgeschichte steht noch aus, aber bei einer so gravierenden psychischen Störung wie der von Nougatine, macht auch diese Aussage schon Hoffnung. Sie ist ein Ansporn, durch weitere Forschung und Behandlungsversuche adäquate Therapien zu entwickeln, die Katzen mit diesem Störungsbild und ihren Besitzer*innen ein gutes Zusammenleben ermöglichen. Nachdem ihre Erkrankung durch Psychopharmaka besser reguliert werden konnte, erfreute sich Nougatine eines langen Katzenlebens, was ohne die Liebe und das Wohlwollen ihrer Menschen nicht möglich gewesen wäre. Falls die psychiatrische Krankenschwester dies zufällig lesen sollte, sei ihr versichert: In der Tiermedizin sind wir mittlerweile eine starke Truppe, die Ihre Ansicht teilen! Unser Wissen reicht zwar noch nicht aus, um die Tiere zu *heilen*, aber wir suchen unverdrossen nach effektiven Behandlungsmethoden, um den Tieren auch in scheinbar hoffnungslosen Fällen ein gutes Leben im Kreise ihrer Familie zu ermöglichen. Psychopathologien wurden bislang vorwiegend für Hunde beschrieben, doch Sie werden hier einige Katzen kennenlernen, deren Störungen auf vergleichbare Krankheitsbilder verweisen.

Dieses Kapitel beschrieb mögliche Ursachen, die die Raubtiernatur unserer Hauskatzen übermäßig betonen. Oft finden sich einfache Lösungen, um eine Balance wiederherzustellen, kleine Veränderungen in der Haltungsumgebung und Medikamente zur Affektregulierung können

Wunder wirken. In Fällen, in denen die Selbstregulierung und der Bezug zur Umgebungsrealität außer Kontrolle gerät, ist die Therapie mit größeren Risiken und geringeren Erfolgsaussichten verbunden, aber Grund zur Hoffnung besteht immer!

KAPITEL 2

Revier und Territorium als Quelle des Leidens

»Ich liebe Katzen, weil ich mein Heim liebe und sie nach einer Weile zu dessen sichtbarer Seele werden.«

Jean Cocteau

Wir holen uns kleine, nicht immer einfach zu zähmende Raubtiere in unser Haus, die im Bruchteil einer Sekunde die in ihnen schlummernde Wildheit herauskehren können. Wir lieben sie und wollen für nichts auf der Welt auf ein Leben mit ihnen verzichten. Doch das Heim mit einer Katze zu teilen, bedeutet auch, das Fremde aushalten zu müssen, das uns jeden Tag aufs Neue darüber staunen lässt, wie es möglich ist, mit einem Wesen, das ganz anders tickt als wir selbst, in Harmonie zusammenzuleben. Dies kann nur gelingen, wenn wir den »Anderen« in seinem Fremdsein respektieren, ihm seinen Freiraum lassen und

Begegnungszonen schaffen, in denen wir miteinander in Kontakt treten. Die wechselseitige Freude bei solchen Begegnungen ist die Belohnung dieser Liaison und entschädigt uns für alle Mühen. Dies kann nur in einem Lebensumfeld gelingen, das allen Seiten gerecht wird. Wenden wir uns also dem Revier der Katze zu, das für die Gemütsverfassung und damit für das Verhalten des Tieres eine entscheidende Rolle spielt. Die artgerechte Gestaltung des Wohnbereichs – dabei kann es nicht selten zu Schieflagen kommen – ist eine wesentliche Stütze für die emotionale Ausgeglichenheit einer Katze.

Prinzessin Choupette

Die Prinzessin, so nannte Carole, die Besitzerin, ihre Katze Choupette. Beide lebten in einer Wohnung bei Paris, bisweilen gesellte sich auch Caroles Tochter zu den beiden. Die Katze wurde liebevoll umsorgt, es gab zahlreiche Momente voller zärtlicher Zuwendung, alles schien in bester Ordnung. Choupettes Lieblingsplätze waren Caroles Bett und ihr Kleiderschrank, Sauberkeit war dabei Ehrensache, Choupette war stets reinlich und erledigte sämtliche Geschäfte in der Katzentoilette. Dann kamen die Corona-Pandemie und mit ihr die Ausgangssperren nach Frankreich. Carole beschloss, diese merkwürdige Zeit im Haus ihrer Eltern im Midi zu überbrücken. Rasch fanden sich dort auch Caroles Tochter, ihr Sohn, seine Freundin und ein weiterer Freund des Sohnes ein. Zum Leidwesen aller fing Choupette plötzlich an, unsauber zu werden, und das ausgerechnet im Haus der Eltern! Erst pinkelte sie auf ein Bett, dann aufs Sofa und schließlich auch noch auf Opas Lieblingssessel. Aus der Prinzessin war ein Schmuddelkind geworden. Carole hatte eine Ahnung, woran es liegen könnte – Choupette war womöglich gestresst durch den überhasteten Umzug aufs Land. Auch war sie es nicht gewohnt, dass ständig viele fremde Leute um sie herumwuselten. Caroles Sohn war dem Tier weder vertraut noch geheuer, so erinnerte Carole sich später. Doch für die richtige Diagnose reicht eine bloße Erinnerung nicht aus.

Verhaltenstierärzte unterscheiden zwischen normalem Ausscheidungsverhalten auf der Katzentoilette und unerwünschten Ausscheidungen an anderen Orten im Haus oder in der Wohnung, zu Letzteren gehört auch das häufig auftretende Markieren mit Harn, das meist spezielle Ursachen hat.

Klare Trennung

Eine Diagnose erfordert die genaue Klärung, was genau die Ursache der von den Besitzer*innen beklagten Unsauberkeit sein könnte. Dabei hilft ein standardisierter Fragebogen, mit dem wir per Ausschlussverfahren zu einem klareren Bild gelangen. Wichtig ist hier der Unterschied zwischen Unsauberkeit an nicht dafür vorgesehenen Orten und dem Setzen von Markierungen mit Urin.

	Unerwünschte Ausscheidung	Markieren mit Urin
Haltung	hockend	stehend
Zielpunkt	horizontal	vertikal
Menge	erheblich	gering
Lautäußerungen	nicht vorhanden	vorhanden
Ablauf	am Boden schnuppern, sich drehen und scharren, in die Hocke gehen, geräuschlos erleichtern, scharren, Ausscheidung bedecken und kontrollieren	flehmen, sich drehen, aufgestellter Schwanz, Urinstrahl absondern, Lautäußerung, weglaufen

Während sich die Katze erleichtert, ist sie schutzlos und angreifbar. Deshalb läuft der Vorgang in aller Regel sehr diskret und geräuschlos ab. Durch das Scharren werden die Spuren, die Fressfeinde anlocken oder Beutetiere warnen könnten, verwischt. Harnmarkierungen zu setzen, ist hingegen eine sehr deutliche Form der Kommunikation, die sich an Artgenossen und andere Lebewesen im Umfeld der Katze richtet. Der Unterschied ist nicht nur theoretisch relevant. Das Markieren mit Urin ist nicht selten ein Symptom für Stress und Angstverhalten; trifft dies zu, müssen die Ursachen geklärt werden. Unerwünschte Ausscheidungen nach dem normalen Schema, aber am falschen Ort (also nicht Harnmarkieren) deuten eher auf Probleme mit der Katzentoilette hin, häufig protestiert das Tier damit gegen Veränderungen, die ihm nicht genehm sind.

Da gerade Ausgangssperre herrschte, wandte Carole sich per Online-Sprechstunde an mich. So war ich in der komfortablen Lage, während unseres Gesprächs selbst beobachten zu können, wie Choupette auf dem Sessel neben Carole das typische Ausscheidungsverhalten zeigte, und zwar: in die Hocke gehen, scharren und verdecken wollen. Dank der neuen visuellen Kommunikationspraktiken, sind wir nicht mehr allein auf die Aussagen der Tierhalter*innen angewiesen, sondern können uns, auch ohne vor Ort zu sein, ein direktes Bild machen. Ich bat Carole um einen Rundgang durchs Haus per Video, damit ich mir Choupettes Ruheplätze, den Futterplatz und ihre bevorzugten Ausgucke über ihr Revier ansehen konnte. Selbstverständlich durfte auch der Blick auf die Katzentoilette nicht fehlen. Als mich Carole dazu ins Bad führte, hatte ich eine Intuition. In der Eile des Aufbruchs in den Midi hatte wohl niemand daran gedacht, Choupettes gewohnte Katzenstreu einzupacken. Carole war froh gewesen, dass der kleine Supermarkt am elterlichen Wohnort ein ähnliches Produkt im Angebot hatte. Doch Choupette tolerierte die neue Streu nicht. Sie finden, das sei ziemlich prinzessinnenhaft? Mitnichten. Für ihr inneres Gleichgewicht braucht eine Katze ein im Einklang mit ihren Bedürfnissen stehendes Lebensumfeld. Für die Katze ist das nicht verhandelbar. Anstatt jedoch mit dem Fuß aufzustampfen oder eingeschnappt in der Ecke zu schmollen, bis sie bekommt, was sie braucht, gerät die Katze seelisch aus dem Takt und reagiert mit Verstörung auf Veränderungen in ihrem »Biotop«. Ich empfahl, Choupettes gewohnte Streu zu besorgen, und verordnete ein gering dosiertes, angstlösendes Mittel als Nahrungsergänzung, um einer Verstetigung des Angstzustands entgegenzuwirken. Doch Carole blieb nicht einmal Zeit, das Präparat unters Futter zu mischen: In dem Moment, als Choupette ihre gewohnte Streu vorfand, ging sie brav aufs Katzenklo und war wieder ganz die Alte. Sie sehen, es braucht wirklich nicht viel, um die Bedürfnisse einer Prinzessin zu erfüllen.

Spiegel unserer eigenen Werte und Vorstellungen

Nicht selten betrachten wir Katzen als kleine Majestäten, doch glauben Sie mir, darauf legen sie es keineswegs an. Wir müssen damit aufhören, Tiere allzu sehr mit menschlichen Eigenschaften zu belegen und an unseren menschlichen Maßstäben zu messen. Anthropomorphismus, so der Fachbegriff für diese Art der Vermenschlichung, ist eine Sackgasse, die nur zu Anthropozentrismus und damit zur Abwertung sämtlicher anderen Arten führt. Ich hoffe, beide Klippen zu umschiffen, und wenn ich den einen oder anderen Vergleich zu uns Menschen ziehe, dann nur, um zu verdeutlichen, wie anders die Welt aus Sicht der Katzen ist. Dabei denke ich an eine Aussage Ludwig Wittgensteins: »Wenn ein Löwe sprechen könnte, wir könnten ihn nicht verstehen.« Die Sprache der Tiere wird allzu oft vor dem Hintergrund unserer eigenen Wertesysteme und Weltanschauungen gedeutet. Katzen wurden früher wegen ihres Verhaltens mit Hexen und Teufelswerk in Verbindung gebracht, was ihnen teuer zu stehen kam. Dasselbe Verhalten macht sie heute zu Stars in den sozialen Medien und zu Internet-Ikonen, weil es nun im Einklang mit den veränderten Werten unserer Gegenwart zu stehen scheint.

Katzen sind keine Majestäten, sondern das beliebteste Haustier auf dem europäischen Kontinent. Als ich Ende der 1980er-Jahre meine Laufbahn als Tierarzt begann, zählte man in Frankreich etwa zehn Millionen Hunde und acht Millionen Katzen. Heute leben über fünfzehn Millionen Katzen in Frankreichs Haushalten, das ergibt eine Katze auf fünf Franzosen. Bemerkenswert ist, dass mittlerweile mehr als doppelt so viele Katzen wie Hunde in Frankreichs Haushalten leben, das Verhältnis liegt heute bei 15,2 zu 7,5. Die steigende Beliebtheit von Katzen in Frankreich geht einher mit dem Verzicht auf Hunde, ein Grund dafür könnte die verschärfte »Kampfhundeverordnung« sein, begleitet von sensationsheischenden Medienberichten über die angebliche Gefahr, die von den darin aufgeführten Hunderassen ausgeht. Der beste Freund des Menschen war immer seltener erwünscht. Die gute Nachricht ist jedoch, dass er während der Corona-Pandemie eine neue Chance bekam, was allerdings zu der absurden Situation führte, dass plötzlich eine Knappheit an Welpen herrschte. Auch die Erziehung junger Hunde ließ während der Pandemie zu wünschen übrig, doch das ist ein anderes Kapitel. Der enorme Zuwachs an Katzen erklärt sich damit allerdings nur zum Teil. Zwei weitere Faktoren dürften für die friedliche Invasion der Hauskatzen ausschlaggebend sein:

- Sie sind das wohl erfolgreichste Medium in der Netzkommunikation und Ikonen des Internets.
- Katzen und ihre Verhaltensweisen entsprechen unserem heutigen Lifestyle besser als Hunde.

Internetstars

Katzen haben eindeutig den richtigen Look: Es gibt kaum ein Geschöpf, das niedlicher und charmanter aussieht als ein Kätzchen. So wurden Katzen zu den Superstars des Internets und der sozialen Medien, was Veterinäre manchmal an den Rand der Verzweiflung bringen kann. Auf unseren Webseiten wollen wir vor allem über Behandlungsmethoden und wissenschaftliche Fortschritte in der Behandlung von Tieren informieren, was leider selten Traffic erzeugt. Sobald wir jedoch – Sie ahnen es – dazu das Bild eines Kätzchens posten, explodieren die Zugriffe auf unsere Webseiten. Auch Bilder von erwachsenen Katzen können die Click-Zahlen in die Höhe schnellen lassen, man denke nur an Tardar Sauce, die Katze mit dem mürrischen

Gesicht, besser bekannt als Grumpy Cat. Ein Fotograf, der Bruder ihrer Besitzerin Thabatha Bundesen, war der Erste, der ihre Bilder verbreitete. Sie wurden ein Riesenerfolg, und Grumpy Cat avancierte zu einem Internet-Mem, das mit griesgrämigem Ausdruck und spöttischen bis sarkastischen Kommentaren viral ging und Menschen rund um den Globus entzückte. Man darf annehmen, dass Grumpy Cat nicht nur in der Hinsicht eine Sensationsgeschichte war, sondern ihrer Besitzerin lukrative Werbeverträge und viel Geld durch Merchandising und eine teure Plagiatsklage einbrachte, auch wenn dies nie öffentlich bestätigt wurde. Die Verbreitung der Meme und mürrischen Botschaften machten Grumpy Cat zu einer Ikone des Sarkasmus, die offenbar universell über alle Kontinente hinweg Anklang fand. Niemand störte sich daran, dass ein genetischer Defekt für Grumpys Gesichtsausdruck verantwortlich war, denn die Katze litt an feliner Kleinwüchsigkeit. Diese Tatsache hätte die Meme in einem völlig anderen Licht erscheinen lassen. Man stelle sich einmal vor, die Bilder eines an Achondroplasie leidenden Menschen, versehen mit sarkastischen oder höhnischen Sprüchen, würden durchs weltweite Netz gejagt, das hätte nicht nur in den USA, wo *political correctness* bekanntermaßen kein Pardon kennt, für Skandale gesorgt. Der mürrische Ausdruck des deformierten Gesichts wurde jedoch anthropomorphisiert, also nach menschlichen Vorstellungen personifiziert und als »übellaunig« ausgelegt. Die arme Kätzin (es war ein Weibchen) starb dann im Alter von nur sieben Jahren an Nierenversagen. Dass mit ihrem Handicap Unsummen verdient wurden, ist nicht der eigentliche Skandal, wir haben uns längst an die unfassbar hohen Beträge, die Influencer in den sozialen Medien verdienen können, gewöhnt – warum nicht zur Abwechslung eine Katze? Was mir viel größeres Unbehagen bereitete, waren die durchweg negativen, höhnischen oder bitteren Inhalte, die mit der behinderten Katze verbunden waren. Einer der letzten Sprüche nach ihrem Tod lautete: »Nun ist auch das klar: Katzen können Corona nicht übertragen. Aber sie täten es, wenn sie könnten.« Solche Dummheiten tun dem Image von Katzen keinen Gefallen und richten nicht selten Schaden an, auch wenn ich gestehe, dass auch ich über einige Sprüche lachen musste.

Woher rührt die große Begeisterung?

Die enorme Beliebtheit von Katzen erklärt sich auch aus der Vereinbarkeit ihrer Haltung mit unseren heutigen Lebensweisen. Sehr viele Menschen, die sich ein Haustier wünschen, leben im städtischen Raum in kleinen Wohnungen, in denen die Haltung eines Hundes nicht einfach ist. Durch die bereits erwähnte »Kampfhundeverordnung« bekamen die Vierbeiner – von der Presse geschürt – einen schlechten Leumund, was den Rückgang der Zahl an Hunden in französischen Haushalten erklärt. Die zeitgleiche Verdoppelung der Anzahl der Katzen in französischen Haushalten erklärt sich damit aber nicht.

Unser tief verwurzeltes Bedürfnis, das Leben mit anderen Geschöpfen zu teilen, spielt sicher eine wichtige Rolle. Wir sehnen uns nach positiven Beziehungen, zärtlicher Zuwendung und liebevollen Kontakten. Ein vierbeiniger Gefährte im Haus erhöht unsere Lebensqualität, unser Wohlbefinden und sogar unsere Lebenserwartung, und zwar nicht nur »gefühlt«, sondern wissenschaftlich belegt. Eine kürzlich durchgeführte, groß angelegte Metaanalyse bestätigte den direkten Zusammenhang zwischen dem Besitz eines Hundes und einer erhöhten Lebenserwartung.[12]

Die Vorzüge der Katzenhaltung sind noch nicht umfassend erforscht. Fest steht jedoch, dass der Erhalt von körperlicher Fitness – wer geht schon Gassi mit seiner Mieze? – oder die wohltuende Anbahnung sozialer Kontakte außerhalb der Welt der sozialen Medien von ihnen eher nicht zu erwarten ist. Die meisten wissenschaftlichen Studien rücken die positiven Auswirkungen der Beziehung auf den Menschen ins Zentrum. Dabei gilt es zu beachten, dass wir zur Katze eine andere Art der Beziehung herstellen als zu einem Hund. Was nach einer Binsenweisheit klingt, wird gerade in der Forschung dann häufig übersehen und kann auf falsche Fährten führen, wenn auf Katzen das projiziert wird, was nur für Hunde gilt. Die daraus abgeleiteten und vielfach verbreiteten Fehlinformationen wiederum rufen herbe Enttäuschungen bei den Menschen hervor, die sich deshalb eine Katze anschaffen, weil ihre Lebensumstände die Haltung eines Hundes nicht ermöglichen.

Die fortschreitende Urbanisierung scheint mir tatsächlich einer der Hauptgründe für den großen Zuwachs an Katzen in unseren Haushalten. Warum ihre Zahl jedoch die der Hunde um das Doppelte übersteigt, erklärt sich allein damit noch nicht. Denn nicht nur der Wohnort, auch unsere Arbeitsverhältnisse beeinflussen die Wahl eines Haustiers. Frankreich ist das Land in Europa mit den meisten Urlaubstagen, und vor der Pandemie führten verkürzte Arbeitszeiten und -wochen zu einem Anstieg der Zahl von Kurzurlauben über das verlängerte Wochenende und damit zu häufigerer Abwesenheit vom Zuhause. Mit einem Hund gestalten sich Urlaube schwieriger und sind oft mit Zusatzkosten verbunden. Bei einer Katze genügt es, so die Annahme, einen Futterautomaten aufzustellen, das Klo vor der Abfahrt gründlich zu reinigen, und schon kann Minou ohne Weiteres zwei, drei Tage allein gelassen werden. Katzen sind also nicht nur schön, sie sind auch noch total praktisch!

Oder etwa nicht? Darauf sollten Sie sich lieber nicht verlassen. Es mehren sich nämlich die Hinweise, dass auch Katzen Angststörungen und Verhaltensauffälligkeiten entwickeln, wenn sie länger allein gelassen werden. Symptomatisch zeigt sich dies in zwanghaftem Putzverhalten bis hin zum Fellverlust an Schwanz und Bauch, an Unsauberkeit, auch Koten, in der Wohnung oder penetrant riechenden Urinmarkierungen an Möbeln. Katzen sind in hohem Maß auf den regelmäßigen Kontakt und eine verlässliche Beziehung zu ihren Menschen angewiesen.

Die große Beliebtheit der Stubentiger dürfte jedoch vor allem daran liegen, dass sie die Tendenzen unserer Zeit spiegeln und verkörpern. Postmoderne Werte wie Achtsamkeit, Körperbewusstsein, Selbstfürsorge und Cocooning als genüsslicher Rückzug in die eigenen vier Wände, um dort Ruhe und Entspannung zu finden – all das hat uns in den vergangenen Jahren Katzen nähergebracht, die diese Künste seit unvordenklicher Zeit meisterlich beherrschen.

Homeland

Katzen sind keine Majestäten, auch wenn sie in unseren Augen so hoheitsvoll ihr Reich durchschreiten, als beanspruchten sie es für sich allein. Wir sollten uns aber vor Fehlinterpretationen hüten und nach den richtigen Schlüsseln zum Verständnis der Welt einer Katze suchen. Den ersten Schlüssel kennen Sie schon: Es ist die Einsicht in die Dualität als Räuber und Beutetier mit entsprechend widersprüchlichen Bedürfnissen. Nun überreiche ich Ihnen einen zweiten Schlüssel, nämlich die Erkenntnis, dass das Revier der Katze eine alles entscheidende Rolle für ihr inneres Gleichgewicht spielt. Versetzen wir uns also hinein in eine Katze – dazu möchte ich Sie immer wieder ermuntern – und folgen dem roten Faden, der uns durch das Labyrinth ihrer Lebenswelt führt. Versuchen Sie, die Welt mit ihren Augen, ihren Gefühlen und kognitiven Fähigkeiten wahrzunehmen und nicht wie ein Mensch zu denken. Das ist sicher nicht leicht, manches Mal unmöglich. Um die Welt wie eine Katze zu erleben, müssten wir wie eine Katze sehen, hören, riechen können, bräuchten wir ihren fantastischen Tastsinn und ihre Barthaare, und wir müssten in der Lage sein, all diese hochdifferenzierten Eindrücke zu einem Bild zu vereinen. Ich kann Ihnen aber versichern, mit ein bisschen Übung wird Ihnen dies immer besser gelingen. Ihre Majestät oder die Prinzessin werden so zwar von ihrem Thrönchen gestoßen, was dem leidenschaftlichen Verhältnis zu ihnen jedoch keinen Abbruch tun muss.

Als Räuber und Beutetier ist die Katze mit Sinnesorganen ausgestattet, die perfekt an ihre Doppelnatur angepasst sind. Auch ihren Lebensraum gestaltet sie entsprechend dieser Dualität einerseits als ihr Jagdrevier und andererseits als schützendes Milieu. Wie rasch es zu Angstzuständen und klinischen Symptomen kommen kann, wenn diese beiden Pole nicht mehr im Gleichgewicht sind, zeigen die nachfolgenden Fallbeispiele. Es sind Hilferufe, mit denen die Katze anzeigt, dass etwas aus dem Gleichgewicht geraten ist und sie ihre Bedürfnisse in ihrem Territorium nicht mehr zufriedenstellend befriedigen kann.

Ich will vorausschicken, dass ich die Begriffe »Territorium« und »Revier« in ihrem alltäglichen, nicht im wissenschaftlichen Sinn gebrauche. Als territoriale Arten gelten diejenigen Gattungen, die ihr Revier gegen jeden Eindringling mit Ausnahme des Fortpflanzungspartners und des eigenen Nachwuchses verteidigen. Für unsere Hauskatzen ist diese wissenschaftliche Definition zu eng gefasst. Mieze und Minou verteidigen zwar manche Bereiche ihres Territoriums bisweilen erstaunlich energisch, doch dieses Verteidigungsverhalten erstreckt sich keineswegs auf ihr ganzes Revier. Im Gegenteil, es gefällt ihnen, bestimmte Bereiche mit anderen Lebewesen zu teilen, um zu spielen und Bindungen und Beziehungen zu knüpfen und zu intensivieren, was sie aus wissenschaftlicher Sicht von einer genuin territorialen Art unterscheidet. Ich finde, dies könnte ein Anlass sein, den Territorialbegriff in der Tierverhaltensmedizin nuancierter zu definieren, aufbauend auf Vinciane Desprets Arbeit, die sich zwar vorwiegend mit Vogelarten befasst, aber nichtsdestotrotz als Leitfaden für die Erforschung anderer Tierarten dienen könnte.[13] Auch Despret mahnt eindringlich davor, Tiere und ihr Verhalten durch die Brille unserer bürgerlichen Werte und Vorstellungen zu beurteilen.

In ihrer unscharfen Verwendung bezeichnen Revier und Territorium hier also den Lebensraum, das Wohnumfeld oder das Biotop der Katze, ohne unsere felinen Hausfreunde jedoch als territoriale Art zu definieren.

Der Garant für die innere Stabilität und Ausgeglichenheit einer Katze ist ein ihren Bedürfnissen entsprechendes Biotop. Sie muss sich dort sicher fühlen, sie muss es immer wieder durchschreiten, es überblicken können, und es muss ihr gestatten, ihre natürlichen Jagd- und Erkundungsinstinkte auszuleben. Gewiss, werden Sie sagen, aber ist unter den Bedingungen eine Wohnungshaltung überhaupt möglich? Können die grundlegenden Bedürfnisse einer im Haus »gefangenen« Katze je erfüllt werden? Die Antwort ist ein klares Ja! Eine Katze kann sich wunderbar an ein Leben in der Wohnung anpassen, sofern sie dort die erforderlichen Anreize und Möglichkeiten vorfindet. Und ich kann Sie beruhigen, es ist kein Hexenwerk, ein artgerechtes Wohnumfeld zu schaffen. Die Mehrzahl der Katzen, die wir in unserer Klinik behandeln, sind Paradebeispiele für eine gelungene Anpassung und zeigen, wie gut ein harmonisches Zusammenleben mit dem Menschen auch ohne Freigang gelingt, sofern die Grundbedürfnisse der Katze erfüllt sind. Natürlich ist mein Eindruck als Tierarzt nicht gleichbedeutend mit einem wissenschaftlichen Beweis. Darauf komme ich in Kapitel vier zurück. Für den Augenblick soll es genügen, auf zahlreiche ethologische und verhaltensmedizinische Studien zu verweisen, die nicht darauf hindeuten, dass es sowohl bei Wohnungskatzen als auch bei Freigängern zu Verhaltensauffälligkeiten kommen kann und sich diese Auffälligkeiten voneinander unterscheiden können.

Die fünf Grundbedürfnisse einer Katze

Ich nehme Sie nun mit auf eine Reise durch das Revier einer Katze. Dabei spielt die Zahl 5 eine wichtige Rolle. Es ist eine magische Zahl auf dem Weg zum besseren Verständnis des katzenhaften Verhaltens. Katzen sortieren ihre Lebenswelt nämlich nach fünf verschiedenen Bereichen, und dabei macht es keinen Unterschied, ob sie Auslauf haben oder in einem Tierheimgehege oder temporär in der Tierklinik untergebracht sind. Diese fünf Bereiche entsprechen den fünf Grundbedürfnissen einer Katze.

Ein Territorium mit fünf Bereichen

- Der Rückzugsbereich, an dem sich die Katze sicher fühlt, ruht und Fellpflege betreibt.
- Der Fütterungsbereich, an dem die Nahrungsaufnahme stattfindet.
- Der Ausscheidungsbereich, ein heikler Ort, an dem die Katze ungestört und in Ruhe ihre Notdurft erledigen kann – leider eine notorische Quelle für Missverständnisse und Fehlinterpretationen seitens der Menschen.
- Der Spielbereich (ausschließlich für das Spiel) erlaubt der Katze, ihre Umgebung zu beobachten, auf der Lauer zu liegen und ihre Fertigkeiten bei der Jagd zu erproben, auch ohne Mitspieler.
- Der Begegnungs- und Interaktionsbereich, an dem die Katze den spielerischen Kontakt und die Zuwendung des Menschen sucht, wenngleich nicht jede Katze dies im selben Maß einfordert. In der Regel sind diese Kontaktzonen besondere Orte (etwa das Bett ihres Menschen oder ein bestimmtes Sitzmöbel), die nur zu bestimmten Uhrzeiten aufgesucht werden.

Diese Bereiche sind, von uns kaum wahrgenommen, über gleichbleibende Wege und Routen miteinander verknüpft und durch Pheromon-Geruchsreize markiert. Katzen verfügen neben ihrem normalen Geruchssinn typischerweise über einen zweiten olfaktorischen Sinn, der ihnen erlaubt, Pheromonmoleküle aufzunehmen und darauf zu reagieren. Es wäre auch nicht falsch zu sagen, Katzen teilen ihr Revier den fünf Sinnen entsprechend ein, wobei der doppelt strukturierte Geruchssinn ihr Lotse ist. Auch zeitliche Aspekte spielen in dieser Aufteilung eine Rolle, denn ein Liegeplatz, am Nachmittag bevorzugt aufgesucht, wird beispielsweise am frühen Morgen oft ignoriert.

Panic Room – der Rückzugsbereich

Jedem Tierchen sein Pläsierchen.

Stellen wir uns vor, wir wären eine Katze: Als Beutetier wünschen wir uns für die Fellpflege und zum Ausruhen einen sicheren, geschützten Ort, da beide Verrichtungen uns zeitweilig davon abhalten, die gewohnte Vorsicht und Wachsamkeit an den Tag zu legen. Andererseits ist unser Motto als kleines Raubtier auch »Gefahr? Wo denn?«, weshalb wir uns stets einen Ort auswählen, an dem wir den Überblick behalten und unerreichbar sind beim Räkeln, Strecken und baumeln lassen von Seele und Pfoten. Ist dieser Ort einmal gefunden, wird er nicht mehr aufgegeben und als Lieblingsplatz für größere und kleinere Siestas zwischendurch markiert. Unser Kater Figaro wählte einen Platz oben auf dem Kleiderschrank in einer alten Vase, deren Öffnung groß genug war, um hineinzuklettern. Die Vase bot ihm ein herrliches Versteck und gleichzeitig einen Ausblick über die ganze Menagerie unter ihm. Tounets Lieblingsplatz war der alte Schaukelstuhl in einem ab vom Schuss gelegenen Zimmer, dessen Tür immer offen stand. Die eher ängstliche Hermine machte stets ein Geheimnis aus ihren Verstecken und Ruheplätzen, während ihre selbstbewusste Mutter Chiquita am liebsten den prominentesten Platz auf dem Familiensofa belegte. Galinette, unsere Sphynx, lag stundenlang auf meinem Schreibtisch, eingerollt zwischen mir und meinem Bildschirm. Und Flora macht es sich nachts, wenn ich schlafen will, auf meinem Rücken bequem. Dann schleicht sie sich auf Samtpfoten an, um sich genüsslich auf mir breitzumachen, während ich so tue, als würde ich sie nicht bemerken.

Katzen mit einem Hyperaktivitätssyndrom weisen gerade im Hinblick auf die Wahl ihres Ruhe- und Schlafplatzes starke Anomalien auf, und das kann als Kriterium für das Stellen der Diagnose dienen. Diese Katzen schlafen überall, auch an den Orten, an denen sie eben noch wild und umtriebig spielten. Eltern von hyperaktiven Kindern berichten Ähnliches. Auch diese Kinder können von einem Moment zum nächsten vor Erschöpfung an Ort und Stelle einschlafen.[14]

Rammus, der Rote, ist die Katze meines Sohnes und lebte eine Zeit lang in unserem Haushalt, deshalb konnte ich bei ihm ziemlich schnell und eindeutig ein HsHa diagnostizieren. Die anschließende Behandlung hat ihm das Leben gerettet. Rammus sei an dieser Stelle erwähnt, weil sich in seinem fehlgeleiteten Verhalten die teils unheilvollen und teils witzigen Aspekte verschränken, die mit der Unfähigkeit, einen angemessen geschützten Ruheplatz auszuwählen, einhergehen. Ein Foto zeigt den Kater, wie er mitten im Wohnzimmer auf dem blanken Parkettboden schläft. Würden Sie, wären Sie eine Katze und suchten Ruhe und Sicherheit, diesen Ort als Schlafplatz wählen? Ganz sicher nicht, denn man könnte auf Sie treten, Sie anfallen oder verletzen. Im Verlauf der Behandlung hat Rammus mühsam gelernt, sich seinen Liegeplatz nach verlässlicheren Kriterien auszusuchen. Zunächst verlegte er sich auf leicht erhöhte, aber immer noch sehr exponierte Orte wie etwa Esstisch, Hantelbank oder Bügelbrett. Später kletterte er in luftigere Höhen und fand Schlafplätze, die keine unserer Katzen je zuvor auserkoren hatte, beispielsweise auf dem zwei Meter hohen Küchenschrank. So manches Mal fühlte ich mich beim Kochen und Rühren unter Beobachtung, und wenn ich dann hochsah, linste ein Augenpaar unter aufmerksam aufgerichteten dreieckigen Öhrchen von weit oben auf mich herab. Rammus hatte die Notwendigkeit erkannt, geschützte, versteckt liegende Plätze aufzusuchen, wenn er seine Ruhe haben wollte, und machte Fortschritte. Alsbald erkor er den Wäschekorb, der meistens auf dem Bügelbrett stand, als Ruhestätte. Ein echter Klassiker, aber der Albtraum all jener, die Bettwäsche ohne Katzenhaare bevorzugen. Nachdem er aus dem Wäschekorb vertrieben worden war, legte er sich einfach ins Waschbecken. Eingerollt zu einer flauschigen Kugel, trafen mich vorwurfsvolle Blicke, wenn ich ihm signalisierte, dass ich mir die Hände waschen wollte und sein Schlafplatz gleich unter Wasser stünde. Manchmal musste ich auf das andere Becken oder die Küchenspüle ausweichen. Irgendwann entdeckte er dann die Schränke erneut für sich. Dieses Mal von innen. Es war nie schwer, ihn ausfindig zu machen, denn ganz gleich, in welchem Schrank er schlief, stets lag ein unordentlicher Haufen Kleider oder Wäsche davor.

Aufgrund dieser Erfahrungen mit Rammus gehört die Frage nach der Wahl des Schlafplatzes beim Verdacht auf Hyperaktivität fest zu meinem Diagnoseansatz, und während der Behandlung behalte ich etwaige Veränderungen in diesem Bereich genau im Blick. Während ängstliche Katzen fast blind ihre Plätze finden, an denen sie ganz sicher und geschützt sind, und diese um nichts auf der Welt preisgeben, sind hyperaktive Katzen – zumindest in den meisten Fällen – dazu nicht in der Lage. Dennoch darf nicht übersehen werden, dass Verallgemeinerungen leicht in die Irre führen können; ich kenne Katzenhalter*innen, die berichten, dass ihre hyperaktive Katze nur bei ihnen im Bett, an Rücken oder Kopf ihres Menschen geschmiegt, zur Ruhe kommt.

Im Grunde geht es um einen Autonomiekonflikt, der die adulte Katze daran hindert, den Schritt in die Unabhängigkeit zu wagen, und so die Abhängigkeit von der Dauerpräsenz ihrer Bindungsfigur zementiert. Man muss jeden Einzelfall sehr genau betrachten, denn manchmal erfolgt die starke Bindung der Katze an den Menschen auch aus freiem Entschluss. Festzuhalten bleibt jedoch, dass die Wahl des Liegeplatzes ein wichtiges Indiz für den psychischen Zustand und die innere Balance einer Katze ist.

Delikatessen – Fütterung und Futterplatz

Hauskatzen gehören zu den sogenannten kommensalen Tierarten. Sie sind auf das angewiesen, was ihnen der Mensch serviert, sofern sie keine Gelegenheit bekommen, auf Mäusejagd zu gehen, um sich selbst zu versorgen. Sind wir fürs Futter zuständig, gilt es, drei Regeln zu beachten:

- Der Ort der Fütterung muss geschützt sein, um einen störungs- und angstfreien Verlauf der Futteraufnahme zu ermöglichen.
- Mehrere kleine Fütterungen am Tag sind artgerechter als ein oder zwei große Portionen.
- Das Futter muss der Katze, nicht unseren Vorstellungen entsprechen.

Auch beim Futter sollten wir uns nicht von unseren eigenen Wünschen und Vorlieben leiten lassen und im Übrigen alles, was wir über das Füttern beim Hund wissen, außen vorlassen. Versetzen wir uns wieder in die Katze als Räuber und Beutetier. In ihrem natürlichen Habitat verbringt sie viel Zeit mit Lauern und Jagen, ist zugleich aber stets wachsam und auf der Hut. Jagdmodus und Selbstschutz gehen Hand in Hand. So kann sie stundenlang vor einem Mauseloch auf der Wiese lauern, bis der kleine Nager sein Köpfchen herausstreckt – dann schnappt sie zu. Auch dem Vogel auf dem Baum lauert sie geduldig auf, obwohl die Aussichten auf Jagderfolg da geringer sind.

In den Standardwerken der Tiermedizin ist nachzulesen, dass Katzen zehn bis zwölf Mahlzeiten am Tag zu sich nehmen, eine Mahlzeit entspricht dem Verzehr einer Maus. Doch warum bevorzugen unsere kleinen Räuber mehrere Snacks über den Tag verteilt, anstatt sich einmal ordentlich den Bauch vollzuschlagen wie seine großen Cousins, die Löwen und Tiger? Sie ahnen es gewiss. Denn was macht ein Löwe nach dem üppigen Mahl? Er streckt alle viere von sich und macht erst einmal ein ausgedehntes Verdauungsschläfchen. Natürlich ohne von irgendjemand oder irgendetwas dabei gestört zu werden. Diesen Luxus kann sich die Hauskatze nicht leisten. Für sie ist es sicherer, nur kurz zu verdauen und daher nur kleine Mahlzeiten einzunehmen, damit ihr potenzielle Fressfeinde nicht gefährlich werden können. Der unterschiedliche Rhythmus wiederum liegt auch hier in ihrer Doppelnatur begründet.

Unter Berücksichtigung dieser Punkte lässt sich die Frage, ob sich Katzen an ein reines Wohnungsleben anpassen können, leicht beantworten: Selbstverständlich können sie das! Wer die Anzahl der Mahlzeiten von zwei großen auf mehrere kleine pro Tag verteilt, füttert artgerecht. Übrigens gehen nicht wenige Verhaltensprobleme auf das Konto von Missverständnissen in diesem Bereich. Glücklicherweise ist es einfach, dann korrigierend einzugreifen. Wie etwa im Fall von Coquin, einem schönen schwarzen Kater, der mit kahlen Stellen an Bauch und Hinterläufen zu uns in die Klinik kam: Er litt an Alopezie (starkem Haarausfall). Er war ein freundlicher, zugewandter Geselle und stand gut im Futter. Es gab keine Anzeichen für eine Mangelernährung. Coquin war von seiner Haustierärztin in die Dermatologie überwiesen worden, um herauszufinden, was den Fellverlust verursachte. Übrigens sind oft Läuse die Übeltäter, eigentlich deren Speichel, auf den die Katze allergisch reagiert. Doch bei Coquin konnten wir das rasch ausschließen, ebenso eine durch Bakterien oder Pilze verursachte Entzündung. Nun rückten Angststörungen in den Blick. Bei der Hautuntersuchung mit der Vergrößerungslupe waren keine äußeren Verletzungen erkennbar. Die Alopezie musste folglich durch übersteigertes Putzen und Lecken des Katers an den betroffenen Stellen verursacht worden sein. Die Haaransätze wirkten wie mit einer scharfen Klinge abrasiert. Verantwortlich dafür sind die Papillen auf der rauen Zunge der Katze, wodurch die Haare bei exzessivem Lecken abgewetzt werden. Das übermäßige Lecken ist wiederum eine Übersprungshandlung und somit ein klarer Hinweis auf eine Angststörung. Coquins moderates Übergewicht erklärte sich zudem durch sein bulimisches Fressverhalten, ein weiteres Symptom für Angstzustände und Stress. Nun galt es, den Auslöser für seine Probleme aufzuspüren.

Ursachenforschung ist spannend, aber gleichzeitig ein heikler Prozess, denn wir müssen uns sowohl in das Tier als auch in seine Menschen hineinversetzen. Coquins Besitzer Alain und Jacqueline wollten natürlich nur das Beste für ihren Kater. Doch auf der Suche nach einer Erklärung stießen wir auf ein folgenreiches Detail. Auf meine Frage, wie sie die Katze fütterten, kam prompt die Antwort:

»Also da wissen wir ziemlich gut Bescheid, wir hatten immer Tiere …»

»Waren das stets Katzen?«

»Nein, vorher hatten wir Hunde.«

»Und wie oft wird Coquin gefüttert?«

»Na, wie die anderen auch, einmal am Tag.«

Es geht nie um die Zuweisung von Schuld, sondern stets darum, der Ursache einer Angststörung auf die Spur zu kommen. Doch Katzen sind keine kleinen Hunde! Das kann nicht oft genug betont werden. Auch Coquin machte da keine Ausnahme. Das Gespräch führten wir im Mai, im August sah ich den Kater dann wieder. Sein dichtes schwarzes Fell an Bauch und Hinterläufen war prächtig nachgewachsen. Die Umstellung der Fütterung auf mehrere kleine Mahlzeiten über den Tag verteilt, ergänzt durch ein mildes Präparat zur Lösung von Angstzuständen als Futterbeigabe, hatte ihre Wirkung gezeigt. Fälle wie Coquins sind gut erforscht, und die Therapie ist unkompliziert, sobald die Ursache feststeht. Sie verweisen verlässlich darauf, wie wichtig es für das seelische Gleichgewicht der Katze ist, mehrere kleine Portionen am Tag zu füttern.

Manchmal braucht es allerdings mehr Spitzfindigkeit und Fingerspitzengefühl bei der Ursachenforschung, vor allem wenn es nicht um die Anzahl der Portionen, sondern um die Art des Futters an sich geht. Manche Katzen bevorzugen Trockenfutter, andere verschmähen es und fordern Nassfutter ein. Verallgemeinerungen wären auch hier unsinnig, aber wer mit einer Katze zusammenlebt, sollte besser genau wissen, welche Art von Futter sie braucht und bevorzugt.

Eines Tages wurde ich von einer Kollegin wegen einer Katze kontaktiert, die das Maskottchen der Tierklinik war. Veterinäre sind auch nur Menschen, die sich von tragischen Geschichten und niedlichen Gesichtchen anrühren lassen. Die kleine Biscotte war in einem erbärmlichen Zustand von der Feuerwehr aufgefunden und mit schweren Verletzungen an einem Auge in die Klinik gebracht worden. Dort wurde sie aufgepäppelt und das betroffene Auge entfernt, und so entstand eine enge Bindung zwischen dem Findelkätzchen und dem Klinikpersonal. Nach ihrer Genesung durfte Biscotte bleiben und frei in den Räumen der Tierklinik umherstreifen. Sie wurde der kleine Star der Klinik und schloss Freundschaft mit allen Menschen und Tieren. Wurde sie von einem Hund einmal angeblafft, ging sie ihm mit der ihr eigenen Würde aus dem Weg. Nie wäre sie auf die Idee gekommen, zu fauchen oder Krallenhiebe auszuteilen. Sie war der Liebling von allen, hatte aber auch ihre Marotten. Denn immer wieder plünderte sie die Beutel mit Trockenfutter, die für Patienten und zum Verkauf vorgesehen waren.

Bald wurde ihr der Zutritt zum Lager und zu den Auslagen untersagt. Es versteht sich von selbst, dass Biscotte jederzeit Zugang zu ihrem eigenen qualitativ hochwertigen Trockenfutter hatte. Wenige Wochen später fing sie, ähnlich wie Coquin, an, sich ständig zu lecken und zu putzen. Auch bei ihr war es der Bauch, an dem sich bald kahle Stellen zeigten. Die Kollegin, die sich an mich gewandt hatte, war nicht nur eine hervorragende Allgemeintierärztin, sie kannte sich auch sehr gut in den Bereichen Dermatologie und Verhaltensmedizin aus. Sie versuchte, dem Problem per Differenzialdiagnose auf die Schliche zu kommen. Läuse als Ursache konnten ausgeschlossen werden. Eine allergische Reaktion gegen etwas anderes ebenfalls, nachdem eine Kortikoid-Behandlung nichts gebracht hatte. Die nächste Hypothese war eine Störung der Impulskontrolle ähnlich wie bei HsHa, die sich auch in Heißhunger und Fressattacken, oft in Verbindung mit diebischem Verhalten, äußern kann. Andererseits wurden bei Biscotte keinerlei andere Hinweise auf Hyperaktivität festgestellt. Weder raste sie wie angesengt durch die Flure, noch sprang sie wild und unkontrolliert auf Tische und Schränke, sie zeigte nie Überreaktionen, schlief normal, suchte geschützte Ruheplätze auf und konnte Krallen und Beißwerkzeuge sehr kontrolliert einsetzen. Nur bei den Beuteln mit dem Trockenfutter versagte ihre Impulskontrolle offenbar völlig. Allerdings riss sie die Beutel immer nur auf, den Inhalt rührte sie nicht an. Eine behutsam dosierte Hyperaktivitätsprophylaxe brachte keine Besserung. Die nächste Hypothese lautete: eine Angststörung, die eventuell mit den Einschränkungen ihrer Bewegungsfreiheit (Lagerraumverbot!) einherging und als verstörende Veränderung ihres Reviers erlebt wurde. Eine dahin gehende Behandlung inklusive liebevoller Anreicherung ihres täglichen Milieus (der Klinikräume) durch katzentypische, stimulierende Anreize brachten uns ebenfalls nicht weiter. Biscotte war charmant und freundlich im Umgang, aber am Bauch mittlerweile fast völlig nackt. Und ihr Verlangen, jeden Trockenfuttersack, der ihr unter die Pfoten kam, aufzureißen, war ungestillt. Nach so vielen Fehlschlägen, wird eine Behandlung immer komplizierter. Doch ich wollte gerne helfen und versuchte, mich in Biscottes Leben hineinzuversetzen. Die Feuerwehr hatte sie als Jungtier zur Klinik gebracht, ihr genaues Alter allerdings kannte niemand. Vielleicht hatte sie in ihren ersten Wochen doch die Fürsorge ihrer Katzenmutter erfahren? Streunerkatzen, die wie keine anderen die Härte des Lebens auf der Straße kennenlernen, lehren ihren Kleinen die überlebenswichtigen Lektionen schneller als umsorgte Hauskatzenmütter: wie man Spuren verwischt, sich stets auf erhöhte Plätze zurückzieht, um den Überblick zu behalten, was Beute ist und wie man sie fängt. Bereits nach sechs Wochen bringen sie erlegte Beute ins Nest, etwa drei Wochen später folgen die ersten noch lebenden Tiere. Der Wurf von frei lebenden Katzen lernt seine Beutetiere extrem früh kennen, und so entfaltet sich zusammen mit dem Erlernen der Jagdtechniken ein von Instinkten gesteuertes Programm. Für Tiere, die diese Lektionen sofort gelernt haben, gibt es manchmal keinen

Ersatz für Lebendfutter. Nassfutter kommt diesem tiefen Verlangen vielleicht etwas näher, doch Trockenfutter ist dann keine Option.

Biscottes geradezu leidenschaftliches Verhältnis zu Blutproben brachte uns damals auf die richtige Spur. Das ist zwar kein klassisches Symptom, aber vielleicht nur deshalb, weil Katzen in der Regel keinen Zugang zu Blutproben haben. Dieser Luxus ist nur einem Klinikmaskottchen vergönnt. Auf einmal schien Biscottes merkwürdiges Verhalten einen Sinn anzudeuten. Wir tauchten noch ein wenig tiefer in Biscottes Welt ein. Warum gönnte sie sich die Früchte ihrer Beutezüge nicht? Sie hätte sich kugelrund fressen können an den Bröckchen, und hyperaktive Tiere hätten das bis zum Erbrechen getan. Doch Biscotte stolzierte nur würdevoll zum nächsten Beutel, um auch diesen aufzureißen, ohne den Inhalt anzurühren. Das brachte uns schließlich auf die Idee, dass sie auf der Suche nach etwas war, das der Beutelinhalt ihr nicht bieten konnte: Lebendfutter! Oder zumindest etwas, das ähnlich roch und schmeckte – jedenfalls etwas anderes als die ollen Katzenleckerlis, die nach dem Aufreißen aus den Beuteln rollten. Ich riet der Kollegin, ihr von nun an bis zu acht Mal am Tag kleine Portionen Nassfutter zu verfüttern und ergänzend ein angstlösendes Mittel auf Milchbasis zu verabreichen. Und siehe da, in kürzester Zeit hörte das übertriebene Lecken und Putzen auf, und Biscottes Fell wuchs prächtig nach. Artgerechtes Füttern hängt also nicht nur (sehr stark) von einem sauberen, geschützten Futterplatz ab, sondern auch vom Fütterungsrhythmus, der Größe der

Portionen und manchmal sogar vom individuellen Verlangen nach einer bestimmten Art des Futters.

Der Ausscheidungsbereich – Katzenklo macht die Katze froh

Katzen sind reinliche Tiere! Dieser gute Ruf eilt ihnen völlig zu Recht voraus. Wer ein acht Wochen altes Kätzchen zu sich holt (das rechtsverbindliche Mindestalter für eine Adoption), hat meistens Glück, ein bereits »sauberes« Tier in Empfang nehmen zu dürfen. Ein gleichaltriger Hundewelpe braucht zwei bis drei Monate länger, um stubenrein zu werden. Woher rührt der große Unterschied? Warum lernen die Kätzchen es so viel schneller? Als soziale Spezies muss sich der Hundewelpe in einem langwierigen Prozess von den Großen abschauen, wie die Sache mit dem Geschäft so läuft, um zu lernen, dass er nicht an den Ort pinkeln soll, wo er schläft. Ein Rudel in freier Wildbahn hat dafür sogar einen gemeinsam genutzten Platz, damit die Haufen nicht überall im Revier verteilt werden. Eine Katzenmutter hingegen greift sehr viel früher und proaktiv in diesen Lernprozess ein. Sie zeigt den Kleinen quasi von Anfang an, wo es langgeht, um sich zu erleichtern, wie Spuren verscharrt und verwischt werden, und sie sorgt vor allem dafür, dass ihr Wurf ihr stets die nötige Aufmerksamkeit für diese Lektionen schenkt. Sie erteilt buchstäblich strengen »Unterricht«, sobald die Kleinen in der Lage sind, aus den Augen zu sehen und sich auf ihre Katzenmutter zu fokussieren. Auf dem Stundenplan steht dann sofort: Katzenklo-Unterricht, Fellpflege-Unterricht, Unterricht in Körper- und Impulskontrolle (Einsatz von Krallen und Zähnen), Unterricht im Klettern. Die Abläufe werden so lange wiederholt und geübt, bis sie sitzen und die Jungtiere über alle Fertigkeiten verfügen, die ihnen die Dualität als Räuber und Beutetier abverlangt.

Wenden wir uns also dem Katzenklo zu, dem erwünschten Ort für Ausscheidungen, im Unterschied zu den unerwünschten Orten und dem Markieren mit Urin (die Unterschiede wurden im ersten Kapitel beschrieben). Auch da gibt uns die Doppelnatur der Katze den Schlüssel für das Verstehen ihres Verhaltens in die Hand. Im Moment des Ausscheidens ist die Katze angreifbar und schutzlos. Der Geruch des Kots könnte Fressfeinde auf ihre Spur lenken. Deshalb verscharrt sie die Exkremente mit großer Sorgfalt und überprüft vor dem Verlassen des Katzenklos mehrfach, ob alles gut bedeckt ist. Sie werden Ihre Katze immer wieder dabei ertappen, wie sie erst intensiv schnuppernd die richtige Stelle für ihr Geschäft auswählt, dann scharrend beginnt, sich einige Male im Kreis zu drehen, wie sie in die Hocke geht, um sich in die ausgescharrte Kuhle hinein zu erleichtern. Ist sie mit ihrem Geschäft fertig, überprüft sie, wiederum scharrend, das Ergebnis und legt lieber noch eine Schippe Streu drauf, bevor sie aus der Kiste steigt und davonstolziert. Es verläuft nach der stets gleichen Abfolge. Je nach Charakter und individuellen Marotten sind geringe Abweichungen möglich. Manche Miezen gehen sehr minutiös vor, andere verfahren dabei eher lässig.

Angststörungen führen jedoch zu erheblichen Abweichungen von diesem Muster. Ein hyperaktiver Kater wie Rammus gibt wenig darauf acht, ob seine Hinterlassenschaften verscharrt sind. Hyperaktiv, wie er ist, springt er in die Kiste, um die Sache eilig erledigt zu wissen, scharrt wild und chaotisch in der Streu herum, ohne das gewünschte Resultat zu erzielen (also ohne den Kothaufen zu verdecken), und hinterher liegen die Streukörner rund um die Kiste verteilt, während das Tier eiligst und ohne einen prüfenden Blick zurück von dannen jagt. Ein eher phobisch veranlagtes Tier wird hingegen selbst kleinste Kotreste in der Kiste nicht übersehen oder Schmutz tolerieren.

Es gibt so viele Arten des Sich-Erleichterns, wie es Katzen gibt, aber ein paar Grundregeln gelten für alle. Auch wenn es vielleicht ein wenig Überwindung kostet, sich so ausführlich mit dem Katzenklo zu befassen, ist es doch ein Bereich, der maßgeblich zum Wohlbefinden und zur Lebensqualität unserer Hauskatzen beiträgt. Auch Störfaktoren können so leichter identifiziert und somit unerwünschte Ausscheidungen wie Harnmarkierungen in der Wohnung, Kot und Urin auf der Kuhle einer Bettdecke oder in Blumentöpfen (die feine Erde ist wie geschaffen zum Scharren!) vermieden werden.

Die Kiste

Damit es seinen Zweck optimal erfüllen kann, sollten beim Katzenklo bestimmte Standards eingehalten werden, die auf diesen vier Säulen ruhen:

- Behälter: In den vergangenen Jahrzehnten sind unsere Hauskatzen größer geworden. Auch der Hype um bestimmte Riesenrassen wie Maine Coon oder Norwegische Waldkatze führte dazu, dass Katzen heute im Durchschnitt über fünf Kilo wiegen (zum Vergleich: Vor zwanzig Jahren waren es 3,5 Kilo). Allerdings sind die handelsüblichen Behälter für Katzenklos nicht im selben Maß mitgewachsen, und das kann problematisch werden. Ein katzengerechter Behälter ist etwa eineinhalbmal so lang wie das Tier – inklusive Schwanz! Außerdem sollte er so breit sein, dass auch große Tiere sich mühelos darin drehen und scharren können. Sie ahnen nicht, wie oft Unsauberkeit nur darin begründet ist, dass die Kiste zu klein ist!
- Der Inhalt: Die Katze muss die Streu annehmen und angenehm finden, meistens ist es diejenige, an die sie als Kätzchen gewöhnt wurde. Eine Diplomarbeit an unserem Institut konnte zeigen, dass Katzen mehrheitlich mineralische Streu bevorzugen. Innerhalb der Bandbreite solcher Produkte zeigen die Tiere jedoch individuelle Vorlieben, die herauszufinden den Halter*innen obliegt. Im Zweifelsfall ist die feinkörnigste Streu immer eine gute Wahl. Katzen lieben es, in feinkrumiger Erde zu scharren, was auch erklärt, warum – zum Leidwesen der Besitzer*innen – Blumentöpfe gerne als

Klo missbraucht werden. Pflanzengranulat und Blähton statt Erde verleiden den Katzen diese Zweckentfremdung rasch.

- Der Standort: Die Katzentoilette sollte weder in der Nähe von Lebensmitteln und Futterplatz noch in der Nähe vom Ruheplatz der Katze stehen. Ein ruhiger, jederzeit zugänglicher Ort, an dem die Katze sich geschützt und ungestört fühlt, ist genau das Richtige. Sie muss in der Lage sein, ihre Notdurft zu verrichten ohne die Angst, ungeschützt, also angreifbar zu sein. Der falsche Standort der Katzentoilette ist ebenfalls eine häufige Ursache für Unsauberkeit. Ein sehr gut geeigneter Ort ist in unmittelbarer Nähe der menschlichen Toilette, vorausgesetzt, die Badezimmertür steht immer offen oder ist mit einer Katzenklappe ausgestattet. Und bitte beachten Sie: Auch eine Katze, die sich bestens mit dem Hund des Hauses versteht, möchte ihn nicht beim Verrichten ihres Geschäfts dabeihaben. Brutus, ein verspielter Boxer, liebte die Katze Melody so innig, dass er ihr auch aufs Katzenklo nachtrabte, um ihr, noch während sie schon in die Hocke ging, übers seidige Fell zu schnubbern. Die beiden führten eine äußerst harmonische Beziehung und spielten viel miteinander. Doch auf ihrer Toilette wollte Melody nicht spielen, sondern einfach ungestört pinkeln. Bald schon verzog sie sich dazu in den einzigen Raum, in den der Hund nicht durfte: das Schlafzimmer ihrer Menschen, wo Melody bald auch ihre Kothaufen gewissenhaft unter den Falten des Bettlakens vergrub. Es reichte aus, dem Hund den Zugang zum Bad zu erschweren, um Melody zur Rückkehr in ihre gewohnte Kiste zu bewegen.

- Standortfestigkeit: Das Katzenklo sollte stets am selben Ort stehen und nicht immer wieder woanders. Das klingt nach einer Selbstverständlichkeit, doch Sie würden sich wundern, wie häufig diese Regel missachtet wird. Die Besitzer*innen mehrerer Katzen suchten meine Verhaltenssprechstunde auf, weil die Tiere plötzlich unsauber geworden waren und sich gegenseitig aggressiv angingen. Alle Katzen waren nach antiken Philosophen benannt, tatsächlich erinnere ich mich jedoch nur noch an Platon und Sokrates, die anderen Namen sind mir entfallen. Vor allem diese beiden hatten – ganz anders als ihre historischen Namensgeber – größte Probleme miteinander. Platon war ein junger Draufgänger, Sokrates bereits älter und gesetzt. Er mochte es überhaupt nicht, an seinen Ruheplätzen gestört zu werden. Platon hingegen gefiel es, die anderen aus dem Hinterhalt anzuspringen, ohne sie jedoch wirklich anzufallen, stets bremste er in einigen Zentimeter Abstand vor seinen »Opfern«. Die beiden Katzen, deren Namen ich nicht mehr weiß, waren recht ausgeglichene, gefestigte Naturen, sie pflegten den ungebärdigen Platon nur verständnislos anzublicken, um dann würdevoll davonzuschreiten. Platons spielerische Drohgebärde – oder Einladung zum Spiel – lief bei ihnen einfach ins Leere. Sokrates hingegen geriet jedes Mal außer sich und fauchte den frechen Strolch an, was die Situation nicht unbedingt befriedete. Die Besitzer meinten es besonders gut mit dem alten Sokrates, und weil er bevorzugt an sonnigen Plätzen ruhte, passten sie den Standort seines Schlafkorbs dem Lauf der Sonne an. Da sie wussten, dass Schlafplatz und Katzenklo getrennt voneinander stehen mussten, ging auch die Katzentoilette mehrmals täglich auf Wanderschaft. Nun sind wir zwar keine Katze, aber stellen Sie sich einmal vor, Sie betreten einen Raum und wissen nicht, ob der gegenwärtig Ihr Wohnzimmer oder Ihre Toilette ist? Die fürsorgliche Geste der Besitzer*innen war der Tropfen, der das Fass zum Überlaufen brachte und bei dem armen Sokrates Angstzustände auslöste, die so eskalierten, dass er aus Verunsicherung und Gereiztheit den anderen Katzen gegenüber nur noch aggressiver wurde. Seine Attacken waren so vehement, dass sich Platon zur Gegenwehr entschloss. Erst nachdem das Revier der Katzen wieder eine verlässliche Ordnung erhielt und die Kisten und Körbchen stets am selben Platz blieben (allerdings waren für vier Katzen nur drei Klos vorhanden, was nicht ausreichend ist, denn die Faustregel lautet: Anzahl der Katzen + 1, also fünf Kisten für vier Tiere), erst danach kehrte wieder Frieden ein. Sokrates musste wegen seiner Angststörung zusätzlich medikamentös behandelt werden, aber auch Platon erhielt kurzzeitig ein schwach dosiertes Präparat, um seine Impulsivität zu dämpfen. Ob es anschließend eine klärende Aussprache zwischen den Katzen gab und ob sie ihre angeschlagenen Beziehungen zueinander wieder kitten konnten, ist mir nicht bekannt. Aber Nachgiebigkeit und die Bereitschaft zu vergeben gehören ohnehin nicht zu den herausragenden Charaktereigenschaften einer Katze.

Die Reinigung der Katzentoilette

Wir alle haben unterschiedliche Vorstellungen von Hygiene und Reinlichkeit, und niemand möchte sich nachsagen lassen, er oder sie lasse in dem Punkt nicht genügend Sorgfalt walten. Deshalb ist es jedes Mal eine Gratwanderung, wenn ich für eine möglichst genaue Diagnose bestimmte Fragen stellen muss. Manche Aussagen sind dann eher ominös, wie etwa:

»Also ich reinige die Kiste wirklich regelmäßig.«

»Wie oft ist das?«

»Na, mindestens einmal im Jahr.«

Regelmäßig einmal im Jahr?! Das klingt wie ein Witz und ist natürlich alles andere als ausreichend. Selbst einmal im Monat wäre noch viel zu selten. Natürlich ist jede Katze anders und hat andere Bedürfnisse, das ist keine Frage. Doch die *tägliche* Reinigung der von den Tieren benutzten Gegenstände, inklusive des Klos, ist schlicht nicht verhandelbar. Kot und Urin müssen gleich nach dem Toilettengang entsorgt werden, mindestens einmal am Tag. Eine raffiniert angelegte Forschungsstudie zeigte, dass Katzen nicht nur auf den Geruch, sondern bereits auf den Anblick von Exkrementen extrem empfindlich reagieren. Die Forschenden hatten kleine, neutral riechende Kotkugeln aus Plastik, die exakt aussahen wie die Hinterlassenschaft einer Katze, in der Streu verteilt. Über die Hälfte der Katzen sträubte sich, die Kiste überhaupt zu betreten, sobald sie die Kotkugeln erblickt hatten.[15]

Neben dem täglichen Entfernen von Kot und Urin muss mindestens einmal pro Woche der gesamte Inhalt der Kiste ausgewechselt und frisch eingestreut werden. Gewiss werden auch Sie Katzen kennen, bei denen weniger oft gewechselt wird, und trotzdem wirkt deren Toilette picobello. Ich kann Ihnen aber versichern, dass die reinliche Katze in dem Fall längst andere Orte zur Verrichtung ihres Geschäfts gesucht und gefunden haben wird.

Ob die Kiste überdacht oder offen sein soll, ist eher Geschmackssache. Solange die Kiste täglich gereinigt wird, spielt dies auch keine Rolle, so die vorherrschende Meinung. Doch im Alltag macht es einen kleinen, aber feinen Unterschied, ob Sie den Inhalt der Kiste im Blick haben oder nicht. Bei offenen Kisten stechen der Verschmutzungsgrad und eventuell vorhandene Ausscheidungen sofort ins Auge, und sie können zeitnah beseitigt werden. Bei geschlossenen Kisten sinkt die Häufigkeit der erforderlichen Reinigungsvorgänge hingegen deutlich. Andererseits ist es nachvollziehbar, dass selbst Katzenbesitzer*innen nicht ständig mit dem Anblick von Kothaufen und Urinpfützen konfrontiert sein wollen. Mein Rat lautet daher: Nehmen Sie eine geschlossene Kiste, aber machen Sie es sich zur Pflicht, mehrmals am Tag den Inhalt der Kiste zu prüfen. Heben Sie die Abdeckung ab und entfernen Sie Kot und Urin in der Streu unverzüglich, so sind sie auf dem besten Weg, wie Sie und Ihre Katze hinsichtlich Reinlichkeit zusammenkommen. Probleme mit unerwünschten Ausscheidungen sind ein Dauerthema in Tierarztsprechstunden und die damit zusammenhängenden Verhaltensprobleme alles andere als einfach zu behandeln. Gewiss, das Thema besitzt wenig Glamour, und so mancher mag es für unnötig halten, einem Abort dieses Maß an Aufmerksamkeit zu schenken. Doch Sauberkeit ist ein wesentlicher Baustein für ein harmonisches Zusammenleben von Katze und Mensch, und die Einhaltung einiger weniger Hygieneregeln reduziert das Risiko unerwünschter Ausscheidungen um mehr als die Hälfte – im Übrigen ist dies der häufigste Grund dafür, warum Katzen im Tierheim landen oder ausgesetzt werden!

Spiel- und Aktivitätsbereich: Auf der Mauer, auf der Lauer …

Zunächst ist zu unterscheiden zwischen der selbstgenügsamen Beschäftigung der Katze für sich allein und dem interaktiven Spiel mit anderen Lebewesen. Diese Zweiteilung ist wichtig, weil die Beschäftigung mit sich selbst oder aber das Spiel mit anderen jeweils andere Verhaltensweisen implizieren. Sind die äußeren Rahmenbedingungen wie richtiges Füttern und eine sichere Umgebung gewährleistet, fängt die Katze von sich aus an, sich zu beschäftigen. Ihrem Einfallsreichtum sind dabei kaum Grenzen gesetzt. Sie verbringt viele Stunden damit, am Fenster oder von einer Katzenhängematte aus, ihre Umgebung zu beobachten. Am liebsten geht sie aber auf die Jagd, und das nicht nur in Gedanken. Als opportunistische Aasfresser vermeiden Hunde das Jagen, wenn es nicht unbedingt sein muss. Sie geben sich auch gerne zufrieden mit Fleisch, das andere erlegt haben. Katzen hingegen suchen, wo immer möglich, aktiv nach Gelegenheiten, ihre Fertigkeiten als geschickte Jägerin zu erproben. Selbst die verschmuste Mieze von nebenan, die so niedlich und harmlos wirkt, sucht stets nach einem Ventil für ihre aufgestaute Jagdlust und ihr Verlangen nach lebender Beute. Schlimmstenfalls geht sie auf die Hände und Waden ihrer Besitzer*innen los. Sind Spielmäuse und anderer Beuteersatz ausreichend vorhanden, oder hat die Katze Auslauf, um in freier Wildbahn Beute zu machen, besteht die Hauptbeschäftigung des Tieres tatsächlich aus Lauern und Jagen. Beides nimmt einen erstaunlich großen Teil des Tages ein. Eine wichtige Funktion erfüllen dabei auch Beschäftigungsspielzeuge wie ein Snackball, der beim Herumrollen Trockenfutterbröckchen abgibt, oder Leckerchen, die, in der Wohnung versteckt oder in Zeitungspapier geknüllt, von der Katze aufgespürt und ausgepackt werden müssen. In jedem Fall braucht Ihre Katze etwas, das sie spielerisch belauern und erbeuten kann. Entscheidend ist, dass sie die Gelegenheit hat, diesem für ihre Art typischen Grundbedürfnis jeden Tag aufs Neue ausgiebig nachzugehen.

Das lauernde Beobachten und Beutemachen hängen mit ihrem Jagdinstinkt zusammen. In etlichen TV-Dokumentationen war zu verfolgen, wie mit einem GPS-Halsband ausgestattete Freigänger in freier Wildbahn bis zu siebentausend Quadratmeter Revier durchstromerten. Im städtischen Raum ist der Radius natürlich viel kleiner, weibliche Katzen bewegen sich in der Regel nur etwa fünfundzwanzig Meter weg von ihrem häuslichen Umfeld, Kater bringen es auf hundert Meter.

Ihr Jagdinstinkt wirft auch die Frage nach potenziellen Schäden für die Biodiversität auf. Die Rufe derer, die heimische Vogelarten vor übergriffigen Katzen schützen wollen, werden lauter. Doch die Stimmen derjenigen, die ein Auslaufverbot als Tierquälerei und Misshandlung von Katzen betrachten, halten dagegen. Meiner Ansicht nach sind beide Einstellungen irreführend, weil zu undifferenziert. In Australien wird den Katzen die Alleinschuld am Aussterben bestimmter wild vorkommender Arten zugeschrieben! Dabei wird völlig ausgeblendet, dass die Katze seinerzeit von den Siedlern ins Land gebracht worden war, sie ist keine ursprünglich einheimische Art. Das bedeutet auch, die kleinen Beuteltiere hatten gegen diese eingeschleppte, aber furchtlose Jägerin nie den Hauch einer Chance, evolutionär waren sie ihr wehrlos ausgeliefert. Für Frankreich, wo die Katze zu den einheimischen Arten zählt, belegt eine Studie unter Einbezug von Citizen Science und vielen Erkenntnissen von Katzenhaltern, dass die Beutetiere der Katze eine enorme Bandbreite aufweisen und keine Art durch ihr Jagdverhalten bedroht ist. Weltweit weisen Untersuchungen in dieselbe Richtung und zeigen nur: Negative Auswirkungen auf die Biodiversität durch frei jagende Katzen sind höchstens dann ein

Problem (und auch dann nur ein geringes), wenn der Bewegungsradius der Tiere zu klein ist.

Der Bereich der Interaktion – nur nach Bedarf

An der Spitze der Bedürfnispyramide von Katzen steht, frei nach dem Modell von Maslow, ihr Bedürfnis nach Bindung und sozialer Interaktion. Das heißt, diese Bedürfnisse müssen zuletzt erfüllt werden. Wir gehen dem im nächsten Kapitel ausführlicher nach, denn viele Verhaltensprobleme und Angstzustände bei Katzen gehen auf Missverständnisse im Bereich sozialer Interaktion zurück. Nach der Unsauberkeit sind Bindungsprobleme ein weiterer häufiger Grund zur Klage in Tierarztsprechstunden. Doch für Felis, die nur wenig Gemeinschaftssinn besitzen, sind soziale Beziehungen nicht überlebenswichtig. Aus diesem Grund sträuben sie sich gegen Beziehungen, die ihnen aufgenötigt werden, und meiden Kontakte, die sie als unangenehm oder unbehaglich empfinden. Ein genauer Blick auf Bindungsstrukturen und Beziehungsmuster ist bei der Diagnostik von Verhaltensproblemen unerlässlich.

Für den Augenblick soll jedoch die räumliche Dimension der Beziehungen, also die Beobachtung, dass das Kontakt- und Interaktionsbedürfnis von Katzen nicht an jedem beliebigen Ort erfüllt werden kann, im Mittelpunkt stehen. Aus Sicht der Katze überflüssig, wollen diese Momente des wechselseitigen Kontakts und der spielerischen Begegnung wie ein Rendezvous freundlich angebahnt, vorhersehbar und vor allem positiv besetzt sein. Meistens gelingt uns dies ohne strategische Planung, doch eine auf Dauer angelegte, harmonische Beziehung will gepflegt werden, und dazu braucht es Rituale und feste Orte der Begegnung. Ist das Zusammensein von Respekt und gegenseitiger Zuwendung geprägt, kann aus diesen Rendezvous eine anhaltende Bindung entstehen. Andersherum können sich diese Begegnungen jedoch für Mensch und Tier als schwierig und stressbeladen erweisen, das gilt auch für Beziehungen zu Artgenossen und anderen Gattungen. Katzen sind keine soziale Spezies, sie bilden keine Regeln im sozialen Zusammenleben aus. Das bedeutet aber nicht, dass sie um jeden Preis alleine sein wollen. In dem Punkt unterscheiden sie sich von den territorialen Arten, die einzelgängerisch ihr Revier gegen alle anderen verteidigen. Es gibt durchaus Bereiche, die Katzen jederzeit mit anderen teilen würden. Verschafft ihnen die Gesellschaft anderer Lebewesen positive Gefühle und Interaktion, an denen sie Vergnügen finden, suchen sie diese häufig sogar aus freien Stücken. Doch das geschieht nicht ständig und auch nur an besonderen Orten. Missverständnisse zwischen Katze und Mensch sind hier an der Tagesordnung, aber auch Katze und Hund, für den enge Bindungen überlebenswichtig sind, bewegen sich da nicht auf derselben Wellenlänge.

Eine katzengerechte Innenarchitektur

Das Grundgerüst für die Skizze Ihrer individuellen Carte de Tendre[16], der Landkarte der Liebe zwischen Ihnen und Ihrem Tier, ist nun in groben Zügen errichtet. Als vorläufiges Fazit lässt sich sagen, Schutzbedürfnis und Jagdbedürfnis (und damit zusammenhängende Rückzugsmöglichkeiten, artgerechte Fütterung und Verrichtung der Notdurft) müssen erfüllt sein und in einem ausgewogenen Verhältnis stehen, bevor Bedürfnisse auf einer höheren Stufe der maslowschen Pyramide (Spiel, Interaktion, Bindungen) relevant werden. Es dürfte nun deutlich geworden sein, dass Katzen auf Königreiche und Paläste pfeifen, solange ihre unmittelbare Umgebung ihnen genug Sicherheit gewährt und ihren Grundbedürfnissen entgegenkommt. Katzen lieben Cocooning, es stand bei ihnen schon vor der Pandemie hoch im Kurs, doch nun liegen sie damit im allgemeinen Trend.

Wegstrecken zwischen den Bereichen: Ritualisierte Bahnen

Gewiss betrachten Sie nach der bisherigen Lektüre Ihre Katze bereits mit anderen Augen und verstehen nun besser, warum die bedürfnisgerechte Gestaltung ihres Lebensraums eine wichtige Säule für das Wohlergehen und die Ausgeglichenheit Ihres Stubentigers ist. Wie vielschichtig die sensorische Welt und Wahrnehmung von Katzen ist, können wir dabei nur erahnen. Doch auch mit den uns zur Verfügung stehenden Fähigkeiten, können wir interessante Beobachtungen machen. Sehen Sie nur einmal Ihrer Katze zu, wie sie durch die Räume schreitet, sich von einem Bereich zum nächsten bewegt.

Haben Sie es bemerkt? Schauen Sie genau hin.

Die Katze bewegt sich stets auf denselben Bahnen, geht immer dieselben Wege, nicht nur in freier Wildbahn, sondern auch in der Wohnung. Kleine Abweichungen sind möglich, aber selten. Mir dienen Erzählungen über Katzen aus meinem persönlichen Umfeld immer wieder als Beispiel, deshalb hier erneut eine Episode über die Ihnen bereits bekannten Damen Chiquita und Hermine. Obwohl wir ein großes Haus besitzen, hatten beide stets Auslauf, den sie weidlich nutzten, doch zur Essenszeit kehrten sie pünktlich zurück. Chiquita kletterte dann über das Küchenfenster bei der Spüle ins Haus, während Hermine immer das Fenster über der Arbeitsplatte nahm. Ganz gleich, wie oft ich Zeuge ihrer Rückkehr in die Küche wurde, die Pfade waren immer dieselben. Ich hielt darüber einen Fachvortrag auf einer veterinärmedizinischen Konferenz, und als ich wieder zu Hause war und mir in der Küche einen Kaffee zubereitete – traute ich meinen Augen nicht: Chiquita stieg durch Hermines Fenster ein und Hermine durch das von Chiquita! Das machen sie mit Absicht, war mein erster Gedanke. Aber dann erinnerte ich mich an die alte Veterinärweisheit, dass gerade bei Katzen Verallgemeinerungen, insbesondere, wenn sie einzelne Tiere betreffen (»Sie macht das *immer* so!«), stante pede von diesen selbst widerlegt werden. Das sollte uns jedoch nicht davon abhalten, den Versuch zu unternehmen, den besonderen Charakter, die Stärken und Schwächen unserer Katzen wenigstens in groben Zügen zu verstehen.

Einer meiner Klienten war ein Fan von Quentin Tarantino, deshalb hatte er seine Katzen Mr Black und Mr White getauft. Mr White tendierte charakterlich stärker in Richtung Beutetier, organisierte sein Lebensmilieu vorwiegend unter den Aspekten Sicherheit und Schutz, sein einziger Ruheplatz lag in luftiger Höhe, er war höchst pingelig mit seinem Katzenklo, und sein Futter musste auf die Minute genau im Napf sein, selbstverständlich nur mit der gewohnten Kost. Er beschäftigte sich weitgehend allein und suchte nur selten den Kontakt zu anderen Lebewesen. Bei Mr Blacks Persönlichkeit überwogen die Raubtieranteile, er machte sich überall breit, belegte mehrere Ruhe- und Rückzugsorte auf unterschiedlichen Niveaus, nahm mäßige Verschmutzungen und kleine Köttel im Katzenklo hin, fraß zu jeder Uhrzeit, ohne wählerisch zu sein, alles – und am liebsten sogar Obst! Was nur entfernt nach Beute aussah, wurde bejagt, auch Schnüre und Alukügelchen. Mr Black war gesellig bis übergriffig im sozialen Miteinander, er scheute keinen Kontakt, sondern forderte ihn regelrecht ein. Wenn Sie nun denken, der Vergleich sei eine Karikatur, dann nur deshalb, weil die Unterschiede in der Persönlichkeit von Katzen nicht nur im Grautonbereich liegen, sondern auch schrille Kontraste kennen. Es gibt so viele Persönlichkeiten, wie es Katzen gibt, doch eines ist allen gemeinsam: Auf ihren Rundgängen durch ihr Revier ziehen sie (fast) immer dieselben Bahnen. Ein Freund von mir, dem es eine Zeit lang gefiel, Heilige Birmas zu züchten, baute den Tieren ein großes Außengehege. Nach kürzester Zeit hatten die Katzen untereinander ihre individuellen Routen und Bahnen durch das Gehege abgesteckt. Manche Wege wurden von allen genutzt, andere nur von einzelnen Tieren, aber insgesamt war ein perfekt funktionierendes Streckennetz entstanden, das jeder Katze erlaubte, die Verknüpfung ihrer Lebensbereiche auf ihrer ganz eigenen Route zu vollziehen. Und das hängt eng mit einem weiteren gattungsspezifischen Merkmal zusammen, denn Katzen nehmen die Welt ganz anders wahr und leben in einem völlig anderen sensorischen Kosmos als wir Menschen.

Duftmarken – Im Reich der Pheromone

Der primäre Geruchssinn von Katzen ist hoch entwickelt, doch die Unterschiede zum menschlichen Sinnesorgan sind hier nur gradueller Natur. Katzen besitzen jedoch einen zusätzlichen olfaktorischen Apparat, einen geheimnisvollen Riechsinn, der uns Menschen eher fremd ist. Mit diesem sekundären Riechsinn können sie Pheromone wahrnehmen, das sind Geruchsreize, mit denen sie ihr Revier markieren und soziale Beziehungen strukturieren.

Die zwei Riechapparate der Katze

- Das primäre System funktioniert ähnlich wie beim Menschen, ist aber wesentlich empfindlicher, da die Oberfläche des Riechorgans fünfmal größer ist als bei uns und Katzen das Zehnfache an Geruchsrezeptoren besitzen. Das erlaubt ihnen, durch intensives Riechen zu entscheiden, ob eine bestimmte Kost genießbar und gut für sie ist. Zudem erklärt es, warum Katzen nichts fressen, wenn sie an Schnupfen oder Nasenhöhlenentzündung leiden. Ist das der Fall, rate ich dazu, die Nase der Katze behutsam mit etwas lauwarmem Wasser zu reinigen und ihr dann den Futternapf anzubieten. Für Katzen sind Gerüche tatsächlich überlebenswichtig.
- Das sekundäre olfaktorische System dient ihnen zur Wahrnehmung von Pheromonmolekülen. Dieser Bereich ist bei Wirbeltieren noch weitgehend unerforscht, doch an anderer Stelle gehe ich ausführlicher auf die regulierende Wirkung einer bestimmten Klasse von Pheromonen, den Apaisinen, ein, die in den ersten Lebenswochen bei der Bindung zwischen Mutterkatze und noch gesäugten Katzenjungen eine wichtige Rolle spielen.[17]

Diese Bindungspheromone spielen auch bei anderen Säugetieren und uns Menschen eine emotional stabilisierende Rolle und sorgen für das enge Band zwischen Mutter und Säugling in der ersten Lebensphase. Bei bestimmten Tierarten dienen sie außerdem dazu, die Zugehörigkeit zur Gattung zu erkennen.

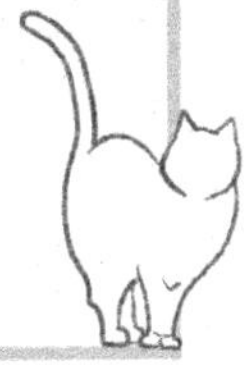

Auch wir Menschen erleben immer wieder die Macht der Pheromone, denn sie steuern sexuelle Anziehung und fortpflanzungsbezogenes Verhalten, allerdings wird dies wie bei den meisten Säugetieren durch den Kortex kontrolliert und gefiltert. Bei Katzen hat die Welt der Pheromone jedoch eine ganz andere Dimension. Sie produzieren diese Botenstoffe in großen Mengen und können sie überall wahrnehmen und riechen. Eine hochproduktive Pheromonfabrik sitzt direkt an ihren Wangen, auf halber Strecke zwischen Mundwinkel und Ohransatz. Bisher sind fünf (schon wieder diese magische Zahl!) verschiedene Klassen bekannt, die als F1 bis F5 bezeichnet werden. Und tatsächlich umgibt sie noch immer ein gewisses Mysterium, denn noch ist unklar, wozu F1 und F5 dienen und welche Reaktionen sie auslösen. F2, F3 und F4 sind hingegen gut erforscht.

F3: Eine Markierung des Vertrauens

Das Pheromon F3 ist das für uns vielleicht interessanteste, denn damit markiert die Katze ihre vertraute und vertrauenswürdige Welt. Wenn Sie also wieder einmal beobachten, wie Ihre Katze den Kopf an einem Gegenstand reibt, das kann der Türrahmen oder das Tischbein sein, dann wissen Sie, dass sie damit ihr Wohlfühl-Pheromon F3 im Revier verteilt. Diese Markierung bedeutet für die Katze: Ich fühle mich hier sicher und wohl. Nimmt sie dann ihre eigene Duftmarke beim nächsten Rundgang erneut wahr, so schenkt ihr das ein wohliges Gefühl der Geborgenheit. Zu häufiges Putzen der Wohnung ist deshalb für die Katze problematisch. Dann findet sie ihre Wohlfühlmarken nicht mehr und reagiert eventuell verstört. Manchmal kommt es zu wahren Wettläufen zwischen der Putzbrigade und der ihr Wohlfühl-Pheromon F3 verteilenden Katze. In Erinnerung blieb mir das Beispiel einer Familie, die ein großes, spartanisch eingerichtetes Haus mit exquisitem italienischem Mobiliar bewohnte. Die Küche mit ihren glatten, spiegelnden Oberflächen sah aus wie aus dem Katalog, und sie war, neben dem Schuppen, der einzige Ort, an dem sich die Katze noch aufhalten durfte, nachdem sie den Besitzern zufolge »die Unart« entwickelt hatte, die teuren Möbel mit Urin zu markieren. Die spiegelnden Oberflächen der Küche wurden tagtäglich penibel gereinigt und gewienert, und so kam es, dass die arme Katze ihre Wohlfühl-Geruchsreize nie wiederfand. Kein Wunder, dass sie aus Verstörung und innerer Unruhe auf die unfeine Art des Markierens verfiel, die den Besitzern erst recht Missbehagen verursachte.

Erst peu à peu beginnt man in der Veterinärmedizin zu verstehen, dass zwischen dem Entspannung bringenden Markieren durch Gesichtspheromone F3 und dem angstgesteuerten Markieren mit Urin F2 ein Zusammenhang besteht. Sobald nämlich die F3-Gesichtsmarkierungen an den Objekten in der Umgebung der Katze um siebzig Prozent dezimiert sind, entwickelt das Tier Angststörungen und beginnt, Gegenstände aus Verunsicherung und Orientierungslosigkeit mit Harn zu markieren. Lange bevor Sie also die ersten Harnmarkierungen entdecken, hat die Katze bereits aufgehört, F3-Pheromone durch das Reiben der Wangen an Gegenständen zu verteilen. Allerdings gibt es beim Markieren mit Urin eine wichtige Ausnahme: Wenn die Katze an einer bestimmten Stelle erst die Wangen reibt, sich dann um die eigene Achse dreht und im Anschluss einen Strahl Harn absondert, drückt dies weder Protest noch Verstörung aus, sondern stellt eine sexuelle Botschaft an Artgenossen dar. In dem Fall verteilt sie auch nicht F3, sondern F2.

Als Merksatz lässt sich ableiten: Das unangenehm riechende Markieren mit Urin lässt sich durch ausreichend vorhandene Geruchsreize des Pheromons F3 verhindern. Diese Erkenntnis wird genutzt, um mit synthetisch hergestellten Pheromon-Sprays, die das positive Gesichtspheromon aus der Backendrüse simulieren, in Stresssituationen Entspannung und Wohlbefinden bei der Katze zu erzeugen. Die ersten Prototypen solcher Präparate kamen Ende der 1990er-Jahre auf den Markt und haben sich seitdem millionenfach bewährt.

Fehlt noch das Pheromon F4, das ebenfalls einen positiven Wiedererkennungseffekt bei der Katze auslöst. Der Unterschied zu F3 ist, dass die Zielgruppe der Geruchsmoleküle F4 nicht unbelebte Objekte, sondern Menschen und andere Lebewesen sind. Der Fachbegriff dafür lautet Allomarkieren, gemeint ist das Markieren von anderen als Gruppenmitglied. Wenn Mieze sich also an Ihnen reibt, ist das vielleicht noch nicht der ultimative Liebesbeweis, aber doch ein deutlicher Hinweis darauf, dass sie die Beziehung zu Ihnen als positiv und angenehm einstuft und sie sich nicht vor Ihnen fürchtet. Das kann der Anfang einer wunderbaren Freundschaft sein! Sie haben es dann in der Hand, durch kleine Rituale und regelmäßige Rendezvous zu Streicheleinheiten, Spiel und Vergnügen diese Friedenserklärung in eine Liebeserklärung zu verwandeln.

Die geheimnisvollen Geruchsreize aus der Backendrüse sind jedoch nicht die einzigen Mittel und Wege für eine Katze, Botschaften zu überbringen.

Noch mehr Markierungen im Katzenreich

Auch Kratzspuren an Gegenständen haben häufig eine bestimmte Bedeutung. In freier Wildbahn markiert die Katze so die Grenzen des Rückzugsbereichs, den sie für sich beansprucht. Die Kratzer verlaufen in der Regel senkrecht neben der bevorzugten Stelle, und das optische Zeichen wird zusätzlich durch Pheromone, die aus den Drüsen an den Pfotenballen stammen, gekennzeichnet. Damit signalisiert die Katze Besitzanspruch. Selbst in Gefangenschaft oder einem kleinen Appartement lässt Minou »ihre Krallen sprechen«, wenn es darum geht, ihren Lieblingsschlafplatz als den ihren auszuweisen. Sollte dies Ihr Bett sein, werden Sie Kratzspuren kaum wahrnehmen, weil sie meistens auf der Bettunterseite angebracht sind. Doch wenn der bevorzugte Rückzugsort Ihrer Katze das Sofa ist, werden Sie die kratzigen Botschaften wahrscheinlich nicht gutheißen und womöglich Gegenmaßnahmen ergreifen wollen.

Ich will deshalb noch einmal eindringlich darauf hinweisen, dass Bestrafungen bei Katzen völlig sinnlos sind. Das Einzige, was Sie damit erreichen, sind Verstörung und Verängstigung, die das unerwünschte Verhalten noch verstärken. Schlimmstenfalls quittiert die Katze die Bestrafung mit einer übel riechenden Harnmarkierung, was das bereits angeschlagene Verhältnis zwischen Katze und Mensch weiter belastet. Und je mehr das Tier dann ausgeschimpft, angeschrien oder physisch bedroht wird, desto eher schließt sich ein Teufelskreis. Auch auf die Gefahr hin, dass ich mich wiederhole: Bestrafung und körperliche Sanktionen sind unangebracht und haben insbesondere bei Katzen keinen Sinn. Alles, was dem Tier Schmerzen, Leid und Angst zufügt, ist im Hinblick auf Verhaltensveränderungen wirkungslos und verbietet sich ohnehin von selbst. Die Probleme werden so nicht gelöst, sondern eher verschlimmert.

Doch zurück zum Markieren mit Harn, das wir im ersten Kapitel in Abgrenzung zum normalen Urinieren bereits beschrieben haben. Die Häufigkeit und Umstände dieses Verhaltens sind ein wichtiges Indiz für die innere Stabilität und das Gefühlsgleichgewicht einer Katze und lässt recht verlässlich auf ihr psychisches Profil schließen. Das Markieren mit Harn in seiner spezifischen Sequenz ist oft eine Reaktion auf Umstände, die die Katze verstören oder emotional aus dem Gleichgewicht bringen. Das können dynamische Entwicklungen sein, wie etwa die Anschaffung eines neuen Möbels, oder ein unvermutet aufgetauchter Gegenstand, den die Katze nicht kennt. In diesen Fällen ist das Harnmarkieren reaktiv, aber nicht pathologisch.

Nehmen wir beispielsweise den Sportbeutel oder die Sneaker des Kumpels, der zwar nicht permanent in der Wohnung lebt, aber häufig zu Gast ist, manchmal auch nach dem Sport. Sie ahnen nun gewiss, welche Möglichkeiten Mieze nun hat, mit diesem Umstand fertigzuwerden. Ist die Katze emotional ausgeglichen und stabil und ihr Lebensraum angemessen an ihre Bedürfnisse angepasst, dann wird sie dem Beutel und den Schuhen eine kleine Gesichtsmarkierung verpassen und diese Fremdkörper mittels F3 als ungefährlich und zur gewohnten Umgebung gehörend »entschärfen«. Wenn die Katze jedoch verunsichert und ängstlich ist oder die Umgebung, in der sie lebt, nicht gut auf sie abgestimmt ist oder wenn das fremde Objekt einen so starken Eigengeruch verströmt, dass die Gesichtsmarkierung durch Köpfchenreiben nicht ausreicht, um den wohligen Geruchsreiz F3 anzubringen, dann steigt das Risiko des Markierens mit Urin exponentiell. Allerdings ist das Verhalten einer Katze auch in solchen Fällen nicht krankhaft, sondern nur eine heftige Reaktion auf ungewöhnliche Umstände oder unbekannte Objekte. Falls dem Markieren durch Urin jedoch bereits eine längere Phase vorausging, in der das Tier keine Gesichtsmarkierungen mit F3 an den Gegenständen in der Wohnung anbrachte, dann gilt Alarmstufe Rot!

Das Markieren mit Harn wird begleitet von der Absonderung eines Pheromons (F2) durch eine Analdrüse zur Warnung vor und Abschreckung von fremden Eindringlingen. Andererseits hat F2 auch angstauslösende Rückwirkungen auf die das Pheromon abgebende Katze selbst, denn jedes Mal, wenn sie ihre eigene Harnmarkierung erneut riecht, verstärkt dies die negativen Gefühle, die dieser Geruchsreiz automatisch auslöst.

Vielleicht ist »riechen« hier gar das richtige Wort, denn die Aufnahme und das Auslesen der Botschaften erfolgt auf besondere Weise mittels eines eigens dafür bestimmten Sinneswerkzeugs, dem jacobsonschen oder auch vomeronasalen Organ. Dieses Sinnesorgan ist direkt mit dem limbischen System verbunden, das heißt, die Information wird ungefiltert an die Amygdala weitergeleitet, den Bereich des Gehirns, der für Emotionen zuständig ist. Die Geruchsreize lösen mit sofortiger Wirkung bestimmte Reaktionen aus: Entspannung und Wohlgefühl bei F3 und F4, Erregung, innere Unruhe und Angst durch F2 beim Markieren mit Urin und emotionale Bindung und fürsorgliches Pflegeverhalten durch Apaisine nach der Geburt. Da die Aufnahme der Moleküle unmittelbar und ohne Filterung durch den Kortex geschieht, hat der Empfänger der Geruchsreize keine Kontrolle über die Gefühlsreaktionen.

Das mag der Grund dafür sein, warum Pheromone im Verdacht stehen, sie könnten, losgelöst vom Bewusstsein, bestimmte Verhaltensweisen triggern und auch Menschen fernsteuern. Nach allem, was derzeit bekannt ist, gilt dies jedoch nur für ein paar Insektenarten, Säugetiere sind offenbar gefeit vor solchen Schreckensszenarien, da bei ihnen der Kortex das letzte Wort hat und unerwünschtes Verhalten zensiert. Ohnehin scheint es fraglich, ob der Mensch im Erwachsenenalter noch über ein Vomeronasalorgan verfügt. Selbst wenn dies der Fall wäre, funktionierte es doch anders als bei Katzen, denn uns fehlt zum Beispiel der den Felidae eigene, zusätzliche Riechkolben.[18] Das jacobsonsche Organ ist bei nur sechs Prozent der menschlichen Bevölkerung auch nach dem Säuglingsalter noch aktiv. In seltenen Fällen können Menschen dann über Geschmacksknospen Pheromone wahrnehmen, die das Entschlüsseln übernommen haben. Doch all das ist nichts im Vergleich zu den Katzenartigen, bei denen das jacobsonsche Organ eine überlebenswichtige Rolle spielt. Sicher haben Sie schon festgestellt, dass Ihre Katze manchmal einen kuriosen Anblick bietet: Mit leicht geöffnetem Mund und zusammengekniffenen Augen verharrt sie plötzlich reglos, wobei die Zunge vibriert. Sie flehmt. Auch Pferde flehmen, und bei ihnen wirkt dieses Verhalten durch die weit hochgezogene Oberlippe und das Entblößen der Vorderzähne noch eindrucksvoller. Männliche Hunde ziehen dazu die Lefzen hoch, manchmal begleitet durch ein Schnalzen mit der Zunge, wenn sie den Urinbotschaften einer läufigen Hündin nachspüren. Das Flehmen der Katzen verläuft unauffälliger, sie saugen die Atemluft über kleine Papillen an die winzigen Eingänge hinter den Schneidezähnen am Gaumen an, die ins jacobsonsche Organ münden.

F2 löst beim Harnmarkieren und beim Auslesen über das Flehmen Alarmzustände und unruhige Erregung aus, was gattungsübergreifend auch unbewusst auf Hunde und Menschen wirkt. Exprimiert ein Tier in meiner Praxis diese Alarmstoffe aus seinen Analdrüsen, hilft auch die gründlichste Reinigung nicht. Diese Geruchsreize wirken mehrere Stunden bis zu drei Wochen nach und sorgen für starke Erregung und Anspannung bei den nächsten Patienten.

Nun haben Sie einiges erfahren über die erstaunliche Welt der Gerüche unserer Samtpfoten, die wir zwar mit ihnen teilen und doch nicht wahrnehmen können. Katzen strukturieren ihr Territorium über olfaktorische Reize und weitere Formen des Markierens, über eingespielte Wege und klar getrennte Lebensbereiche. Gelingt ihnen dies nur eingeschränkt oder gar nicht, sind Probleme und Verhaltensauffälligkeiten vorprogrammiert.

Caramel – ein Opfer der Ausgangssperre

Wie viele Menschen, Hunde und eine Vielzahl ihrer Artgenossen hat auch Caramel die Ausgangssperren während der Covid-19-Pandemie nur schwer verkraftet. Und dies hat er auf typische Katzenart ausgedrückt.

Die Ausgangssperre fiel auf einen Zeitpunkt, an dem für ihn eigentlich ein neues Leben beginnen sollte. Denn durch das Anbringen einer neuen Katzenklappe kurz vor Ausbruch der Pandemie konnte er sich nun freier als je zuvor bewegen und Auslauf genießen. Bis dahin musste er immer bitten und warten, bis sich einer seiner Menschen bereitfand, ihm die Haustür zu öffnen. Die Klappe kann auch ferngesteuert werden, was das Zusammenleben zwischen Tier und Mensch durchaus positiv beeinflussen kann, etwa dann, wenn in Haushalten mit mehreren Katzen nur ein Tier einen bestimmten Raum betreten soll, weil sie sich ständig mit einem ihrer Mitbewohner zofft. Konflikte können so per Knopfdruck entschärft werden. Auch Auslaufzeiten lassen sich klar regeln, und vielleicht träumen Eltern von Kindern im Teenageralter auch von einem solchen System. Die Klappe kann so eingestellt werden, dass das Tier zwar jederzeit zurückkommen, aber zum Beispiel nach dreiundzwanzig Uhr nicht wieder nach draußen kann.

Caramels Besitzer wurden bei mir vorstellig, weil es plötzlich Probleme mit der Sauberkeit gab. Der Kater war acht Jahre alt und hatte erst mit Beginn der Corona-Ausgangssperre dieses Verhalten entwickelt. Die Besitzer, Christine und Alain, hatten einen damals fünfjährigen Sohn, Jean, und Caramel hatte sein ganzes bisheriges Leben mit ihnen verbracht. Im Alter von dreieinhalb Jahren musste er einen Umzug verkraften.

Wir gingen nach dem im letzten Kapitel beschriebenen Ausschlussverfahren vor, um zu bestimmen, mit welcher Form von Unsauberkeit wir es in seinem Fall zu tun hatten. Schnell waren wir uns einig, dass es sich um Harnmarkieren handelte. Caramels Besitzer hatten ihm auch im Freien ein Katzenklo hingestellt, das er zunächst problemlos annahm, während er seine neue Freiheit genoss. Obwohl draußen auf die Streu verzichtet wurde, gab es in der ersten Phase keine Hinweise auf Unsauberkeit, es sei denn, die Kiste wurde länger nicht gereinigt. Doch selbst dann konnte Caramel Kot und Urin in freier Wildbahn oder neben der Freilufttoilette absetzen. Das von seinen Besitzern beschriebene Verhalten war jedoch, wie bereits erwähnt, eindeutig Harnmarkieren. Christine hatte bemerkt, dass Caramel sowohl im Freien als auch im Haus mit Urin markierte. Manchmal geschah dies heimlich und machte sich nur über den penetranten Geruch bemerkbar, der Kater hatte aber auch keine Skrupel, direkt vor den entsetzten Augen seiner Besitzer Urinmarkierungen abzusetzen. Und schließlich wurde er überhaupt nicht mehr beim »normalen« Verrichten seines Geschäfts in hockender Stellung gesehen, sondern nur noch beim Markieren mit Harn. Christine und Alain machten sich große Sorgen. Aus Sicht des Veterinärs könnte sein Verhalten auch auf Pollakisurie hindeuten, einen übermäßig häufigen Drang zum Wasserlassen in nur kleinen Mengen, oft ein klares Zeichen für Blasenkatarrh oder andere Erkrankungen des Harntrakts. Verhaltenstierärzte wissen jedoch, dass der Grat zwischen organischen Leiden und psychischen Störungen schmal ist, nicht nur beim Menschen, sondern auch bei Hunden und Katzen. Doch bei Caramel konnten wir nach einer Urinuntersuchung eine organische Erkrankung ausschließen. Nun begann die Suche nach der Ursache für seine Verhaltensauffälligkeit.

Das Wasserlassen ist ein Vorgang, bei dem die Katze angreifbar ist, weshalb sie einen geschützten Ort aufsucht, um sich zu erleichtern. Markieren mit Urin ist hingegen ein aggressiver Akt der Kommunikation, der wahrgenommen werden will, und dies hätte eine Erklärung dafür sein können, warum der Kater nie mehr beim »normalen« Wasserlassen gesehen wurde. Er wollte etwas mitteilen. Andererseits stellte sich die Frage, warum ein Tier nach acht »reinlichen« Jahren plötzlich derart zügellos und heftig markiert? Er zielte auf Einkaufstaschen, Pullover und Mäntel, auf alles, was über einer Stuhllehne hing. Ein Gast wurde am Hosensaum getroffen, und auch Christine hatte zu ihrer unliebsamen Überraschung einen übel riechenden Strahl ins Gesicht abbekommen. Waren das nun Kriegserklärungen? Stand ihre bisher freundschaftliche bis zärtliche Beziehung tatsächlich auf dem Spiel? Caramel war nach wie vor allen Familienmitgliedern zugewandt, er spielte lieb mit dem kleinen Jean, obwohl Spielen, wie die Besitzer einräumten, nicht zu seinen bevorzugten Beschäftigungen gehörte. Doch wenn Jean ihn mit einer Stoffmaus an der Katzenangel lockte, ließ sich Caramel auf ein Runde Beutemachen breitschlagen, und auch einem Lichtstrahl folgte er manchmal minutenlang konzentriert. Freundlich gesinnt, wie er war, geschah die Markierung von Christine damals völlig unvermutet während einer kleinen Kuschelrunde auf dem Sofa, einem der Lieblingsplätze des Katers.

Das Interessante an diesem Fall waren die offenkundigen Widersprüche. Auf meine Frage an Christine und Alain, ob Caramel denn noch regelmäßig Gesichtsmarkierungen an Objekten und Möbeln im Haus setze, riefen beide wie aus einem Munde: Ständig! Auch Kratzmarkierungen waren vorhanden, nämlich am Kratzbaum, der direkt neben seinem Schlafplatz stand. Mein Zwischenfazit ergab eher mehr Fragezeichen als Antworten: Regelmäßig erfolgende Gesichtsmarkierungen plus häufiges Harnmarkieren, aber unverändertes Verhalten beim Kratzmarkieren – all das könnte zwar auf eine Angststörung hindeuten, aber auch sexuell konnotiert sein. Caramel war jedoch kastriert, und das schon seit vielen Jahren. Sexuell begründet konnten die rätselhaften Harnmarkierungen deshalb eher nicht sein. Doch Angststörungen können sich auch langsam durch ein Zusammenspiel verschiedener Auslöser entwickeln. Und bei Caramel waren im Lauf der Jahre einige Aspekte zusammengekommen, die eine Katze aus dem Gleichgewicht bringen konnten:

- Jahrelang hatte er in einer Wohnung mit nur sehr eingeschränktem Auslauf gelebt.
- Dann schneite mit Baby Jean plötzlich ein neuer Mitbewohner herein, was auch für Katzen eine enorme Umstellung ihrer bisherigen Lebensweise bedeutet. Mit der Ankunft des Neuankömmlings waren bestimmte Räume auf einmal tabu, oder der Zutritt war streng reglementiert. Abgesehen von der Ankunft des oft recht lauten Fremdlings, musste Caramel nach dessen Geburt die komplette Umgestaltung seines gewohnten Reviers verkraften.
- Hinzu kam, dass er zwar ins Freie durfte, aber jeden Auslauf einfordern und oft lange darauf warten musste.
- Und dann kam mit der Katzenklappe auf einmal die große Freiheit für ihn, während sich seine Menschen im Haus einsperren mussten.

Wir hatten das Gefühl, auf der richtigen Spur zu sein.

»Hatte Caramel draußen Umgang mit anderen Katzen, haben Sie das beobachtet?«

»Am Anfang schon, doch Caramel schien sie eher zu jagen und zu verscheuchen. Er fauchte sie an, aber wir haben ihn nie kämpfen sehen.«

»Und wie verlief Ihr Alltag während der Ausgangssperren?«

»Wir waren beide – nein, im Grunde ja alle drei gemeinsam im Homeoffice«, sagte Christine lachend. »Jean belegte Caramel in der Zeit besonders mit Beschlag, er war ja sein einziger Spielkamerad.«

Ahnen Sie nun, wie verschachtelt die Ursachen für ein problematisches Verhalten bei Katzen sein können? Und wie sehr wir uns davor hüten müssen, unsere menschlichen Erfahrungen, Vorstellungen und Vorlieben auf sie zu projizieren? Ich bin sicher, dass Christine nicht falschlag mit der Einschätzung, dass Caramel gerne mit Jean spielte. Ich glaube auch, dass der Kater sein neues, freieres Leben genoss und Gefallen daran fand, ein neues Revier zu erkunden und zu markieren. Doch alles auf einmal zu bewältigen, war bestimmt nicht einfach für einen Kater, der zwar noch nicht alt, aber auch nicht mehr jung genug war, um sich ständig problemlos an veränderte Lebensumstände anzupassen. Denn die Basis seiner Katzenpyramide frei nach Maslow – das Gleichgewicht zwischen Schutz und Freiheit in seinem alltäglichen Lebensumfeld – wurde auch während der Pandemie von gegenläufigen Entwicklungen erschüttert. Einerseits musste er sich von heute auf morgen in einem neuen Revier behaupten, das andere Katzen besetzten. Andererseits war sein vertrautes Lebensmilieu plötzlich Tag und Nacht bevölkert von seinen Menschen, die früher nur zu bestimmten Uhrzeiten im Haus waren und der Katze viele ungestörte Stunden an ihren bevorzugten Ruheplätzen ermöglichten.

Trotzdem blieb mir ein Rätsel, warum Caramel nach wie vor Gesichtsmarkierungen verteilte. Ein Anruf von Alain einige Tage später erbrachte die überraschende Lösung: »Wir haben ihn nach unserem Gespräch noch einmal genau beobachtet. Caramel reibt sein Köpfchen gar nicht an den Gegenständen. Er täuscht das Reiben nur an, macht dann einen Katzenbuckel und setzt im Grunde keine Geruchsreize.«

Aha … endlich ergab das ein plausibles Bild. Caramel litt offenbar seit über einem Jahr tatsächlich an einer Angststörung.

Biotoppflege

Die bei Caramel diagnostizierte Verhaltensstörung war eine Form der Biopathie, was so viel bedeutet wie »Leiden an seiner Umgebung«. Eine Variante davon, die Aploutobiotopathie, haben wir im ersten Kapitel kennengelernt, als Leid verursachende Reizarmut im Revier der Katze, die zu einer Überbetonung ihres Raubtierverhaltens führt. Bei Caramel haben wir es mit dem entgegengesetzten Fall zu tun. Seine Verstörung ging zurück auf ein verändertes Wohnumfeld, das nun zu viele Anreize bot und ihn letztlich überforderte. Der Fachbegriff dafür lautet Neobiotopathie und bezeichnet ein Leiden an reizüberflutenden Veränderungen und Neuerungen in der Lebenswelt. Neue Menschen, neue Möbelstücke, Veränderungen im Tagesablauf, bedingt durch ungewöhnliche Umstände wie die pandemiebedingten Ausgangssperren, können durchaus eine Neobiotopathie verursachen. Das Markieren mit Harn ist ihr häufigstes Symptom. Caramel benötigte eine medikamentöse Therapie, und das Mittel der Wahl war schnell gefunden. Ich verschrieb ihm das Psychopharmakon Clomipramin, das stimulierend auf den Neurotransmitter Noradrenalin wirkt. Und da Pheromonsprays bei ihm nicht anschlugen, erhielt er eine andere Form der Aromatherapie, die mittels eines Duftspenders eine beruhigende Wirkung auf alle Mitglieder des Haushalts ausübte.

Schwieriger war allerdings die Frage, welche verhaltenstherapeutische Maßnahme in seinem Fall sinnvoll schien. Auf welche der vielen Veränderungen sollte sie abzielen? Eine Verhaltensveränderung kündigte sich zum Glück recht rasch an. Christine und Alain versprachen, den Kater nicht mehr auszuschimpfen und auf weitere Bestrafungen zu verzichten. Im Verlauf der Konsultationen hatten sie nämlich eingestanden, dass sie ihm seine unerwünschten Hinterlassenschaften unter die Nase gerieben hatten, natürlich ohne jeden Erfolg. Nun sahen sie ein, dass solche Strafaktionen das unerwünschte Verhalten eher noch verstärkten.

Worauf keiner von uns Einfluss hatte, waren die Pandemie und die damit einhergehenden Ausgangssperren. Wir konnten nur hoffen, dass der Spuk bald ein Ende haben würde. Trotzdem verabredeten wir, Caramel auch während der Zeit, in der sich alle Mitglieder der Familie permanent zu Hause aufhielten, Phasen der Ruhe zu gönnen, in denen er ganz ungestört blieb. Die Veränderungen außer Haus in seinem neuen Revier lagen ebenfalls außerhalb unserer Kontrolle. Wir verfolgten da jedoch eine kleine Spur. Als Caramel weniger Auslauf hatte, kamen Markierungen mit Urin nicht mehr vor. Auslauf scheint zwar wünschenswert und artgerecht, aber manche Katzen erleben den Freigang als Stress angesichts der vielen Gefahren, die in der freien Wildbahn lauern. Ferngesteuerte Ausgangssperren per Katzenklappe, vor allem nächtliche, könnten in Caramels Fall den Stress möglicherweise reduzieren. Es geht dabei nicht darum, ihn seiner Freiheit zu berauben, sondern ist als (Selbst-)Schutzmaßnahme gedacht, um ihn zur Ruhe kommen zu lassen. Geduldiges Ausprobieren war hier angesagt.

Verstehen, warum die Katze Markierungen setzt

In Caramels Fall war es sinnvoll, ein die Behandlung flankierendes Markierungsprotokoll zu führen, um die Entwicklung zu verfolgen und Fortschritte zu erkennen. Denn oft sind die Halter*innen der markierenden Tiere schon so entnervt und erschöpft von dem misslichen Zustand, dass sie für kleine Erfolge keinen Blick mehr haben. Die Vorfälle zu quantifizieren und ihren Schweregrad zu dokumentieren, kann helfen, den Mut nicht zu verlieren und die nötige Geduld aufzubringen, vor allem in Fällen, bei denen das fehlgeleitete Verhalten bereits längere Zeit anhält.

Caramel ist heute auf einem guten Weg. Von ehemals zwei bis vier Markierungen am Tag, setzt er nur noch eine Markierung pro Woche. Das ist immer noch eine zu viel, doch nach nur drei Monaten Behandlung ist es ein deutliches Zeichen, dass er auf dem Weg der Besserung ist. Er wirkt insgesamt ruhiger und ausgeglichener und scheint die ihm vorübergehend entglittene Kontrolle über sein Revier langsam zurückzuerobern. Zudem sind Ausgangssperren mit Homeoffice kein Thema mehr, ihm drohen nun höchstens noch Urlaubstage mit seinen Menschen …

Mit dem Setzen von Harnmarkierungen in der Wohnung wollte Caramel keinen »Anspruch« auf ein neues Revier anmelden. Er wollte nur zeigen, dass er sich *in* seinem gewohnten Terrain nicht mehr wohlfühlte und wieder sicher, geborgen und nicht mehr überfordert sein wollte, dass er sich nach Momenten der Begegnung mit seinen Menschen sehnte, aber auch nach Phasen, in denen er seine Ruhe hatte. Alain, Christine und Jean versuchen nun mit vereinten Kräften, ihm das zu ermöglichen, was ihm guttut.

Das Gefühl, im Einklang mit ihrer Umgebung zu leben, ist eine wichtige Stütze für das seelische Gleichgewicht einer Katze, sie braucht ein »harmonisches Biotop«. Für das Verständnis des Verhaltens unserer felinen Freunde und Freundinnen ist das eine ganz wichtige Einsicht. Wir müssen immer wieder versuchen, die Welt aus

Sicht der Katze zu begreifen, um uns zu vergewissern, dass wir *ihren* – nicht unseren – Bedürfnissen gerecht werden und die Voraussetzungen für eine artgerechte Lebensweise erfüllt sind. Ein gedeihliches Miteinander mit einer Spezies, die so gegensätzliche Merkmale und Talente in sich vereint, erfordert viel Einfühlungsvermögen und die Bereitschaft, über unseren Tellerrand hinauszusehen. Dabei sollten wir uns stets vor Augen halten: Unsere bürgerlichen Werte und Vorstellungen sind auf Katzen nicht übertragbar.

KAPITEL 3

Bindungen – Haben oder Nichthaben?

»Schenkt die Katze dem Menschen Vertrauen,
ist dies ihr schönstes Opfer.«

Charles Darwin

Katzen gelten als enger Begleiter des Menschen und Haustier, werden in der Veterinärmedizin auch entsprechend klassifiziert, und Millionen von gelingenden Beziehungen zwischen Mensch und Katze bestätigen dies auch täglich aufs Neue. Allerdings scheiden sich bisweilen die Geister darüber, welcher Natur genau dieses Verhältnis ist. Mir erscheint die Sache ziemlich einfach. Katzen, Hunde und Menschen, ebenso wie Delfine, Affen, Elefanten, Ziegen, Papageien und die meisten anderen Tierarten, sind, um sich nach der Geburt entwickeln zu können, auf Bindungen angewiesen. Die Bindung von Neugeborenen an die Mutter beruht auf einem fein austarierten Zusammenspiel von Neuronen, Hormonen und Hirnfunktionen, das ein Leben lang nachwirkt und die Individuen auch später in die Lage versetzt, im Rahmen der Möglichkeiten ihrer Art Beziehungen einzugehen. Diese Beziehungen können sich als Paarbildung zum Zweck der Fortpflanzung, als Freundschaften zwischen Individuen der eigenen Art und auch über die Grenzen der Gattung hinweg gestalten. Das alles hat jedoch wenig mit Geselligkeit zu tun und schon gar nichts mit Vergesellschaftung, die sich definiert durch die Notwendigkeit, zum Überleben der Gruppe gemeinsame Regeln und festgelegte Hierarchien im sozialen Miteinander auszubilden. Bindung hingegen bezieht sich auf ein Verhältnis zwischen zwei Individuen, nicht auf Gruppen. Und dieses Verhältnis gestaltet sich insbesondere auf der Ebene innerhalb einer Art, also bei den Katzen untereinander, oft schwierig. Mensch und Katze ziehen ihren Nutzen aus der wechselseitigen Freude an einer positiven Bindung, vor allem dann, wenn einer der beiden die Rolle des Beschützers, Versorgers oder auch die des Spielgefährten einnimmt. Einer komplizierten Erklärung bedarf es meiner Ansicht nach nicht, um sämtliche Möglichkeiten der Gestaltung einer Bindungsbeziehung inklusive der Leiden, die daraus resultieren können, zu erfassen.

Gewiss könnte man einwenden, auch Katzen seien eine soziale Spezies, da die Mutter-Kind-Dyade den Grundstein für soziales Verhalten lege. Doch in dem Sinn ist der Begriff »soziale Spezies« nicht gemeint. Die Bindungsbeziehung zur Mutter ist nicht verhandelbar, asymmetrisch, angeboren, muss nicht erlernt werden und läuft auch bei sehr unterschiedlichen Arten auf ähnliche Weise ab. Soziale Beziehungen beruhen hingegen auf dem Erlernen von bestimmten Regeln und Codes, die sich von Art zu Art und selbst innerhalb verschiedener Gruppen derselben Art stark unterscheiden.

Die Katze wird als Räuber und Beutetier in eine Bindungsbeziehung mit der Mutter hineingeboren, die für eine gute Entwicklung unerlässlich ist. Die Mechanismen dieser primären Bindung wirken auch im Erwachsenenalter nach, weshalb sie die Fähigkeit zur Bindung an ein anderes Individuum besitzt, obwohl sie keine soziale Spezies im engen Sinn ist. Damit sind die notwendigen Elemente zum Verständnis der Beziehungsverhältnisse von Katzen zu anderen Lebewesen in ihrem Umfeld benannt.

Wenden wir uns zunächst den Beziehungen innerhalb der Art zu, dem Verhältnis von Katze zu Katze, um danach besser zu verstehen, warum es da zu größeren Schwierigkeiten kommen kann als bei Beziehungen zwischen Individuen, die unterschiedlichen Gattungen angehören. Auch hier können Erkenntnisse aus der Verhaltensforschung zu Katzen helfen, so manchen Knoten zu entwirren.

Tabatha – wie verhext

Tabatha war eine Ragdoll-Katze, eine Rassebezeichnung, die auf die »Lumpenpuppe« verweist. Es heißt, dass diese Katzenart schlaff wie die namensgebende Puppe im Arm ihres Menschen hängt, wenn man sie hochhebt – eine in die Irre führende Erklärung, trifft sie doch keineswegs auf alle Ragdolls zu! Es kann nicht oft genug betont werden, dass Verallgemeinerungen im Hinblick auf eine Rasse weder wissenschaftlich haltbar noch sonderlich hilfreich sind, da sie zukünftige Besitzer auf falsche Fährten locken können. Auch wenn es gewisse Tendenzen im Verhalten geben mag, die in der Vorstellung von Katzenliebhabern oft starke Blüten treiben, lässt sich das Verhalten einer individuellen Katze nie aufgrund ihrer Zugehörigkeit zu einer bestimmten Rasse vorhersagen. In der Sprache der Wissenschaft bedeutet dies: Die Varianz innerhalb einer Art oder Rasse ist immer größer als die Differenz zwischen den Mittelwerten der Varianz zwischen zwei Rassen.

Zurück zu den Ragdolls. Den großen, stattlichen Tieren – männliche Ragdolls können gut neun Kilo auf die Waage bringen – eilt der Ruf voraus, sehr entspannt im Umgang mit anderen Katzen, Hunden und kleinen Kindern zu sein.

Tabatha wog fünfeinhalb Kilo und wurde mir wegen Unsauberkeit vorgestellt. Sie lebte, zusammen mit

Rêveuse, einer Chihuahua-Hündin, mit der sie häufig spielte, bei Chloé und Alain. Nach einer ausführlichen Befragung der beiden zu Ausstattung und Gestaltung ihres Reviers und Lebensumfelds ergab sich eine therapeutisch komplexe Gemengelage. Tabatha verrichtete ihr Geschäft auf »normale« Weise an alles andere als dafür vorgesehenen Orten, nämlich auf dem Sofa, wobei sie in die Hocke ging, um zu pinkeln. Gleichzeitig zeigte sie jedoch Harnmarkierungsverhalten in Reinform, mit steil aufgestelltem Schwanz auf vertikale Flächen zielend, und schließlich sogar angstgesteuertes Ausscheidungsverhalten, indem sie zum Beispiel Alain auf den Schoß pinkelte, wenn er sie ausschimpfte. Da die Besitzer schnell merkten, dass Schelte nichts brachte, sahen sie von weiteren Bestrafungen ab, was zumindest die emotional bedingten Miktionen beendete. Doch die anderen Formen der Unsauberkeit – das Harnmarkieren und die Ausscheidungen an unerwünschten Orten – hielten an.

Tabathas Revier und Wohnumfeld schienen perfekt auf ihre Bedürfnisse zugeschnitten zu sein, auch für die Trennung der unterschiedlichen Bereiche war gesorgt. Tabatha markierte Objekte mit ihrem Wohlfühlbotenstoff F3 und rieb den Kopf oft und innig an ihren Menschen, sie markierte ihre Lieblingsliegeplätze mit kleinen Kratzspuren, so gesehen schien alles völlig normal. Abgesehen von ihrem Ausscheidungsverhalten, das auf ein seelisches Ungleichgewicht hindeutete.

Die ersten Harnmarkierungen waren aufgetreten, als Tabatha rollig wurde. Ein Klassiker, denn sexuell motiviertes Markierungsverhalten als Mittel der innerartlichen Kommunikation findet sich bei fast allen Spezies. Tabatha wurde daraufhin sterilisiert, nach einer Ovarektomie ist sexuelles Markieren in der Regel kein Thema mehr. Doch Tabatha setzte weiterhin Harnmarkierungen.

Mit viel Geduld und Akribie forschten wir nach weiteren möglichen Ursachen. Und je genauer ein Katzenleben unter die Lupe genommen wird, desto mehr Punkte rücken in den Blick, die noch ein bisschen verbessert werden könnten. Tabathas Besitzer probierten es mit verbessertem Komfort bei der Katzentoilette, neuer Streu und optimiertem Standort. Außerdem stellte sich auf Nachfrage heraus, dass sie das bereitgestellte Trockenfutter oft verschmähte in der Hoffnung, stattdessen Nassfutter serviert zu bekommen. Das bedeutete jedoch eine eher unregelmäßige Nahrungsaufnahme, obwohl ein so großes Tier bei Ad-libitum-Fütterung, also stets zugänglicher Nahrung, mindestens zwölf bis fünfzehn kleinere Mahlzeiten am Tag benötigt. Bei Coquin genügte die Umstellung und Verteilung der Mahlzeiten auf mehrmals am Tag, um das problematische Verhalten zu korrigieren. Doch auch diese Maßnahme zeigte bei Tabatha keinen Erfolg.

Bei der therapeutischen Spurensuche kristallisiert sich die Lösung manchmal durch eine überraschende Eingebung (gleich einer Offenbarung) heraus. Plötzlich erschien mir die Quelle des Leidens glasklar: Tabatha war eine Liebende und konnte die Abwesenheit ihrer Menschen nicht ertragen! Verhaltenstierärztlich ausgedrückt zeigte sie ein unsicheres, ängstliches Bindungsverhalten, das sie nicht selbst regulieren konnte. Der Nebel lüftete sich während dieses kurzen Dialogs:

»Reagiert Tabatha manchmal aggressiv?«

»Nein, nie. Im Gegenteil!«

»Was heißt ›im Gegenteil‹?«

»Wir haben oft den Eindruck, sie ist wie ein kleiner Hund. Sie folgt uns überallhin und begrüßt uns bei unserer Rückkehr bereits erwartungsvoll an der Tür.«

»Und wo befindet sich ihr bevorzugter Ruheplatz?«

»Am liebsten liegt sie am Abend zwischen uns auf dem Sofa.«

»Und zum Schlafen?«

»Da liegt sie zwischen uns beiden im Bett«, sagte Chloé. »Aber das ist nicht ihr Lieblingsplatz. Ihre größte Freude ist es, in Chloés Armen einzuschlafen«, ergänzte Alain.

Ein Ruheplatz und Rückzugsorte, die so intensiv mit anderen geteilt werden, deuten fast immer auf schwere Bindungsprobleme und Trennungsängste hin. Bei Tabatha waren die Auslöser zwar subtil, aber bei genauer Betrachtung deutlich. Chloé und Alain erinnerten sich plötzlich an einen Kurzurlaub, als sie Tabatha ein paar Tage in die fürsorglichen Hände einer Freundin gegeben hatten. Die war häufig anwesend, fütterte die Katze mustergültig, spielte mit ihr, und alles schien gut gelaufen zu sein. Allerdings bemerkten Alain und Chloé nach der Rückkehr lichte Stellen in Tabathas Fell, vor allem zwischen den Ohren und an den Augen. Die Stellen waren nicht kahl, aber eindeutig ausgedünnt, entweder durch exzessives Kratzen oder durch blindwütiges, übermäßiges Gesichtsmarkieren. Es gibt bereits Studien, die belegen, dass ein solches Verhalten bei einer sich entwickelnden Angststörung häufig beobachtet wird. Während der Abwesenheit ihrer Bezugspersonen hatte Tabatha versucht, den Verlust durch übertrieben häufige Gesichtsmarkierungen zu kompensieren, um so ihr seelisches Gleichgewicht zu erhalten. Doch das ist ihr nicht gelungen.

Du fehlst mir so sehr

Wird ein erwachsenes Tier durch die Abwesenheit seiner Bezugspersonen emotional aus der Bahn geworfen, ist die Quelle des Leidens ein Mangel an Autonomie. Kennzeichnend für das Erwachsenenstadium ist die Fähigkeit, in Abwesenheit der anderen Gruppenmitglieder selbstregulatorisch wirksam zu bleiben und die sensorische Homöostase zu erhalten. Soziale Spezies wie der Mensch oder der Hund verfügen über eine breite Palette von Mechanismen, die Trennung und Wiedervereinigung regulieren und Distanz ermöglichen. Wir müssen uns manchmal von unseren Nächsten trennen, um dann zu ihnen zurückzukehren. Die Treffen zum gemeinsamen Apéro auf Zoom während der Corona-Ausgangssperren sind ein Beleg für die Unausweichlichkeit dieser Dynamik. Bei einer nicht sozialen Spezies wie der Katze ist dieses tiefgehende Bedürfnis zwar nicht arttypisch, dennoch kann es beim individuellen Tier extrem ausgeprägt sein.

Wir bezeichnen es als Autonomopathie[19], wenn die Verhaltensstörung auf eine Unfähigkeit, sich in Abwesenheit des Bezugswesens innerlich zu stabilisieren, zurückgeht: das Leid (»-pathie«) hängt mit einem Mangel an Autonomie zusammen. Früher sprach man von Trennungsangst, und für menschliche Wesen kann das tatsächlich zutreffen, doch bei Tieren scheint mir eine alternative Bezeichnung angebracht. Die erste einschlägige Studie zum durch Abwesenheit der Bezugspersonen verursachten Leid bei Hunden und Katzen trug die Trennungsangst allerdings noch im Titel.[20] Als Veterinär bevorzuge ich den Begriff Autonomopathie, um das Leiden gegen die humanmedizinische Definition abzugrenzen und verhaltensmedizinisch zu präzisieren. Denn nicht jedes Tier mit Autonomopathie bekommt eine Angststörung. Manche Tiere entwickeln Phobien, andere Depressionen, nur bei einem bestimmten Teil macht sich das Krankheitsbild als Angststörung bemerkbar. Man sollte also zwischen der Ursache – dem Mangel an Autonomie – und dem jeweiligen Krankheitsbild trennen, weshalb ich für eine veränderte Systematik eintrete.

Es ging nun also darum, Tabathas Autonomie zu stärken, die ja bei Katzen normalerweise sehr ausgeprägt ist und bisher selten ein Problemfeld darstellte. Aber ich gehe jede Wette ein, dass wir in Zukunft viel mehr solcher Fälle behandeln müssen, da Modifikationen in der Zucht, veränderte Lebensumstände und sich wandelnde Vorstellungen von Katzen und ihren Eigenschaften das Verhaltensrepertoire der Tiere destabilisieren und ihre emotionale

Gefährdung erhöhen werden. Jahrhundertelang waren Katzen dem Menschen – abgesehen von einigen Sonderlingen und Künstlern – einfach nützlich bei der Bekämpfung von Schädlingen. Das hat sich nun völlig verändert. Heute sollen sie mit uns in unseren Wohnungen leben und uns vor allem Gesellschaft leisten, was einerseits ein Fortschritt ist und der Katze durchaus Vorteile bringt. Nicht ganz sicher ist andererseits, ob dieser Schritt nicht schon in früher Vorzeit erfolgte, wie archäologische Funde nahelegen. Was machte das Katzenskelett im Grab eines mächtigen Zyprioten aus der Zeit 9.500 v. Chr., die das Ausgrabungsteam um Jean-Denis Vigne entdeckte?[21] Katzen waren ursprünglich nicht auf Zypern heimisch, zudem lag die Insel weit entfernt vom Festland. Die Katze musste also mit den ersten Siedlern dort angekommen sein, in einer Zeit, als ihr Nutzen als Schädlingsbekämpfer noch weitgehend unbekannt war, dafür aber der ideelle oder emotionale Wert für manche Menschen offenbar bereits außer Frage stand.

Was damals noch einer gewissen Exzentrik geschuldet sein mochte, ist heute Normalität. Wir schreiben der Katze einen so enorm hohen Stellenwert als »Bindungspartner« zu, dass sie mittlerweile mit Abstand das beliebteste Haustier in französischen Haushalten geworden ist. Tabatha brauchte, wie jede Katze, und das war zunächst ganz normal, die regelmäßige Anwesenheit ihrer Menschen. Doch sie konnte die zeitweilige Abwesenheit ihrer Bezugspersonen gar nicht ertragen – und das war krankhaft.

Es lässt sich behandeln!

Zur Regulierung dieser Bindungsstörung und den damit verbundenen Stressfaktoren erschien uns die sogenannte »Rendezvous-Therapie« das Mittel der Wahl. Das heißt, Zeit und Ablauf der Interaktion mit ihren Menschen bestimmte nicht Tabatha, sondern ihre »Eltern« Chloé und Alain. Sie öffneten ihr mehrmals am Tag kleine Zeitfenster zum Schmusen, Kuscheln und Spielen und schlossen diese auch wieder.

Zu Beginn ist diese therapeutische Maßnahme nervenaufreibend, denn ein Kontaktabbruch seitens der Bezugspersonen kann zunächst die Symptome verschlimmern. Das ist jedoch in dieser Phase normal und wird durch die medikamentöse Behandlung mit einem angstlindernden Präparat gemildert. Bei Tabatha schlug die Therapie anfangs großartig an: Innerhalb von sechs Wochen war aus ihr eine entspannte, verspielte und stubenreine Katze geworden! Sie verrichtete ihr Geschäft nun ausnahmslos in der Kiste, förderlich waren hier sicher auch die bereits erwähnten Optimierungen, was Standort und Reinigung des Katzenklos betraf. Aber wer nun meint, dies hätte doch gereicht und die komplizierte Suche nach psychischen Ursachen und elaborierten neuen Namen für diese Störung überflüssig gemacht, bekam von Tabatha prompt den Gegenbeweis geliefert: Bei der ersten längeren Abwesenheit ihrer Bezugspersonen hatte sie einen Rückfall und urinierte wieder auf das Sofa.

Geselligkeit und Gemeinschaftssinn ist Katzen nicht in die DNA eingeschrieben. Doch da sie mit der Muttermilch auch die Fähigkeit, Bindungen einzugehen, aufsaugen, sind einzelne Individuen durchaus in der Lage, sehr leidenschaftliche Beziehungen zu entwickeln, die auch zu einer Affenliebe – pardon: zu Katzenleid – führen können, wenn die Abwesenheit der Bezugsperson großen Kummer verursacht.

Tabatha geht es heute viel besser, doch ihre extreme Anhänglichkeit und ihr emotionales Gleichgewicht bleiben eine Schwachstelle, und jede noch so wohl dosierte Abwesenheit ihrer Besitzer muss sorgfältig vorbereitet und verhaltenstherapeutisch und biochemisch begleitet werden. Nachdem ihre akuten Angstzustände weitgehend erfolgreich behandelt sind, können Rückfälle, falls sie wieder längere Zeit allein in ihrem gewohnten Umfeld bleiben muss, auch durch Nahrungsergänzungsmittel verhindert werden. Doch wir Veterinäre sind uns darin einig, dass wir hier erst am Anfang einer umfassenden Entwicklung stehen. Von Woche zu Woche mehren sich die Fälle in unseren Praxen, bei denen Katzen wegen zu starker Bindung oder sogar Hyperbindung behandelt werden müssen, weil sie selbst kurze Abwesenheiten ihrer Bezugspersonen nicht verkraften und in krankhafte Zustände verfallen.

Tabatha hatte Glück in ihrem Unglück: Bei ihr fiel die Autonomopathie auf, weil deutlich wahrnehmbare Symptome, nämlich die unerwünschten Ausscheidungen, ihre

Besitzer alarmierten. Die Angststörung konnte so diagnostiziert und eine Behandlung eingeleitet werden. Doch was wäre geschehen, wenn sie ihr Leiden nicht durch ein ganz offensichtliches Symptom wie Unsauberkeit, sondern über Gehemmtheit oder nur übermäßiges Putzverhalten und Lecken ausgedrückt hätte? Vermutlich nichts … die Katze hätte wohl, wie so viele ihrer Artgenossen, still vor sich hin gelitten und es allen Beteiligten sehr schwer gemacht, überhaupt zu erkennen, dass sie leidet.

Ich bezweifle nicht, dass auch Katzen von Angst und Unsicherheit geprägtes Bindungsverhalten zeigen können, doch neben den bereits erwähnten Störungen im Zusammenhang mit ihrem territorialen Umfeld (den Biotopathien), zählt das Leben mit und Leiden an zu engen Bindungen heute zu den Hauptursachen für feline Verhaltensstörungen. Das liegt nicht zuletzt daran, dass Katzen keiner Gattung mit genau geregeltem Sozialverhalten angehören. Bei Hunden, die als soziale Spezies ebenfalls Soziopathien aufweisen können, liegen die Ursachen für die Probleme hingegen bei unklaren Festlegungen der in ihrer Gruppe geltenden Regeln. Es handelt sich jedoch nicht um Psychosen im humanpsychologischen Sinn. Allerdings ist diesen beiden Formen soziopathischen Verhaltens durchaus gemeinsam, dass sie sich auf eine Spezies beziehen, die in Gemeinschaften lebt, gemeinsame Regeln und Normen aufstellt und befolgt, deren Akzeptanz Individuen dieser Gruppe bisweilen leichter- und mal schwererfällt.

Nichts davon gilt für Katzen, sie stellen keine Hierarchien auf und leben nicht in Gemeinschaften oder Gruppen. Ihr Umgang mit anderen basiert strikt auf dem Prinzip der Zweierbeziehung, die ihr entweder Wohlbefinden und Vergnügen bereitet oder aber Unbehagen, das sich schlimmstenfalls zu Angstzuständen und Depressionen auswachsen kann.

Neben diesen Krankheitsbildern treffen wir nicht selten auf sogenannte Findelkätzchen, die ohne das Muttertier aufgefunden und mit der Flasche aufgezogen wurden. Auch diese Tiere weisen oft schwere Verhaltensstörungen auf, die auf Defizite in ihrer frühen Entwicklungsphase zurückgehen.

Luka: Into the Wild

Luka kam während der Pandemie zu uns. Er verkörpert beides: die tiefsten Wurzeln des Verhaltens unserer heutigen Hauskatze ebenso wie ihren veränderten Stellenwert als Haustier. Er ist auch ein Beleg dafür, dass meine Kolleginnen und Kollegen in den tierärztlichen Allgemeinpraxen in zunehmendem Maß einen Blick für Verhaltensstörungen entwickeln, angesichts des unnormalen Verhaltens die Dringlichkeit erkannten und das kleine Kätzchen sofort an uns überwiesen.

Luka war da gerade zwei Monate und zwei Wochen alt und zweifellos das kleinste Katzenbaby, dem ich mich als Spezialist für Verhaltensstörungen je widmen durfte. Ich entwickelte schnell zärtliche Zuneigung zu ihm, aber auch zu seinen Menschen, Lydie und Rémi. Vor nicht allzu langer Zeit hätte man das Katzenkind noch auf der Straße verhungern lassen oder nach dem Auffinden eingeschläfert – oder die Finder hätten, ohne sich Hilfe zu suchen, (wohl vergeblich) versucht, das Kleine zu retten. Heute ziehen alle an einem Strang, um das zarte Band der Beziehung zu dem Tier zu festigen und mit vereinten Kräften sein körperliches und seelisches Wohlergehen zu sichern.

Lukas Geschichte ist anrührend: Das leise Miauen und Fiepen von ihm und seinen Geschwistern wäre ungehört in den pandemiebedingt menschenleeren Straßen während der x-ten Ausgangssperre verhallt, hätte Lydie die zarten Hilferufe nicht wahrgenommen und die drei winzigen, gerade erst geborenen Kätzchen entdeckt. Sie nahm sie jedoch nicht hoch und berührte sie nicht, da sie hoffte, die Katzenmutter würde doch zurückkehren und sich um die Kleinen kümmern. Eine sehr kluge Entscheidung! Dennoch ließ ihr das Schicksal des Wurfs keine Ruhe, und so kehrte sie an dem Tag noch ein paar Mal zurück, um zu schauen, ob sie noch da waren. Bis zum Abend waren die Katzenbabys weder versorgt noch weggetragen worden, und für jene Nacht waren Minusgrade vorhergesagt. Lydie beschloss, die Kätzchen einzusammeln und bei sich zu Hause aufzuwärmen. Den Nachtfrost, so fürchtete sie, würden sie nicht überstehen. Zwei der drei Kätzchen starben jedoch binnen weniger Stunden, nur der winzige Luka überlebte. Lydie und Rémi kümmerten sich rührend um ihn und suchten Rat bei ihrem Haustierarzt. Er empfahl, ihn mit hochwertiger Anfangsmilch aufzupäppeln und viel Geduld mitzubringen. Als sich psychomotorische Entwicklungsstörungen zeigten, Luka immer aggressiver reagierte und bei jeder Berührung seine Krallen ausfuhr, wurden Lydie und Rémi unsicher und fragten sich, wie alle besorgten Eltern, die nur das Beste für ihr Kind wollen, was sie falsch gemacht hatten. Sie fühlten sich verantwortlich für Lukas unnormales Verhalten.

Und so war der kleine Wilde nun also bei mir gelandet. Im Körper dieses Winzlings steckte eine unglaubliche Energie. Während der Konsultation spielte er mit allem, was ihm unter die Tatzen kam, mit einem Blatt Papier auf der Untersuchungsbank, mit den Lamellen der Jalousie, die so schön raschelten, wenn er mit den Tatzen nach ihnen schlug oder sich hinter ihnen versteckte. Ich mag es sehr, wenn meine Patienten in der Praxis anfangen zu spielen, denn so bekomme ich anschaulich wichtige Informationen über den Zustand des Tieres. Außerdem bereitet es mir Freude, sie beim Spiel zu beobachten.

Bei Luka war diese Freude nicht ungetrübt. Ich bemerkte sofort, dass er vor nichts Angst hatte, nicht vor mir, nicht vor unserer Form der Interaktion und auch nicht vor der Umgebung. Er war extrem aktiv und reaktionsschnell, widersetzte sich aber jeglichem Versuch, ihn in seiner Aktivität einzuschränken. Sobald ich ihn festhalten wollte, legte er die Ohren an und spreizte die Krallen, bereit zum nächsten Tatzenhieb. Ein amüsanter, aber auch bezeichnender Moment war der, als er Rémi zum Katzenbaum erkor, an ihm hochkletterte und über die Schultern auf seinen Kopf stieg, um von dort oben Rémis Ohren zu »attackieren«, die sich natürlich nicht bewegten … Ich filmte die Szene zu Unterrichtszwecken, dann holten wir Luka, der jedoch nicht von seinem neuen Spielzeug ablassen wollte, wieder auf den Boden der Tatsachen zurück.

Ohne Grenzen

Das Verhalten des kleinen Luka führt uns zurück zum Thema Selbst- und Impulskontrolle. Wie Nougat im ersten Kapitel hatte das Kätzchen nie gelernt, seine Reflexe zu kontrollieren. Doch anders als bei Nougat und seinen unter dem Hypersensibilitäts-Hyperaktivitätssyndrom leidenden Artgenossen, war dies bei Luka nicht die alleinige Wurzel des Übels. Hinzu kam, dass bei ihm augenscheinlich Mechanismen der Selbsthemmung nicht vorhanden waren, was jedoch die Grundvoraussetzung für den wechselseitigen Kontakt und die Herstellung einer Beziehung zu anderen Lebewesen ist. Dabei geht es keineswegs um Unterwerfung oder hierarchisches Verhalten wie etwa bei sozialen Gattungen, sondern allein um die Fähigkeit der psychomotorischen Unterdrückung bestimmter Reflexe und Reaktionen, um Kontaktaufnahme und Wechselseitigkeit zu ermöglichen. Nougat und Lucifer *gefährdeten* die Beziehung zu ihren Menschen aufgrund eines Mangels an Impulskontrolle oder angststörungsbedingten Attacken gegen sie, doch beide verfügten im Grundsatz über die Fähigkeit, Bindungen einzugehen. Luka hingegen war von vornherein nicht ausgerüstet dafür, eine Beziehung zur (Um-)Welt aufzunehmen. Der fehlende Kontakt zu einer fürsorglichen Mutter und die so nicht erfolgte Einübung von überlebensnotwendigen Selbsttechniken hinterließen ein Kätzchen bar jeglicher Hemmung, das zur Selbstkontrolle und Selbsteinschränkung unfähig war. Um diese spezifische Form der Verhaltensstörung bei Katzen differenzierter zu erfassen, schlage ich auch hier die Einführung eines neuen Begriffs vor: *Schezipathie.* »Schezi«- ist eine aus dem Griechischen abgeleitete Silbe, die für »Beziehung« steht, »-pathie« steht für das damit verbundene Leiden. Der für Mensch und Hund angebrachte Begriff *Soziopathie* lässt sich eben nicht ohne Weiteres auf die asoziale Gattung der Katzen übertragen. Sie leiden nicht an Psychosen oder Soziopathien, sondern an *Schezipathie*, da der Leidensdruck nicht durch fehlgeleitete soziale Regeln und Beziehungen innerhalb einer Gruppe, sondern durch das Fehlen einer Beziehung beziehungsweise durch eine fehlgeleitete Zweierbeziehung ausgelöst wird. Und da Katzen nicht hierarchisch organisiert sind, gelingen solche Zweierbeziehungen nur durch die Fähigkeit zu selbsthemmenden Unterlassungsleistungen und Akzeptanz von Einschränkungen, um sich mit dem anderen Individuum zu synchronisieren.

Das bedeutet auch, dass bestimmte Beziehungsformen manchmal unvereinbar sind mit Katzen (dazu später mehr) und manche Katzen entwicklungsbedingt nicht in der Lage sind, Beziehungen einzugehen. Katzen, die wie unser Luka keine Selbsthemmungsmechanismen entwickeln konnten, leiden unter *Aschezie* – der Unfähigkeit eine Beziehung zu entwickeln. Die negierende Vorsilbe »A-« bei diesem Begriff sollte jedoch nicht allzu wörtlich genommen werden, denn die Benennung ist nicht gleichbedeutend mit der Besiegelung eines Schicksals. Sie verweist zunächst einfach auf die düsteren Umstände, in die das Kätzchen hineingeboren wurde: ein Dasein ohne mütterliche Zuwendung und Lektionen, die ihn zur Herstellung von Beziehungen befähigt hätten. Er bekam dafür keine Gebrauchsanweisung mitgeliefert.

Bis vor Kurzem galten solche Tiere als nicht vermittelbar, doch neuere Forschungen deuten eine Wende an. Um festzustellen, ob das Kätzchen zu früh von der Mutter getrennt wurde, dient der sogenannte Tragestarre-Reflex – man greift, selbstverständlich *ohne ihm wehzutun* (es darf nicht als körperliche Züchtigung wahrgenommen werden!), ins lose Fell zwischen den Schulterblättern und zieht es hoch (siehe Kasten weiter unten). Wenn das Tier während des Vorgangs eine entspannte oder fetale Haltung einnimmt, wurde es ausreichend lang, also mindestens acht Wochen, von der Mutter versorgt und hat von ihr auch die wichtigsten Lektionen gelernt. Wenn es sich bei dem Vorgang jedoch überstreckt und dabei sämtliche Krallen ausfährt, ist davon auszugehen, dass der Kontakt zur Mutter weit weniger als fünf Wochen währte. Kätzchen mit einem »negativen« Tragestarre-Reflex wurden stets nicht als Haustier tauglich eingestuft. Die oben erwähnten Studien zeigen nun aber, dass Menschen, die ein Kätzchen mit

Negativreflex adoptierten, nach einem Jahr deutlich zufriedener mit ihrer Entscheidung waren als diejenigen, die eine Katze mit einem normalen Entwicklungsverlauf bei sich aufgenommen hatten. Ich habe lange über diese Ergebnisse nachgedacht und komme zu folgendem Schluss: Die Tiere mit »negativem« Tragestarre-Reflex waren erwartbar ängstlicher und entwickelten genau deshalb eine übermäßig starke Bindung an ihre Menschen. Sie lagen öfter auf deren Schoß als normal entwickelte Jungkatzen, die lieber spielten, herumtollten und die Welt erkunden wollten. Die im Grunde verhaltensauffällige erste Gruppe kompensierte ihre Ängstlichkeit durch eine ausgesprochen starke Bindung an ihre Besitzer, die so wiederum das Gefühl entwickelten, eine wichtige, stabilisierende Rolle im Leben des benachteiligten Tieres zu erfüllen, und aus diesem Grund die Beziehung zu ihrer Katze als »erfüllter« und in hohem Maß zufriedenstellend einstuften. Wir haben es hier mit einem paradoxen Bindungsverhältnis zu tun, das positive Wirkungen auf beiden Seiten zeigte, was mich zu einer Neubewertung solcher Fälle bewog. Nicht alle Katzen mit negativem Tragestarre-Reflex scheinen (dauerhaft) an *Aschezie* zu leiden. Der negative Reflex ist zwar ein ernst zu nehmendes Indiz für eine Beziehungsunfähigkeit der Katze, lässt aber kein Pauschalurteil darüber zu, ob sie nicht trotzdem eine Form von Anhänglichkeit entwickeln kann. Viele Jahre der Zusammenarbeit mit Tierschutzorganisationen, Tierheimen und freiwilligen Helfern haben mich gelehrt, mit kategorischen Urteilen und düsteren Prognosen sorgsam umzugehen. Denn ich bin

Katzen begegnet, die sich – obgleich ich es aufgrund ihrer schlechten Startbedingungen nie gedacht hätte – tatsächlich zu anhänglichen Gesellen »mauserten«. Manchmal galt die Anhänglichkeit nur einem Individuum, oft war das Tier aber auch anderen Lebewesen in seiner Umgebung freundlich zugewandt. Ich musste mir eingestehen, dass ein letztes Urteil nie gesprochen werden kann. Umso mehr, als die Veterinärmedizin immer wieder neue Behandlungsmethoden und -mittel entwickelt, welche die Gefährdung im Zusammenleben mit einem vorbelasteten Tier stark vermindern. Luka ist ein leuchtendes Beispiel für das Paradox der beziehungsunfähigen Anhänglichkeit.

Fehlstart

Als ich den Tragestarre-Reflex bei Luka testen wollte, erwartete ich eine heftige Reaktion. Tatsächlich fauchte der Winzling gar fürchterlich und schlug mit seinen Tatzen wild um sich – doch auf einmal spürte ich, wie er sich etwas entspannte und schließlich einen fast positiven Reflex zeigte, ähnlich den Katzen mit einem normalen Entwicklungsverlauf. Offenbar verfügte der Kleine über ein gewisses Maß an Selbstheilungskräften, und das trotz der Brüche und Defizite in seiner frühen Entwicklungsphase. Ein Zusammenleben mit ihm gestaltete sich damals aber noch als schwierig.

Testen, nicht Strafen

Der Griff ins Schulterfell ahmt den mütterlichen Biss in den Nacken nach, mit dem die Katzenmutter Jungtiere in ein neues Lager verfrachtet, um Spuren zu verwischen, die Fressfeinde auf sie aufmerksam machen könnten. Vom Menschen angewandt, ist es ein diagnostisches Verfahren und darf nicht als Bestrafung benutzt oder von der Katze als solche empfunden werden! Manche Klienten berichten auf Nachfrage, dass sie die Katze schon einmal am Nacken gepackt haben, um ihr unerwünschte Ausscheidungen unter die Nase zu reiben, oder sie schüttelten, weil sie zum wiederholten Mal aufs Bett gepinkelt hat, »damit sie kapiert, dass sie das nicht darf, dass das nicht gut ist«. Aber gut informiert, wie Sie nun sind, wissen Sie ja, dass das *nie* funktioniert. Entweder ist der Tragestarre-Reflex vorhanden, dann findet ohnehin eine Entkoppelung zur unmittelbaren Umgebung statt. Oder der Reflex ist nicht vorhanden, dann tut das Schütteln einfach nur weh, und die Katze beginnt, sich mehr oder weniger energisch dagegen zu wehren. In keinem Fall ist etwas gewonnen, schon gar nicht eine Einsicht beim Tier!

Auch wenn es nach einem Mantra klingt, möchte ich noch einmal wiederholen: Bestrafen und Schütteln nützt nichts bei Katzen! Körperliche Züchtigungen und Beschimpfungen verstärken nur ihre Furcht und damit die Symptome ihrer Angststörung. Dass sich das Missverständnis jedoch so hartnäckig hält, hat vermutlich damit zu tun, dass Hundewelpen durch den Griff in den Nacken bisweilen wirkungsvoll »zurechtgewiesen« werden (auch darüber kann man lange diskutieren). Allerdings funktioniert auch das nur, wenn es maßvoll und sofort nach dem Fauxpas geschieht – und vor allem nur auf die Art und Weise einer Hundemutter, nämlich indem der Welpe dabei leicht gegen den Boden gedrückt und nicht hochgezogen und geschüttelt wird wie ein Apfelbäumchen. Bei Katzen ist das Verfahren völlig sinnlos, auch Katzenmütter wenden den Biss in den Nacken nicht an, um die Katzenkinder zurechtzuweisen. Beim Lernen setzen sie auf sanfte Formen der Fokussierung durch Festhalten zwischen den Vorderpfoten und geduldiges Einüben des gewünschten Verhaltens. Luka hatte schon den einen oder anderen sanften Klaps von seinen Menschen bekommen (die Katzenmütter auch verteilen), um ihn von etwas abzuhalten oder eine grobe Reaktion zu unterbinden, ohne erkennbaren Erfolg. Und Rémi, die bevorzugte Zielscheibe von Lukas rabiaten Spielchen, hatte ihn auch ein paar Mal laut ausgeschimpft, allerdings ohne ihn zu schlagen.

Doch mit der Zeit zeigten sich in seinem Verhalten erste Hinweise darauf, dass es aller Widrigkeiten seiner frühen Phase zum Trotz bergauf ging.

Am Anfang war seine wahnsinnige Gier nach dem Fläschchen kaum mit anzusehen. Erregt und unbeherrscht klammerte er sich mit den Pfoten daran, glitt am Glas ab, setzte erneut an und sog mit sichtlich unstillbarem Verlangen am Nuckel, und blieb doch frustriert, weil der Hunger unersättlich war. Allmählich pendelte sich das zu einem normalen Fressverhalten ein, dabei half es, dass er nie am Tisch mitessen durfte (impulsive Katzen wie er sind oft kleine Meisterdiebe, sie stibitzen ihren Menschen sogar vom Teller). Stattdessen stand für ihn stets ein Napf mit erstklassigem Trockenfutter bereit.

Die Erziehung zur Stubenreinheit erfolgte bei Luka extrem früh. Als er zu Lydie und Rémi kam, war er erst zwei Tage alt, und kurz nach der Geburt ist der Schließmuskel der Katzenwelpen noch nicht funktionstüchtig. Er muss erst stimuliert werden, und Lydie fragte ihren Allgemeintierarzt um Rat. Als Ersatzmutter wandte sie dann eine bestimmte Massagetechnik an, um den Analmuskelreflex auszulösen. Doch das Lecken von Bäuchlein und After des Winzlings nach den ersten Ausscheidungen blieb ihr zum Glück erspart. Eine sanfte Reinigung mit weichem Klopapier genügte. Denn überlebenswichtige Mechanismen in Gang zu setzen, ist eine Sache; eine andere ist es, den Gang zur Toilette in die richtigen Bahnen zu lenken. Wie Letti in unserem Beispiel weiter oben zeigte Lydie dem kleinen Luka nun geduldig immer wieder, wie das Katzenklo zu benutzen war. Sie scharrte darin mit den Fingern und legte immer wieder kleine Kotköttel von ihm hinein, um sie dann vor seinen Augen mit Streu zu bedecken.

Nach kaum vier Wochen war Luka bereits stubenrein, das hätte seine eigene Mutter nicht schneller geschafft!

Dafür war sein Verhalten beim Anbringen von Geruchsreizen seltsam: Er setzte zwar keine Harnmarkierungen, rieb sich jedoch auch nach zehn Wochen noch nicht an den Gegenständen in seinem Revier, um sie als vertraut und zu ihm gehörig zu markieren. Umso heftiger rieb er sein Köpfchen jedoch an seinen Menschen, denen das manchmal zu viel wurde. Zumal die Grenze zu unkontrolliert rabiatem Spiel dabei recht fließend war.

Auch sein zunächst gut eingeübter Toilettengang hatte seine merkwürdige Seite. Nachdem er schon gelernt hatte, seine Impulse besser zu kontrollieren und die rabiaten Umgangsformen abzumildern, beschloss er plötzlich, sein Katzenklo als Schlafplatz zu nutzen. Die Wohnung von Lydie und Rémi war klein, und so hatten sie, nicht zuletzt der Gerüche wegen, sich für eine geschlossene Kiste entschieden. Und die hatte Luka nun zu seiner Schlafhöhle erkoren. Wir versuchten, ihm durch Auslegen von Leckereien und Spielzeug andere Ruheplätze schmackhaft zu machen und ihn aus dem Klo zu locken. Doch auf diesem Ohr schien Luka völlig taub zu sein. Lydie und Rémi suchten nach einer Lösung. Was tun mit einem rabiaten Winzling, der von seiner Mutter, die er nie kennenlernte, nichts lernen konnte? Sein Glück war, dass er bei fürsorglichen Menscheneltern gelandet war, die sich verhaltenstherapeutisch beraten ließen. Die Lösung lag, wie so oft, in der Erörterung von weiteren Verbesserungsmaßnahmen in seinem Wohnumfeld. Luka hatte sich nach einem furchtbar schlechten Start ins Leben neu erfunden als Katzenkind mit (halbwegs) normalem Verhalten, doch sein Bedürfnis nach einem extrem geschützten Ort beim Schlafen konnte er nicht ablegen. Deshalb schlug ich Lydie vor, ihm ein Katzeniglu zu besorgen. Das sind höhlenförmige, weiche, kleine Zelte aus Plüsch oder Fell, in die Katzen hineinkriechen können, wenn sie sich ganz sicher fühlen wollen. Nach nur kurzem Zögern verließ Luka seinen Schlafplatz in der Streu und nahm die neue Hütte bereitwillig an. Das Katzenklo ist seitdem wieder allein den Ausscheidungen vorbehalten.

Lukas Geschichte ich ein leuchtendes Beispiel dafür, dass alles auch ganz anders kommen kann – jedenfalls sieht es im Augenblick nach einem guten Ende aus. Doch man soll den Tag bekanntlich nie vor dem Abend loben …

Mit der Geburt fängt es erst an

Seine Geschichte wirft auch noch eine ganz andere Frage auf: Ist nach der Frühphase der Entwicklung das Schicksal des Tieres entschieden, und ist es eine Illusion zu glauben, man könne später noch in die Geschicke eingreifen? Ich weiß natürlich, dass viele Menschen Luka, anders als Lydie und Rémi, entweder gar nicht aufgenommen oder ihn längst wieder abgegeben oder gar ausgesetzt hätten. Andererseits erlebe ich immer öfter Klienten, denen wirklich an einem guten Gleichgewicht zwischen der Organisation ihres Alltags und dem Wohlergehen ihres Haustiers gelegen ist. Als Tiermediziner ist es unsere Aufgabe, dabei zu helfen, dieses ausgewogene Verhältnis herzustellen und zu erhalten. Das bedeutet, die Ängste und Unsicherheiten der Tierhalter in jedem Fall ernst zu nehmen, ohne die Bedürfnisse und Gefährdungen des Tieres aus dem Blick zu verlieren, aber mehr noch, in der Lage zu sein, bei jedem Individuum die tragenden Säulen seines oder ihres inneren Gleichgewichts zu erkennen. Verhaltensmedizin, Psychologie und Psychiatrie – im menschlichen wie im tierischen Bereich – sehen sich dabei immer wieder zwei Hauptkritikpunkten ausgesetzt:

- Sie würden alles nur unter dem Gesichtspunkt der Pathologie betrachten und somit Gefahr laufen, normales Verhalten nicht mehr zu erkennen oder, schlimmer noch, krankhaft nicht von vertretbar abgrenzen zu können.
- Sie würden normativ verfahren. Das hängt mit der Definition der Weltgesundheitsorganisation zusammen, die seit 1948[22] unverändert lautet: »Gesundheit ist der Zustand des vollständigen körperlichen, geistigen und sozialen Wohlbefindens und nicht nur das Freisein von Krankheit und Gebrechen.« Das soziale Wohlbefinden in die Definition einzubinden, ist der Knackpunkt. Ist man denn krank, wenn man mit den gesellschaftlichen Bedingungen nicht einverstanden ist? Ich denke, wir alle kennen hier die Antwort. Doch die Gefahr ist offensichtlich: Jemanden wegen »gesellschaftlicher Malaise«

zu behandeln, wäre dann die Aufgabe der Psychiatrie – und das machte sie zum bewaffneten Arm eines verordneten Zwangs zum sozialen Frieden. Ich kenne wirklich viele Psychiater und kann nur sagen: In allen Fällen sind sie das Gegenteil von einem »bewaffnetem Arm«. Ihre Bereitschaft und Fähigkeit, zuzuhören, Dinge gelten zu lassen und Verständnis für jeden Einzelfall aufzubringen, ist vorbildlich und sollte uns den größten Respekt abnötigen.

Müssen Katzen und Hunde gesellschaftlichen Normen entsprechen?

Stellvertretend für meine Disziplin und den Ansatz, den wir in Frankreich seit den 1990er-Jahren verfolgen, lautet die Antwort kurz und bündig: Nein. Bei Hunden gilt einschränkend, dass sie keine Gefährdung darstellen dürfen, wie etwa die angeblichen »Kampfhunde«, die es bisweilen ins Blitzlichtgewitter der Medien schaffen. Ich muss hier nicht betonen, dass wir Tiermediziner gegen diese unsinnige Kategorisierung sind, die auf einer buchstäblich *rassistischen* Gesetzgebung basiert und gravierende Folgen für das Wohlergehen von Zehntausenden von Hunden und ihren Besitzer*innen hat. Und was ist mit den Katzen? Sie spielen im öffentlichen Leben kaum eine Rolle, bis auf das Problem der Streunerkatzen, das sich früher oder später jeder Kommune stellt. Soziale Normen sind dabei nicht von Belang, und ihre medizinische oder verhaltenstherapeutische Behandlung verfolgt keine normativen Absichten, sondern greift nur ein, um ihre individuelle Gesundheit, ihr inneres Gleichgewicht und Wohlergehen sicherzustellen. Und was den Vorwurf an die Zoopsychiatrie betrifft, alles »normalisieren« zu wollen beziehungsweise nichts als normal zu betrachten, möchte ich sagen: Unsere tägliche Praxis als Veterinärmediziner besteht im Gegenteil darin, die Grenze zwischen normal und krankhaft stets aufs Neue auszuloten.

Was als normal gilt, wird außerdem von kulturellen Faktoren, von Ort und Zeit und auch vom Stellenwert einer Tierart – gleichgültig ob Wild- oder Haustier – beeinflusst.

Domestiziert, gezähmt oder gebändigt?

Die bereits erwähnten Ausgrabungsfunde des Teams um Jean-Denis Vigne auf Zypern waren auch dahin gehend überraschend, dass im wissenschaftlichen Bericht über den Fund der Katzenskelette (der von einem emotionalen Wert des Tieres für den Menschen zeugt) die Frage der Domestizierung der Katze eher zurückhaltend bewertet wurde. Im Zusammenhang mit dem Fund in Shillourokambos, der auf ein relativ großes Tier hindeutet, wird von *taming* – also Zähmung – gesprochen; ein Begriff, der im Englischen äußerst selten für Domestizierung gebraucht wird. Die Frage, welche Behandlungsmethoden und Therapien bei Katzen eingesetzt werden können, dreht sich genau darum: Wen behandeln wir eigentlich, ein domestiziertes Haustier oder ein Tier, das zwar unser Heim mit uns teilt, aber doch nie vollständig domestiziert wurde?

Auch der Begriff der Domestizierung ist nicht unumstritten. Je nach disziplinärer Verankerung betonen Wissenschaftler entweder den sozialen oder den biologischen Aspekt. Meines Erachtens spielen beide eine wichtige Rolle. Im Fall der Katze kommt es darauf an, was genau in den Fokus rückt. Liegt dieser auf Zucht und damit einhergehenden Veränderungen in der Morphologie der Gattung, auf Hypertypen und genetischen Defekten als Merkmal neuer Rassen, und geht es um kontrollierte Fortpflanzung und die Abhängigkeit vom Menschen, dann könnte man von Domestizierung sprechen. Aus der Perspektive von Tierschutzorganisationen und Vereinen, die vor allem Straßenkatzen oder Katzen im Tierheim im Blick haben, kann andererseits mit Fug und Recht behauptet werden, dass sich die allgemeine Morphologie der Katze seit Jahrtausenden kaum verändert hat und ihr Fortpflanzungsverhalten nur bedingt der menschlichen Kontrolle unterliegt. Oft werden dabei erschreckende Rechnungen aufgemacht, die besagen, dass ein nicht kastriertes Katzenpaar innerhalb von vier Jahren bis zu zwanzigtausend Nachkommen zeugt. Das sind schwindelerregende Zahlen, die jedoch noch nie verifiziert wurden. Das Vorhaben, alle streunenden Katzen von der Straße zu holen und zu kastrieren, ist ein Fass ohne Boden und wird nicht verhindern, dass es auch in Zukunft verwilderte Katzen gibt. Seit Jahrzehnten arbeiten Veterinäre mit Verwaltungen, Schutzorganisationen und auch anderen Verantwortlichen zusammen, um eine Politik der »Freiheit der Katzen« durchzusetzen, die durch die Ausrottung der Tollwut in Frankreich endlich möglich scheint. Es geht darum, die Katzen einzufangen, sie zu kastrieren oder zu sterilisieren, sie dann jedoch wieder in ihrem gewohnten wilden Habitat auszusetzen. Denn auch die Natur kennt den *horror vacui*, das Grauen vor der Leere, und sie wird diese Lücken und ökologischen Nischen aufs Neue füllen – wo immer Katzen leben können, werden sich Katzen auch ansiedeln, ob uns das ins Konzept passt oder nicht. Dann erscheint es doch sinnvoll, deren Population nicht weiter in die Höhe zu treiben und diese Nische durch kastrierte und wieder ausgesetzte Tiere zu füllen.

Doch zurück zu unserer Ausgangsfrage: Sind Hauskatzen nun domestiziert oder nicht? Die Antwort lautet ja und nein. Die meisten von ihnen könnten auch heute noch in der freien Natur überleben und sich selbst versorgen. Überall um uns herum leben viele verwilderte Katzen, die nie Kontakt zum Menschen hatten und völlig ohne seine Hilfe auskommen. Wenn sie sich dennoch in seiner Nähe ansiedeln, dann um sich an seinen Resten zu bedienen, sie werden als Streuner oder Straßenkatze bezeichnet. Wenn sie fernab jeder menschlichen Ansiedlung leben und sich autonom vom Jagen ernähren, spricht man von verwilderten Katzen, die jedoch nicht mit echten Wildkatzen zu verwechseln sind! Die Existenz dieser verwilderten Katzen zeigt, dass ihre Domestizierung einen Rückfahrtschein bereithält. Eine Gattung, die das »Glück« hatte, in engem Kontakt zum Menschen zu leben, kann sich von dieser Nähe auch ohne Weiteres wieder frei machen. Diese Kränkung scheint mir kein geringer Grund dafür zu sein, warum Katzen manchmal so viel Wut entgegenschlägt und ihnen alles Übel der Welt nachgesagt wird, nicht zuletzt die Gefährdung der biologischen Vielfalt. Die Katzenartigen düpieren uns, weil es für sie keine Selbstverständlichkeit ist, das Zusammenleben mit dem Menschen als einmalige Chance zu begreifen, die sie sich keinesfalls entgehen lassen dürfen …

Doch wo verortet sich die Veterinärmedizin in dieser Frage? In welche Richtung setzen wir den Schieber auf der Skala zwischen wild und domestiziert bei der Behandlung?

Mission: Behandeln und fürsorglich betreuen

Die Verhaltensmedizin und Tierpsychiatrie folgt – und ich wiederhole mich hier gern, denn es ist ein wichtiger Punkt – weder normativen noch moralisierenden Maßstäben. Wir beziehen uns auf wissenschaftliche Belege, wenn wir argumentieren, dass es Katzen unter bestimmten Umständen sehr gut möglich sei, ein harmonisches Leben mit dem Menschen zu führen, und ein Leben in der freien Wildbahn neben den natürlichen Reizen auch deutlich mehr Risiken und Gefahren berge. Was für die Gattung vorteilhaft scheint, muss nicht zwangsläufig auf die individuelle Katze zutreffen.

Unsere Aufgabe besteht also darin:

- dogmatische Haltungen zu vermeiden, die Hauskatzen entweder als »Gefangene« des Menschen begreifen oder andererseits die Möglichkeit, durch Auslauf ihrem natürlichen Jagdtrieb nachzugehen, als unzumutbares Risiko betrachten,
- uns darauf zu konzentrieren, ihnen im Sinne der Care-Ethik-Pflege Fürsorge und Behandlungsmöglichkeiten angedeihen zu lassen und mit geschultem Blick die Lebensumstände jedes einzelnen Tieres zu erfassen, um sie bei der Anpassung an ihr Haltungsumfeld gemäß ihren Ressourcen zu unterstützen sowie positive und

negative Auswirkungen der Bindungen, die sie mit den Lebewesen um sie herum eingehen, zu erkennen.

Wir prüfen in jedem Einzelfall, wie es um ihre fünf Freiheiten[23], fünf Grundbedürfnisse beziehungsweise fünf Bereiche bestellt ist, die das Wohlbefinden und Gefühlsgleichgewicht der Katze maßgeblich bestimmen. Eine harmonische Umgebung spielt dabei die entscheidende Rolle und beruht auf fünf Säulen (siehe Kasten). Das führt uns noch einmal zurück zur Diskussion darüber, was als »normal« gelten kann. Meines Erachtens lässt die Doppelnatur der Katzen gerade in der Hinsicht im Vergleich zu Hunden mehr Spielräume zu, und es kann wirklich keine Rede davon sein, »alles« vorschnell als pathologisch einzustufen.

Die fünf Säulen eines gesunden Umfelds für Katzen

Säule 1
Ein sicherer Ort, an dem sich die Katze geschützt fühlt.

Säule 2
Freier Zugang zu den räumlich getrennten Schlüsselbereichen und Ressourcen für Nahrungsaufnahme,

Toilette, Kratzmöglichkeiten, Spielzone, Ruhe- und Schlafbereich.

Säule 3
Möglichkeiten des spielerischen Auslebens ihres Raubtierverhaltens anbieten.

Säule 4
Für positive, verlässliche und vorhersehbare Kontakte und soziale Interaktionen sorgen.

Säule 5
Die Umgebung der Katze muss ihrem ausgeprägten Geruchssinn und der hohen Bedeutung von Geruchsreizen Rechnung tragen.

Wir Veterinäre sind auch in der Lage, Anzeichen für Leidensdruck, Anpassungsprobleme und eine Unwahrscheinlichkeit von spontaner Umkehrbarkeit des auffälligen Verhaltens rasch zu erkennen und bei sich entwickelnden Störungen früh einzugreifen.

Im Fall von Luka war meine Haltung sehr klar. Das im Grunde zum Tode verurteilte Kätzchen darf nun unter sehr guten Bedingungen bei fürsorglichen Menschen leben, die seine Bedürfnisse berücksichtigen und ihm ungeahnte Entwicklungschancen bieten. Andererseits schlittert es aufgrund der frühen Traumatisierung durch die Abwesenheit der Mutter und der nie erlernten Fähigkeiten zur

Impulskontrolle und Inhibition immer wieder am Rande des Pathologischen entlang, was nicht nur Leid verursacht, sondern auch ein hohes Gefährdungspotenzial mit sich bringt. Als Tierarzt sehe ich meine Aufgabe darin, dieses Leid zu lindern und Luka bei der Anpassung an die ihm gebotenen Lebensumstände zu unterstützen, ihn auf seinem Weg bei der Entwicklung von Selbstkontrolle und Selbsthemmungsmechanismen zu begleiten. Nach einer gewissen Zeit kann die medikamentöse Behandlung beendet und verstärkt auf verhaltenstherapeutische Maßnahmen fokussiert werden, die sich im Alltag der Kleingruppe eher als eine bestimmte Form des Umgangs miteinander etablieren. Ich will hier kurz auf einen Punkt eingehen, der unseren Klienten oft Sorge bereitet: Eine medikamentöse Behandlung ist *nie* auf Dauer angelegt! Psychopharmaka wirken unterstützend bei der Erhöhung der Plastizität des Gehirns und damit fördernd auf Lern- und Adaptionsprozesse. Sobald dieses Ziel erreicht ist, werden die Medikamente abgesetzt. Das kann sechs, zwölf, manchmal achtzehn Monate dauern, aber bis auf seltene, sehr schwere Fälle ist eine langfristige Einnahme weder angezeigt noch vorgesehen. Luka bekam ein Serotoninpräparat verschrieben, da dieser Neurotransmitter nach aktuellem Wissensstand maßgeblich auf Impulskontrolldefizite und Angriffsverhalten wirkt.

Entwicklungshilfe auf dem Weg zur Selbstkontrolle

Eine sehr bewährte und effiziente Strategie ist immer der Verzicht auf körperliche Bestrafung, Schimpfen und Bedrohen der Katze, denn alles, was das Tier in Angst und Schrecken versetzt, kann neben Schmerzen auch Phobien auslösen. Allerdings kann bei einer Katze mit normaler Entwicklung durch behutsames Antippen der Pfote mit der Fingerkuppe, begleitet von der Aufforderung »Samtpfötchen!« (oder einem anderen passenden Befehl), rasch ein Lerneffekt eintreten, der dazu führt, dass die Krallen beim Spiel nicht mehr ausgefahren werden. Bei Luka hätte das allein nicht genügt, er brauchte eine begleitende Behandlung mit einem Psychopharmakon, um diesen Lernprozess zu durchlaufen.

Auch ein Umlenken der Krallenhiebattacken auf erlaubte Objekte kann bisweilen nützlich sein, allerdings vertrete ich hier die etwas unorthodoxe Haltung, dass es in der Lernphase wichtig ist, die menschliche Hand im Spiel zu belassen. Denn nur so können Entwicklungen und Fortschritte im Hinblick auf Selbstkontrolle, Beiß- und Kratzverhalten wirklich erkannt werden.

Bei Lydie und Rémi sind Beiß- und Kratzwunden mittlerweile fast schon Geschichte, was das Leben mit Luka umso angenehmer macht. Seine Fortschritte sind enorm, und die gelegentlichen Rückfälle sind bei Weitem nicht mehr so schlimm. Lydie und Rémi begleiten den Kater auf seinem Weg mit liebevoller Zuwendung, Rücksicht und Respekt. Und ich freue mich als Onkel Doktor im Hintergrund über diesen kleinen Triumph über die skrupellose Praxis des Aussetzens von Tierbabys.

Luka ist ein Extremfall, an dem sich zeigt, wie schwer es Findelkätzchen haben, überhaupt eine Beziehung zu anderen Lebewesen aufzubauen. Solche armen Geschöpfe gibt es zuhauf, aber ich will noch einmal betonen: Sie können behandelt werden und, mit Geduld, Liebe und dem nötigen Wissen versorgt, sich sogar gut entwickeln! Eine Videoaufnahme von Luka, die mich im Rahmen der Verlaufskontrolle erreichte, zeigt einen stattlichen Kater, eng angeschmiegt an seinen Menschen, an dem er sich wohlig reibt. Lydies Begleittext lautet: »Wir dachten, das macht Ihnen vielleicht Freude.« Und tatsächlich bin ich mehr als glücklich über diese wunderbare Nachricht.

Neben solchen Erfolgsgeschichten gibt es jedoch Zehntausende, Hunderttausende Katzen, die unter der Unvereinbarkeit zwischen den Möglichkeiten ihrer Beziehungsfähigkeit und den hohen, aber oft unangemessenen Erwartungen an sie furchtbar leiden. Hier herrschen noch immer viele Irrtümer und Missverständnisse zwischen den Spezies vor, und Beziehungsansprüche, die nie böse gemeint sind, führen zu Verhältnissen, die eher erlitten werden, als dass sie erfüllend sind, weil sie der Natur der Katze nicht entsprechen. Als Tiermediziner stehen wir in der Pflicht, ihnen auch in der Hinsicht zu ihrem Recht zu verhelfen und damit allen Beteiligten ein Stück Hoffnung zurückzugeben.

Isis und Aline – Die durch die Hölle gehen

Ich kann es nicht oft genug wiederholen: Katzen sind keine kleinen Hunde. Aber leider gehört es zu den täglichen Erfahrungen eines Tierarztes, mit anzusehen, dass Katzen, ohne böse Absicht, eher aus Unwissenheit, von ihren Besitzern häufig wie kleine Hunde behandelt werden. Natürlich gibt es Ähnlichkeiten zwischen den beiden Arten. Hunde und Katzen sind Fleischfresser und leben seit Jahrtausenden mit uns zusammen. Ihre Entwicklung basiert auf einem Bindungsverhältnis zur Mutter, daher sind beide Gattungen grundsätzlich in der Lage, auch später gute Bindungen zu anderen Lebewesen herzustellen. Beide besitzen einen hervorragenden Geruchssinn, deshalb sind sich ihre Lebenswelten ähnlicher als unsere. Es sind neotenisch geprägte Tiere, die auch im Erwachsenenalter noch jugendliches Verhalten zeigen, was sich besonders an ihrem ausgeprägten Spieltrieb bemerkbar macht. Und beide Arten sind Nutznießer des Kontakts mit dem Menschen, der ihnen Schutz und Nahrung bietet. Kurzum: Es besteht eine gewisse Verwechslungsgefahr.

Aline und Raymond kamen in meine Sprechstunde in einem großen Tierklinikum bei Paris. Es war Winter, und beide waren in dicke Daunenjacken eingepackt, die sie, wie sich herausstellen sollte, nicht nur wegen der Kälte trugen. Meine Patientin war eine schwarze Kurzhaarkatze, die in aller Seelenruhe ihrer Transportbox entstieg. Da sie gleich auf mich zukam, streichelte ich sie, doch schon beim zweiten Versuch, sie zu berühren, hielt sie plötzlich inne und fauchte. Das Fauchen bei einer Katze entspricht dem Knurren beim Hund. Beides signalisiert: Komm mir bloß nicht zu nahe, lass mich in Ruhe! Ich fragte die Besitzer nach dem Grund ihres Kommens. Aline ergriff das Wort: »Sie haben es ja eben selbst erlebt – sie greift uns ständig an! Das macht mir Angst. Und außerdem macht sie in letzter Zeit überall hin!«

Nun denn, die Kurzfassung der beiden Klassiker, die als Hauptgründe für den Besuch von Verhaltenssprechstunden genannt werden. Die stets gleichen beiden Spitzen des Eisbergs …

Isis stolzierte derweil durch den Raum, sprang auf Alines, dann auf Raymonds Schoß, schließlich wieder zurück zu Aline, die sie ein bisschen kraulte, bis Isis auch sie anfauchte.

Ich beobachtete das alles aufmerksam und stellte fest, dass die Tür ihrer Transportbox zwar weit offen stand, sie dort aber keinen Schutz suchte. Mehrmals streifte sie an der Box vorbei, schnupperte daran und lief weiter. Viele andere Patienten flüchten in die ihnen vertraute Box, wenn sie keine Lust auf die Untersuchung haben. Während Isis an Aline oder Raymond vorbeistreifte, rieb sie den Kopf an ihnen, was jedes Mal dazu führte, dass die Besitzer sie streichelten. Zwei-, dreimal ließ sie sich das gefallen, dann drehte sie ihnen den Rücken zu oder fauchte und knurrte, manchmal teilte sie auch einen Tatzenhieb aus.

Geteiltes Leid

Als Verhaltensmediziner und Tierpsychologe befasse ich mich unter anderem mit Hirnfunktionen, Neurotransmittern und Rezeptoren. Der weitaus größere Teil meiner Arbeit basiert jedoch auf Einfühlung und Mitfühlen, was meine tierischen Patienten, aber auch ihre Besitzer aus dem Gleichgewicht bringt, verbunden mit dem Versuch, die Probleme mittels alter und neuer wissenschaftlicher Erkenntnisse zu lindern oder zu beheben. Ein wohlwollendes Verständnis für die Nöte der Menschen, die unsere tierischen Patienten im Leben begleiten, ist dabei unerlässlich. In Isis' Fall hatte ich den Eindruck, es waren eher die Menschen, die großes Leid verspürten. Deshalb werde ich zwar noch lange nicht zu deren Psychotherapeuten, denn mein Fokus liegt auf dem Wohlergehen der Tiere. Allerdings ist das genaue Erfassen der Art der Beziehung zwischen Tier und Mensch, kein unwesentlicher Teil meiner Tätigkeit, weil etwaige Schieflagen enorme Auswirkungen auf das Verhalten der Tiere haben. Nur wenn es mir gelingt, die Ursachen zu verstehen, sie den Halter*innen verständlich und ohne Vorwürfe zu erklären und ihre Einwilligung zu einer geeigneten Therapiemethode zu erhalten, kann eine erfolgreiche Behandlung das Leid lindern, in das alle Beteiligten verstrickt sind, und ihr Verhältnis zueinander auf eine neue Grundlage stellen. Ich muss in der Lage sein, beide Seiten zu verstehen, meine tierischen Patienten und ihre Bindungspersonen, um ihnen zukünftig ein gelingendes, harmonisches Miteinander zu ermöglichen.

Die semiologische Feinarbeit – das Sammeln von Anzeichen, die sich zu einem aussagekräftigen Symptom verdichten – beginnt mit der aufmerksamen Beobachtung des Tieres und endet auch nicht bei den Berichten, die mir die Besitzer*innen liefern. Dennoch sind diese Schilderungen ein wichtiger Baustein im diagnostischen Ansatz, aus dieser in der Tierethik und Tierphilosophie oft diskutierten Zwickmühle kommen wir nicht heraus. Tiere können uns ihre Sicht auf die Dinge nicht sprachlich mitteilen, auch wenn ihr Verhalten manchmal »Bände spricht«. Als per definitionem heteronome Wesen bleiben Haustiere abhängig von menschlichen Interpretationen, Vorstellungen und Handlungen, die leider auch Miss-Handlungen einschließen. Doch der für sie sprechende Mensch hat keinen direkten Zugang zu dem, was unsere vierbeinigen Freundinnen und Freunde wirklich fühlen, denken und sich wünschen, auch wenn die Möglichkeiten der Diagnose pathologischer Zustände und Leidensdruck in der Tiermedizin immer besser werden.

Isis' Verhalten in meiner Praxis gab mir erste wichtige Hinweise: Sie hatte Menschen gegenüber weder Abneigung oder Scheu noch Berührungsängste. Weder zog sie sich zurück, noch suchte sie nach einer Fluchtmöglichkeit, stattdessen näherte sie sich auch einem Fremden wie mir interessiert. Gleich nach einem abwehrenden Fauchen suchte sie sofort wieder die Nähe ihrer Menschen, um sich zu beruhigen, indem sie sich an ihren Beinen rieb und dabei Allomarken verteilte (Pheromone der Art F4, die Vertrautheit signalisieren). Das war ein Indiz, dass ihre Beziehung eine grundsätzlich positive Qualität besaß. Warum sie dennoch permanent Angstverhalten durch Harnmarkierungen und unklare Spontanirritationen wie Fauchen und Pfotenhiebe zeigte, blieb zunächst ein Rätsel. Ich war auf zusätzliche Informationen durch die Besitzer angewiesen.

»Erzählen Sie mir, wann und wie es zu den ersten aggressiven Ausfällen kam.«

Isis war inzwischen auf Alines Schoß gesprungen und rieb ihren Kopf an Alines Kinn. Ich merkte, wie Aline vor Angst erstarrte.

»Na ja, es war so: Isis durfte abends immer mit ins Bett und rieb sich dann ihr Köpfchen an meinem Gesicht, wie gerade eben auch. Ich streichelte sie dabei, aber eines Abends hat sie mich in einem solchen Moment plötzlich heftig ins Kinn gebissen. Ich habe geschrien und geschimpft, und sie ist dann weggesprungen.«

»Kam das nur einmal vor?«

»Nein. Es war ja ein Ritual, vor dem Einschlafen noch einmal zu kuscheln. Sie kam jeden Abend ins Bett, um sich an mir zu reiben, und dabei schnurrte sie zufrieden. Nach dem eben geschilderten Vorfall wurde ich jedoch vorsichtiger. Als sie wieder im Schlafzimmer auftauchte, habe ich ihr zwar den Kopf gekrault, doch als ich merkte, dass sie mich erneut beißen wollte, habe ich sie weggestoßen.«

»Wie oft hat sich das so oder so ähnlich wiederholt?«

»Bestimmt vier- oder fünfmal, während wir am Kuscheln waren! Sie hat mich voll ins Kinn gebissen, und ich habe sie dann verjagt. Und plötzlich hat sie überall hingemacht.«

»Und was haben Sie dann gemacht?«

»Wir haben es so gemacht, wie andere Katzenbesitzer uns gesagt haben: ihr die Stelle gezeigt, die Nase reingerieben und ihr einen Klaps gegeben, damit sie kapiert, dass das nicht okay war.«

Sie dürfen mir glauben, dass es in solchen Momenten sinnvoller ist, sich jeden Urteils zu enthalten, auch wenn klar war, dass für die Zuspitzung der Situation eindeutig Aline verantwortlich war. Bis zum Beweis des Gegenteils gilt immer die Unschuldsvermutung, und wir müssen davon ausgehen, dass es ohne böse Absicht geschah. Vor allem ist es entscheidend, zwischen Irrtum und Schuld zu unterscheiden, wenn jemand in bestem Glauben das Grundfalsche tut.

Verständnis statt Zwang

Wir müssen nun noch genauer darauf eingehen, inwiefern Katzen weder Hunden noch uns Menschen ähneln und wie sehr ihre Beziehung zu uns auf freiwilliger Basis erfolgt, nach dem Motto: »Nichts muss, alles kann.« Als per definitionem *un*-soziale Spezies verfügen sie weder über einen Antrieb zur Zusammenarbeit mit dem Menschen noch über Mechanismen der Versöhnung. Ihrer Doppelnatur als Räuber und Beutetier entsprechend, reagieren sie hochempfindlich auf alles, was ihnen widerfährt, und zwar insbesondere vonseiten ihrer Bindungsfiguren. Wird eine zunächst positive, gute Beziehung also plötzlich als gefährlich oder beängstigend erlebt, bricht die Katze den Kontakt ab oder versucht zumindest, ihn zu vermeiden. Falls dies nicht möglich ist, reagiert sie in Kontaktsituationen abwehrend und aggressiv.

Ich verrate Ihnen nun ein Geheimnis: Katzen tragen unter ihrem felligen Gewand stets ein kleines rotes Büchlein mit sich, in das sie jeden unerfreulichen Vorfall, jedes unschöne Ereignis eintragen. Die Vermerke in diesem Buch haben eine höchst unangenehme Eigenschaft – sie lassen sich nie mehr ausradieren. Sie sollten einen Eintrag in dieses Buch deshalb unter allen Umständen vermeiden, und das gelingt am ehesten, wenn Sie auf jede Form der Bestrafung, auf Drohungen, Schimpfen und andere derartige

Maßnahmen ihrer Katze gegenüber verzichten. Und zwar selbst dann, wenn sie zum x-ten Mal an den Vorhang gepinkelt oder gerade Ihre kostbare Vase zerdeppert hat. Bevor Sie die Hand gegen ihre Katze erheben oder ihr Angst einjagen, denken Sie an das rote Büchlein, und lassen Sie es sein! Das bedeutet nicht, sich von Minou oder Mikesch ein Leben lang auf der Nase herumtanzen zu lassen, denn Katzen sind lernfähig! Allerdings lernen sie nicht durch Zwang oder Bestrafung. »Katzenseelen sind wie edles Bütten – so schnell ist es zerknittert«, meinte Guy de Maupassant einmal. Gemeinsam mit den Schriftstellerkollegen Alexandre Dumas, Anatole France und Charles Baudelaire gründete er Ende des 19. Jahrhunderts eine Liga zum Schutz der Katze. Mir gefällt die Metapher, und sie ist nur allzu wahr: Zerknittertes Papier lässt sich nie wieder in seine ursprüngliche Form glätten. Deshalb sollten Sie die Beziehung zu Ihrer Katze niemals auf die Probe stellen oder es sich mit ihr verderben. Aline und Isis befanden sich schon an einem kritischen Punkt, aber es war noch nicht alles zu spät.

Bisse und Hiebe, eine unglückliche Verkettung

Isis liebte ihre Aline, und die Bisse waren, da war ich mir bald sicher, eher eine Liebesbezeugung als ein Angriff. In einer (fast orgiastischen) Mischung aus inniger Liebe und

Schmerz drückte Isis damit ihr Entzücken über das allabendliche Rendezvous mit Aline aus. Und da nahmen die Irrungen und Wirrungen ihren Lauf: Der Biss war weder aggressiv gemeint noch ein Auftakt zum Gefecht, sondern geschah aus freudiger Erregung. Aline hatte jedoch eine zärtliche Geste erwartet und den Biss ins Kinn als Angriff gedeutet. Das kann man durchaus verstehen. Sie wehrte sich instinktiv, doch Isis verstand die Welt nicht mehr, aus ihrer Sicht ergab das überhaupt keinen Sinn, sie befand sich ja im Modus des Schwelgens und Genießens. Was dann folgte, war eine Eskalation von Misstrauen und Abwehrverhalten. Für Isis war Aline nun eine unzuverlässige Bezugsperson geworden, deren Verhalten unvorhersehbar war, weil sie aus Isis' Sicht unmotiviert um sich schlug oder schrie. Deshalb zückte die Katze ihr Büchlein und trug Alines Namen mit doppelter Unterstreichung ein. Versetzen Sie sich einmal in die unglückliche Katze: Tief erschüttert von dem plötzlichen Riss in der Beziehung zu ihrer menschlichen Freundin und verstört angesichts der nunmehr unberechenbaren Interaktionen, machte Isis das, was Katzen eben tun in solchen Zwangslagen. Sie versuchte, durch viel Reiben an ihren Menschen und Gegenständen, sich das ihr fremd gewordene Milieu wieder vertraut zu machen, zeigte jedoch gleichzeitig durch Harnmarkierungen an, dass sich ihre Beziehung zu Aline im Sinkflug befand. Die Bestrafung für das Markieren mit Urin ließ hingegen nie auf sich warten, und da dies wiederholt geschah, würde sich Isis Alines für sie abscheuliches Verhalten von nun an für alle Zeiten merken. Die Situation spitzte sich zu. Etwas hoffen ließ die Tatsache, dass die Malaise noch nicht lange währte und die Harnmarkierungen noch relativ frisch waren, als die kleine Familie in meine Sprechstunde kam. Vielleicht konnte eine Wiederherstellung der guten Beziehung noch gelingen. Isis, die inzwischen auch Angstverhalten zeigte, erhielt kurzfristig eine medikamentöse Behandlung. Doch das Allerwichtigste war, den Teufelskreis von Beißen, Markieren und Strafen endlich zu durchbrechen.

Als Isis während der Konsultation erneut auf Alines Schoß sprang, streichelte sie die Katze und beendete die Kuschelepisode mit einem neckischen Zupfen an Isis' Schwanz. Das Tier reagierte augenblicklich mit einer Drohgebärde. Gleich darauf rieb sie ihren Kopf an Alines Kinn, die sie erneut zu streicheln begann, bis ich sie bat, damit aufzuhören.

»Streicheln Sie ihr nur einmal über den Rücken und warten Sie, bis Isis von sich aus wieder Kontakt sucht. Sie sitzt offenbar gern auf Ihrem Schoß und genießt es, ihre Duftmarken auf Ihnen zu verteilen. Allerdings bedeutet das nicht automatisch, dass sie auch berührt und gestreichelt werden will.«

»Aber warum klettert sie auf meinen Schoß, wenn sie nicht gestreichelt werden will?«

»Sie kommt, weil sie eben … einfach nur gerne auf Ihrem Schoß sitzen will.«

Die Fassungslosigkeit stand Aline nun ins Gesicht geschrieben, und weil ich sie gut verstehen konnte, fügte ich rasch hinzu:

»Wenn wir Menschen einander auf den Schoß krabbeln, wollen wir in der Regel mehr als nur das …« Aline und ihr Mann kicherten amüsiert, und ich musste grinsen.

»Doch bei Katzen ist das eben nicht unbedingt so. Sie haben es ja erlebt, auch eben hier in der Sprechstunde. Isis kommt immer wieder an, um sich zu vergewissern, dass Sie für sie da sind. Doch sobald Sie anfangen, sie zu streicheln, läuft sie davon. Sie sind ihre Zuflucht, aber Ihre Hände scheinen Feuer zu speien. Einmal lässt sich Isis diese Berührung gefallen, aber bei längerem Streicheln ›brennt‹ ihr der Pelz. Die Berührung scheint ihr Schmerzen zu bereiten.«

Im Einsatz als Dolmetscher

Wieder einmal trat ich also als Katzendolmetscher auf, um die Fehlinterpretationen zwischen Mensch und Tier in eine verständliche Sprache zu übersetzen. Wir funktionieren nach unterschiedlichen Plänen und Verhaltensmustern, doch mit dem nötigen Wissen lässt sich zwischen diesen Sprachen vermitteln. Wir Menschen sollten unsere hoch entwickelten kognitiven Fähigkeiten nutzen, um die, die uns die Gunst erweisen, ihr Leben mit uns zu teilen (was, hieran sei erinnert, bei Katzen keine Selbstverständlichkeit ist), endlich besser zu verstehen. Das gilt umso mehr in Beratungssituationen, denn ohne die Bereitschaft der Tierhalter kann keine Therapie gelingen. Selbst wenn die Diagnose völlig klar ist, steht und fällt der Erfolg der Behandlung mit der Einsicht der verantwortlichen Menschen. Sie müssen meine Sicht als Tierarzt auf die Problematik nachvollziehen und teilen können. Bei Aline und Raymond hatte ich zunächst Vorbehalte gegen meine Erklärungsversuche gespürt. Erst das Bild von der glühenden Hand, die Isis verbrannte, bewirkte eine Veränderung. Und zum Glück bewies Isis während der fast einstündigen Konsultation tatsächlich immer wieder, wie sehr sie ihre Menschen brauchte, wie wichtig sie ihr als Ort der Zuflucht und sicherer Hafen waren. Das war kein schlechter Ausgangspunkt für die Wiederherstellung einer guten Beziehung. Ich konnte Aline also versichern, dass ihre Katze sie liebte und das Problem im Grunde nur auf einem ethologischen, fast könnte man sagen kulturellen Übersetzungsfehler beruhte.

Respektvoller Umgang

Die Betreuung und Behandlung meiner Patienten erfordern stets vereinte Kraftanstrengungen. Als Therapeut stelle ich mein Wissen und meine Erfahrung zur Verfügung, die Tierhalter müssen den Willen zur Einsicht und Veränderung aufbringen, und vor allem muss das Tier mitmachen. Die gemeinsame Arbeit an einem Ziel führt nur dann zum Erfolg, wenn alle einverstanden sind, und am Ende muss auch allen gedient sein. Bei Isis bestand das Ziel darin, sie einerseits nicht mehr zu bestrafen und ihr andererseits die Möglichkeit zu eröffnen, Kontakt und

Nähe zu ihren Menschen herzustellen, ohne sich von ihnen bedrängt zu fühlen. Obwohl Aline und François akzeptieren konnten, dass Isis den körperlichen Kontakt zu ihnen suchte, aber nicht von ihnen berührt werden wollte, wünschten sie sich doch mehr Nähe. Isis brachte mich also auf die Idee, eine neue Methode, die Wunsch-Therapie, zu entwickeln.

Die Wunsch-Therapie – ohne Einwilligung läuft gar nichts

Vor jeder Berührung ist das Einverständnis der Katze nötig, die die Dauer und Intensität der Berührung selbst bestimmen darf. Die Besitzer machen ein Angebot über ein visuelles Signal, etwa der ausgestreckte Arm mit geschlossener Faust und leicht gekrümmtem Mittelfinger. Kommt die Katze interessiert angelaufen und reibt sich daran, gilt das als Berechtigung zu einer Runde Kontakt. Dann kann das Tier behutsam berührt und gestreichelt werden, ruhig und ohne hektische Bewegungen. Die Streicheleinheit wird durch ein kurzes Tippen auf den Schwanz beendet; es soll nicht, wie Aline es machte, am Schwanz gezogen werden. Beim nächsten Mal wird genauso verfahren: Wenn die Katze sich am Lockfinger reibt, wird sie gestreichelt, wenn nicht, wird das Angebot zurückgenommen und das Tier in Ruhe gelassen. Isis brauchte nicht lange, um zu verstehen, wie die Sache nun lief, dass sie nur noch berührt wurde, wenn sie es wünschte. Weil ihr auch keine Strafen mehr drohten, hatte ihr Angstverhalten nachgelassen, und die medikamentöse Behandlung mit einem leichten Psychopharmakon milderte den Stresszustand der übermäßigen Wachsamkeit und Alarmbereitschaft und verringerte das Setzen von Harnmarkierungen deutlich. Doch die besten Medikamente nützen nichts, wenn sich die Besitzer der Tiere nicht auf die Diagnose und den Therapievorschlag des Arztes einlassen können. Präparate allein bewirken keine Wunder, sie spielen zwar eine wichtige therapeutische Rolle, sind aber für sich gesehen nie ausreichend.

Rendezvous mit Ihrer Katze

Begleitend zur Wunsch-Therapie empfahl ich der kleinen »humanimalen« Gemeinschaft zusätzlich die Rendezvous-Methode. Bei Hunden genügt es in der Regel, sie herbeizurufen, um Zugewandtheit und positive Kontakte herzustellen. Bei der Katze funktioniert das nicht so leicht. Ja gewiss, ich weiß, Ihre Katze kommt auf Zuruf angelaufen und ist immer auf eine Streicheleinheit aus. Für jede Verallgemeinerung gibt es auch Gegenbeispiele. Bleiben wir jedoch beim allgemeinen Fall. Flora, unsere heutige Hauskatze, ist, wenn sie zu nichts gedrängt wird, sehr verschmust und anhänglich. Und ich weiß genau, wann und wo ich absolut sicher sein kann, dass sie angelaufen kommt, um sich wohlig schnurrend auf eine Kuschelrunde einzulassen. Nämlich am Abend, wenn ich vor dem Kamin sitze – es sei denn, die Hunde sind in der Nähe –, und am frühen Morgen, wenn ich noch im Bett liege. Dann steigt sie mir auf den Rücken oder auf die Brust und hört nicht auf zu schnurren, mich mit den Pfoten zu »treteln«, sich an mir zu reiben und einen auf »Simons Katze« zu machen, die auf die Art ihren Menschen aus dem Schlaf holt.[24] Mein Rendezvous mit Chiquita, meiner wichtigsten Lehrmeisterin, begann jeden Abend um Punkt 19 Uhr auf dem Sofa, aber nur, wenn ich die Beine hochgelegt hatte. Das war ihr Signal. Auch mein Vater hatte eine Rendezvous-Affäre mit seiner Hauskatze. Als Kind lebte er mit der Pantherin in einem Haus, die so genannt wurde, weil sie stets hinter der Eingangstür lauerte und jeden Rockzipfel ansprang, der vorüberging, was stets viel Geschrei zur Folge hatte, ihr aber offenbar sehr gefiel. Wenn mein Vater zu Bett ging, kam die Pantherin mit, machte sich schnurrend auf seiner Bettdecke lang und ließ sich ausgiebig von ihm streicheln. Dann kam stets der Moment, an dem sie sich plötzlich erhob, ihn mit den Barthaaren an der Wange kitzelte wie zum Gutenachtkuss und verschwand. Als er sie einmal zurückhalten wollte, machte sie ihm mit einem heftigen Pfotenhieb unmissverständlich klar, dass die Kuschelrunden ein vollkommen freiwilliges Angebot ihrerseits waren, die er nicht erzwingen konnte.

Gewiss haben auch Sie Ihre Geschichten und regelmäßigen Rendezvous-Rituale zum Schmusen mit der geliebten Fellnase. Und falls Ihre Beziehung derzeit ein bisschen angeschlagen sein sollte, kann ich Ihnen die Rendezvous-Methode wärmstens empfehlen. Die Idee dahinter ist, die Vorlieben der Katze zu erkennen und ihr die Möglichkeit zu geben, ihre Bezugsperson stets an einem bestimmten Ort zu einer bestimmten Zeit zu treffen.

Mit dieser umfassenden Behandlung wurde aus Isis eine sehr entspannte Katze, und Aline und François winkte als Belohnung nicht nur das Ende von Bissen und Harnmarkierungen, sondern auch mehr Kuschelkontakt mit ihrer Katze und ein insgesamt harmonischeres Verhältnis.

Ist die Katze familientauglich?

Der Fall Isis wirft auch die Frage auf, wie sich Katzen in eine Gruppe oder Familie integrieren. Wir haben bereits gesehen, dass sie mit etwa vierzehn Millionen auch in Frankreich längst zum beliebtesten Haustier aufgestiegen sind. Die Begeisterung hat gute Gründe – Faszination für die Tierart und ihre Besonderheit, ihre Eleganz, Ästhetik, Übereinstimmung mit dem heutigen Lifestyle und modernen Werten (*cocooning*, Achtsamkeit für den Körper, Wellness) –, basiert jedoch auch auf vielen Missverständnissen, wenn etwa die (scheinbar pflegeleichtere) Katze anstelle eines Hundes angeschafft und als solcher behandelt wird. Weiter kursieren verzerrte Darstellungen von Katzen in den sozialen Medien und auf populären Webseiten, es gibt unseriöse Ratgeber, die den beschriebenen Trend ausnutzen; all dies kann dazu führen, dass Katzen Verhaltensweisen des Hundes oder des Menschen übergestülpt werden, die diese nicht besitzen. Katzen können innige Bindungen an andere Individuen entwickeln, und sie können sich auch an ein Leben in einer Gruppe anpassen, wenn es darauf ankommt. Doch sie bleiben Einzelgänger, die keinen Gemeinschaftssinn ausbilden.

In der heutigen Zeit sind alle verrückt nach Katzen, doch ihr Kultstatus beruht vielfach auf falschen Voraussetzungen, Missverständnissen und daraus resultierend Haltungsbedingungen, die trotz bester Absichten der Halter*innen alles andere als optimal sind.

Es ist aber wirklich nicht schwer, Katzen zu verstehen, und ich hoffe, das wird auf den weiteren Seiten dieses Buches noch viel klarer. Allerdings müssen wir uns dazu von der Vorstellung verabschieden, sie gehörten einer sozialen Spezies an, die Regeln und Hierarchien ausbildet und im Zusammenleben befolgt. Beziehungen bauen Katzen allein auf der angeborenen Fähigkeit zur Bindung an Individuen auf, nicht auf (gelernter) Sozialität. Diese Bindungsbeziehungen spenden Mensch und Tier Lebensqualität und verschaffen ihnen die Wohltat positiver Gefühle. Aber nur dann, wenn wir nicht verlangen, dass sie sich wie kleine Hunde (oder wie wir) verhalten. Wenn wir uns auf die Perspektive der Katzen einlassen können – und nichts anderes möchte ich mit diesem Buch bewirken –, dann zeichnen sich Mittel und Wege ab, wie ein harmonisches Miteinander gelingen kann. Es könnte aber auch dazu führen, sie nicht zum Zusammenleben mit Artgenossen zu zwingen, wenn ihnen dies zuwiderläuft. Auch hier ist das Spektrum relativ breit: Es gibt Katzen, die mit einem Leben in größeren Kolonien anscheinend gut zurechtkommen, und es gibt Katzen, die unter dem Alleinsein leiden. Allerdings werden meine Beratungsdienste sehr viel häufiger nachgefragt in Fällen, in denen sich Katzen buchstäblich nicht zusammenraufen können.

Im Durchschnitt kommt auf einen Katzenhalter mehr als eine Katze, nämlich genau 1,68. Da es keine Zehntel-Katzen gibt, kommen somit acht Katzen auf fünf Katzenhalter. Mehrkatzen-Haushalte sind zahlreich, und diese vom Menschen forcierte Form des Zusammenlebens von Artgenossen kann ebenfalls zu Verhaltensproblemen führen.

Charlie und seine Engel

Béatrice wohnte in einem herrschaftlichen Hundertdreißig-Quadratmeter-Appartement in Paris. Sie wandte sich an mich, weil sich ihre weiblichen Katzen, Chérie und Kiss, oft höchst aggressiv zofften. Dann flogen die Fellfetzen, und sie veranstalteten einen Heidenlärm, allerdings verletzten sie sich nicht gegenseitig. Charlie, die dritte, männliche Katze im Haus, war hingegen stets friedlich und gutmütig, jedenfalls hatte der Kater kaum Zwist mit den Kätzinnen. Da es für Béatrice nicht infrage kam, mit allen drei Katzen in die Sprechstunde zu kommen (sie berichtete ausführlich von einem grauenvollen Arztbesuch vor Kurzem mit Kiss), bat sie um eine Video-Konsultation. Wir müssen uns jedoch stets an die strengen Vorschriften der Zunft halten, die zum Schutz der Tiere besagen: Keine Erstkonsultation über Zoom oder Ähnliches.

Da unser oberstes Gebot eine genaue Einschätzung der körperlichen Verfasstheit der Tiere beinhaltet, müssen wir den direkten Kontakt herstellen können. Es gibt jedoch eine legale Möglichkeit, diese Regelung zu umgehen. Wenn das Tier innerhalb der letzten vier Wochen bereits von einem Haustierarzt gesehen wurde und dann überwiesen wird, gilt seine oder ihre Erstuntersuchung als ausreichend, um eine Telesprechstunde zu rechtfertigen. Da sie mit Kiss kürzlich beim Tierarzt war, organisierten wir die Konsultation auf diese Weise durch eine Überweisung an mich. Und wie in Choupettes Fall konnte ich die Katzen per Video beobachten, ohne in ihr Territorium einzudringen, sie zu verstören oder zu erschrecken. Ich ließ mich von Béatrice durch ihre Wohnung »führen«, und als Erstes begegnete uns Charlie, ein strammer roter Kater, der in Sphinxhaltung auf einem Polstersessel ruhte. Dann rauschte ein heller Flauschball durchs Bild und verschwand unter einem Möbelstück. »Aha, das war Chérie! Und wenn sie nun unter der Kommode hockt, dann ist Kiss bestimmt nicht weit.« Sekunden später stolzierte eine Europäisch Kurzhaar ins Bild, den Blick fest auf die Stelle gerichtet, an der Chérie sich versteckte. Voilà, das waren unsere drei Protagonisten.

Chérie war eine noch sehr junge Ragdoll, knapp fünf Monate alt. Wie bereits erwähnt zählen Ragdolls zu den heutigen Moderassen. Sie ähneln sowohl der Heiligen Birma als auch der Siamkatze mit ihrem seidigen hellen Fell am Körper und der dunklen Zeichnung im Gesicht. Chérie hatte auch noch entzückende weiße Handschuh-

Pfötchen. Auch sie wurde, wie so viele Ragdolls, gekauft, weil die Rasse an sich als überaus anhänglich und umgänglich – um nicht zu sagen passiv – gilt. Doch ich muss noch einmal betonen, auch wenn Ragdolls nach den schlaffen »Lumpenpuppen« benannt sind und im Ruf stehen, sich ebenso erschlafft zu verhalten, sobald man sie am Nacken packt und hochhebt – keine Katze hat diese rücksichtslose Art der Behandlung verdient! Dass sie keine Reaktion zeigen, heißt noch lange nicht, dass ihnen diese Misshandlung gefällt. Im Gegenteil, gehemmt-passives Verhalten ist bei Katzen meistens ein Zeichen für extremes Unwohlsein und Stress. Stummes Leid wird oft übersehen, weil scheinbar keine Anzeichen dafür vorhanden sind, und so leben wir manchmal zu lange neben einem unbemerkt leidenden Tier. Vermutlich ist dies auch der Grund, warum uns weniger Katzen als Hunde in unseren Verhaltenssprechstunden vorgestellt werden.

Von der Schwierigkeit des Zusammenlebens

Meine Rolle als Veterinär verstehe ich auch dahin gehend, daran etwas zu ändern. Ich kann Katzenhaltern erklären, dass ein verändertes Verhalten und insbesondere gehemmte Aktivität bei Katzen fast immer ernst zu nehmende Anzeichen für Angst und Stress sind. Zu den eher passiven Symptomen gehören auch übermäßiges Lecken und Putzen bis zum vollständigen Verlust des Fells an Bauch und Hinterläufen oder bulimisches Fressverhalten, denn Ess-Brech-Störungen, denen mit keiner Diät beizukommen ist, können ein Hinweis auf anhaltende Angstzustände sein. All diese passiv gehemmten Verhaltensweisen erfordern viel Feingefühl und Einfühlungsvermögen bei der Diagnose und Behandlung – vom behandelnden Tierarzt ebenso wie von den Besitzern.

Chérie verhielt sich aber glücklicherweise weder gehemmt noch passiv und schien sich insgesamt wenig um die angeblich typischen Merkmale ihrer Rasse zu scheren. Sie erwies sich nämlich als ziemlich lebhafte, umtriebige und nicht immer umgängliche kleine Katze. Béatrice gegenüber war sie freundlich und anhänglich, doch die beiden anderen Katzen im Haushalt triezte sie nach allen Regeln der Kunst. Sie ließ sich zwar hochnehmen, doch es dauerte nie lange, bis sie sich in Béatrices Armen wand und versuchte, wieder loszukommen, um die Welt zu erkunden und interessanteren Beschäftigungen nachzugehen, die vorwiegend darin bestanden, den anderen beiden Katzen von einem Versteck aus aufzulauern und sie anzuspringen. Kater Charlie ließ sich das gefallen, auch wenn es manchmal dabei etwas gröber zuging. Doch Kiss mit ihren vierzehn Jahren hatte keinen Nerv mehr für solche Spielchen. Sie reagierte ungehalten auf die »Angreiferin« und wehrte sich mit Fauchen und Zischen. Wovon sich Chérie wiederum nicht abschrecken ließ und Kiss erneut anging. Kiss begann, sie zu jagen, und vermutlich hätte sie die Kleine am liebsten ganz aus ihrem angestammten Revier vertrieben. Doch in der Wohnung, so groß sie auch war, funktionierte das nicht. Béatrice machte sich Sorgen: »Wissen Sie, Doktor, das ist nicht das erste Mal, dass Kiss so reagiert. Schon vor ein paar Jahren wollte ich eine weitere Katze zu uns holen, allerdings hatte ich da vorsichtshalber eine Probezeit vereinbart. Ich hatte damals schon Zweifel, ob Kiss eine weitere Katze tolerieren würde. Die arme Gwen, sie hat es keine Woche bei uns ausgehalten. Kiss hat sie durch die Wohnung gejagt, sie gebissen und ihr sogar Verletzungen zugefügt, ich musste Gwen wieder zurückgeben.«

»Ja, manche Katzen sind einfach nicht bereit, ihr Territorium zu teilen. Aber das lässt sich nicht verallgemeinern. Schauen Sie Ihren Charlie an, der scheint sehr umgänglich zu sein und alle im Revier zu dulden. Kiss hingegen hat offenbar Schwierigkeiten, ihr Revier auf die gewohnte Art zu organisieren, wenn noch eine weitere Katze dazukommt und ihrerseits Markierungen setzt und Plätze beansprucht. Und Chérie scheint ein kleines Problem mit ihrer Impulskontrolle und Selbsthemmung zu haben, sie kann sich schlecht zurücknehmen und respektiert das Bedürfnis der anderen Katzen nach Abstand und Ruhe nicht. Die Chancen auf ein harmonisches Miteinander aller drei Tiere stehen denkbar schlecht.«

Wie schon so oft in meiner beruflichen Laufbahn musste ich erklären, dass sich Katzen anders verhalten als soziale Arten, dass sie zwar, über Gattungsgrenzen hinaus, enge Bindungen eingehen können, aber gerade unter

Artgenossen nicht unbedingt ein harmonisches Miteinander möglich ist. Es hängt von vielen Umständen ab, die allzu oft nicht ohne Weiteres verstanden werden. Das führt immer wieder zu großen Enttäuschungen, weil ihre Menschen doch nur das Beste wollten und dachten, die Katze freue sich über Gesellschaft! In einer Radiosprechstunde rief einmal eine Hörerin an und erzählte, sie habe aus dem Wurf ihrer Katze ein Baby behalten, damit die Mama fortan nicht mehr so alleine sei. Vier oder fünf Monate lang ging das gut, dann verschlechterte sich das Verhältnis zwischen Mutter und Sohn rapide. Sie fauchte ihn an und ging auf ihn los, sobald er in der Nähe war, an gemeinsames Spielen war nicht mehr zu denken, und die Katzenmutter zeigte sogar Anzeichen einer Angststörung. Die ernüchterte Besitzerin verstand die Welt nicht mehr. Wo blieb die Mutterliebe ihrer Katze? Es ist unklar, ob Katzen dazu überhaupt fähig sind, man weiß nur, dass sie ihren Wurf erkennen und in den ersten Wochen eine enge Bindung zu den Kleinen entwickeln.[25] Doch bereits nach den ersten Monaten scheint ihr Mutterinstinkt bis zur Unkenntlichkeit zu verblassen. Das eigene Kind wird dann zu einer »fremden« Katze, die wie jeder andere Eindringling behandelt wird. Für uns Menschen unvorstellbar, ist diese Transformation bei Katzen ganz normal. Und wie bei Chérie und Kiss kam im Fall der Anruferin hinzu, dass der Kleine seine Mutter weiterhin forderte, worauf diese mit Abwehr und Zurückweisung reagierte. Das Aufeinandertreffen eines Individuums, das seine Impulse nur schwer kontrollieren kann, mit einem anderen, das zu Angstverhalten neigt, schafft alle Voraussetzungen für beider Unglück, das auch familiäre Bande nicht verhindern können.

Doch zurück zu unserer *ménage à trois* im Pariser Appartement. Kiss, die Europäische Kurzhaarkatze, kam erst nach Charlie zu Béatrice. Charlie nahm sie damals freundlich auf. Sie teilten sich ihre Bereiche einvernehmlich auf; eine wichtige Voraussetzung für ein harmonisches Zusammenleben, denn jede Katze benötigt ihren eigenen Ruhe- und Rückzugsort, an dem sie sich geschützt fühlt und den alle anderen Lebewesen im Haus respektieren. Charlie beanspruchte den Ruheplatz auf dem Sessel, und Kiss stellte das nie infrage. Sie erkor den Katzenbaum und das Sofa für sich, und das wiederum respektierte Charlie. Wenn sich Béatrice schlafen legte, schlich sich Kiss oft zu ihr ins Bett und rollte sich neben ihr ein, um ihr Bedürfnis nach Nähe, ohne berührt zu werden, zu befriedigen. Béatrice hatte außerdem berichtet, dass Kiss sich schon in der Vergangenheit geweigert habe, ihr Territorium mit einer weiteren Katze zu teilen, und ein erster Versuch nach kaum einer Woche gescheitert sei. Da Béatrice dachte, es läge an der Tatsache, dass Gwen bereits ausgewachsen war, holte sie beim nächsten Versuch ein junges Kätzchen, nämlich Chérie. Ihr gegenüber, so dachte Béatrice, würde Kiss sicher »diplomatische Immunität« erteilen, und weil sie die kleine Ragdoll so niedlich und witzig fand, wagte sie den nächsten Versuch.

»Zuerst schien es zu funktionieren. Natürlich merkte ich, dass Kiss sie nicht mochte, aber sie ging dem Kätzchen gezielt aus dem Weg und verbrachte viel Zeit auf ihrem

Katzenbaum. Dort war sie sicher vor ihm, weil es noch nicht hochklettern konnte.«

»Und wie hat Charlie reagiert?«

»Charlie ist einfach ein Goldstück. Selbst wenn es Chérie zu toll treibt, bleibt er gelassen und ruhig. Er spielte am Anfang auch mit ihr, hat sie nie angegriffen, und wenn es ihm zu bunt wurde, versuchte er, sie zwischen seinen Pfoten festzuhalten, um sie zu beruhigen. Trotzdem habe ich Chérie zeitweise in ein anderes Zimmer gesperrt.«

»Und wie kam es dann zur Eskalation?«

»Eines Tages sprang Chérie Kiss völlig grundlos an, als sie aus meinem Schlafzimmer kam. Wahrscheinlich war es nur der Versuch eines Kräftemessens, aber Kiss hat ihr das sehr übel genommen. Sie fauchte und knurrte, jagte die Kleine durch die ganze Wohnung und versetzte ihr Krallenhiebe. Wenn ich nicht dazwischengegangen wäre, hätte sie Chérie wahrscheinlich schlimm zugerichtet.«

»Und wie reagierte Chérie?«

»Sie schien nichts begriffen zu haben. Keine fünf Minuten später gingen ihre Spielchen von vorne los, und dann fing sie an, Kiss überallhin zu folgen, wollte plötzlich auch neben ihr schlafen. Und je mehr Chérie sich das zur Gewohnheit machte, desto weniger ertrug Kiss ihre Anwesenheit.«

»Und dann wurde es immer schlimmer?«

»Ganz genau. Ich musste immer versuchen, sie zu trennen, weil ich Angst hatte, Kiss könnte der Kleinen etwas antun. Seitdem ist das Leben hier die Hölle. Das Appartement ist doch groß genug für uns alle! Aber ständig muss ich die Türen geschlossen halten, und wenn ich es vergesse, dann stürzt sich Kiss gleich total aggressiv auf Chérie.«

Andere Verhältnisse

Dieser Fall ist in seinem Verlauf so aufschlussreich wie klassisch. Erneut sind Fehlinterpretationen beim direkten Vergleich verschiedener Spezies der Grund für ein folgenreiches Missverständnis: nämlich dass Erwachsene, vor allem weibliche Erwachsene, gegenüber einem Kleinkind größeres Toleranzverhalten als einem anderen Erwachsenen gegenüber zeigen. Auch wenn das bei Katzen für den eigenen Wurf noch gelten mag, lässt sich das nicht auf andere Jungtiere übertragen. Nachsicht und Toleranz für die eigenen Nachkommen im Wachstumsalter verleiht ihnen eine schützende Immunität. Für soziale Arten wie Hunde, Wölfe und Menschen ist dies wichtig und belegt. Doch *un*soziale Arten wie die Katze zeigen dieses Verhalten nicht. Katzen nehmen zwar bisweilen auch fremde Jungtiere in ihren Wurf auf,[26] vor allem dann, wenn sie bereits erfahrene Mütter sind. Wild lebende Katzen in Kolonien teilen sich sogar manchmal die Pflege und Aufzucht der Jungtiere[27]. Doch all das besagt nichts im Hinblick auf das Akzeptanzverhalten einem anderen Artgenossen gegenüber außerhalb dieser spezifischen Umstände.

Manche Klienten erleben es als traumatische Erfahrung, wenn sie mit ansehen müssen, wie aggressiv eine erwachsene Katze der nicht sozialen Art auf ein Kätzchen losgehen kann, um dessen Leib und Leben sie fürchten. Doch noch einmal: Katzen sind keine Hunde, und sie leben nicht in Gemeinschaften, die auf der Akzeptanz und Toleranz anderer Artgenossen beruhen. Es ist nicht immer leicht und oft genug mühsam, sich in die Welt einer Katze hineinzuversetzen, aber nur durch Einfühlungsvermögen werden wir zu Lösungen gelangen, die den Eigenarten dieser Gattung gerecht werden. Und so versuchte ich, Béatrice zu erklären, dass Kiss keineswegs verrückt, sondern im Gegenteil in gewisser Weise sogar normal reagierte, auch wenn die Attacken natürlich zeigten, wie schwierig das Verhältnis der beiden Tiere war.

Um eine Lösung herbeizuführen, war es notwendig, das Verhalten aller drei Tiere, deren Interaktionen untereinander sowie das Verhältnis jeder einzelnen Katze zu Béatrice genau in den Blick zu nehmen. Diese semiologische Feinarbeit überfordert viele Klienten, die in der Annahme zu uns kommen, wir befassten uns nur mit dem geschilderten Problemverhalten. Als Ausgangpunkt ist das selbstverständlich wichtig; für ein aufschlussreiches Gesamtbild müssen jedoch alle Verhaltensweisen einer genauen Analyse unterzogen werden. Denn nur dann besteht die Chance, eine gute Lösung für alle zu finden und das Leiden des Tieres (oder der Tiere) zu diagnostizieren, die daran beteiligten Neurotransmitter zu identifizieren, den Grad der Desintegration und Desorientierung zu ermitteln und somit eine Prognose und Behandlungsvorschläge abgeben zu können.

WG-Leben – gar nicht so einfach

Im Fall von Charlies Engel war die Diagnose im Grunde leicht. Das Leid hatte seinen Ursprung in den Beziehungsverhältnissen *(Schezipathie)* zwischen den Katzen (innerartlich) und hing mit der Aufteilung des Territoriums zusammen (Biotopathie). Es handelte sich somit um eine intraspezifische Biotoschezipathie – früher auch »Angst vor dem Zusammenleben« genannt. Dieses Krankheitsbild kann von normal bis krankhaft die gesamte Bandbreite von Störungen hervorrufen: Phobien, Angst- und Stresszustände mit und ohne gehemmte Aktivität, Depressionen. Doch die systemische Diagnostik reicht nicht aus, wir müssen für jedes einzelne Tier in der Lage sein, eine individuelle Diagnose zu stellen. Charlie schien zwar keine Störungen aufzuweisen (»zu gutmütig« ist kein krankhafter Zustand), doch bei Kiss und Chérie sah die Sache anders aus.

Wie so oft ist die Grenze zwischen normal und krankhaft ein schmaler Grat. Nachdem ich mir einen genauen Überblick verschafft hatte, stellte ich bei Chérie zwar eine Impulskontrollproblematik fest, die allerdings nicht ausgeprägt genug war, um sie mit Hypersensibilität/Hyperaktivität, dem bereits bekannten HsHa-Syndrom zu diagnostizieren. Bei Kiss stellte ich eine gewisse Labilität fest, sie ließ sich schnell aus dem inneren Gleichgewicht bringen und war zweifellos in einer Umgebung aufgewachsen, die ihr wenig sensorische Reize bot, allerdings war das auch bei ihr nicht so ausgeprägt, dass es aus dem breiten Spektrum des Noch-Normalen herausgefallen wäre. Das ließ sich unter anderem aus ihrem Schlafverhalten und der Auswahl ihrer Ruheplätze schließen, die weder auf eine Angststörung noch auf eine Depression hindeuteten. Alle schliefen normal, nur Kiss musste jeden Abend ihre Schlafstätte unter Androhung von Gewalt erobern und Chérie verscheuchen. Alle drei zeigten normales Spielverhalten und einen gesunden Appetit, ihre Fütterung erfolgte regelmäßig. Keine Katze setzte Harnmarkierungen, und nirgendwo in der Wohnung waren auffällige Kratzspuren vorhanden. Alle Katzen markierten häufig und inbrünstig Gegenstände in ihrem Revier und verteilten ihre Wohlfühlpheromone auch großzügig auf Béatrice.

Lieben heißt manchmal nicht berühren

Kiss konnte länger andauernde Berührungen wohl nie gut ertragen. Wenn Béatrice sie auf den Arm nehmen wollte, wehrte sie sich vehement unter Einsatz der Krallen. Auch eingeforderte Streicheleinheiten quittierte sie nach kürzester Zeit mit Zischen und Fauchen oder drohend erhobener Vorderpfote, bevor sie davonlief. Wir kennen dieses Verhalten bereits von Isis, aber den Katzenbesitzern gibt es immer wieder Rätsel auf. Die Gewöhnung an den Kontakt erfolgt noch vor der Geburt durch behutsames Streicheln am Bauch der Mutterkatze. Jungtiere, die ohne diese Gewöhnung in der Frühphase aufwachsen (der Sinn für Berührungen ist bereits zwei Wochen vor der Geburt voll entwickelt), zeigen später sehr unterschiedliche Reaktionen auf den direkten Hautkontakt, manchen Individuen scheint er unangenehm bis unerträglich schmerzhaft zu sein im späteren Leben. Das Symptom der »gestreichelten Katze, die beißt« stößt bei den Halter*innen immer wieder auf großes Unverständnis, die dieses Verhalten als hinterlistig oder widerspenstig interpretieren: Warum kratzt und beißt sie, obwohl sie den Kontakt aus freien Stücken suchte? Wir müssen dann geduldig erklären, dass die Bindung einer Katze an einen Menschen nicht einhergehen muss mit dem Wunsch, von diesem auch berührt zu werden. Die Tatsache, dass sie sich gerne neben Sie legt beim Schlafen ist Beweis genug, dass Sie ihr den nötigen Schutz und einen sicheren Anker bieten und Ihre bloße Anwesenheit beruhigend auf sie wirkt. Bei Kiss ist dieses Verhalten stark ausgeprägt, was darauf hindeutet, dass sie die vor- und frühgeburtliche Phase ohne Berührungskontakt durchlief. Ein Indiz für eine Angststörung bedeutet dies allerdings nicht.

Die Konfliktsituation entstand, als ein Individuum mit einem Impulskontrollproblem auf ein anderes Individuum mit einer gewissen Disposition, nämlich dem Wunsch, in

Ruhe gelassen zu werden, traf. Da aber die Feinanalyse sämtlicher möglicher Hinweiszeichen bei keinem der drei Tiere auf eine krankhafte Entwicklung oder Störung hindeutete, war meine Prognose optimistisch.

Zurück zur Harmonie

Wir entwickelten daraufhin eine geeignete Therapie, und wie so oft bei Katzen, drehte sich zunächst alles um die Reorganisation der Ökologie, der Beziehung der Katzen zu ihrer Umwelt. Ein harmonisches Miteinander hängt maßgeblich von der richtigen, den Bedürfnissen der Tiere entsprechenden Aufteilung des zur Verfügung stehenden Territoriums in die fünf säuberlich voneinander getrennten Bereiche (siehe Kapitel zwei) ab. Erinnern wir uns, dass zu Ängstlichkeit neigende Katzen insbesondere ihren Ruhe- und Schlafplatz nicht mit anderen Katzen teilen wollen. Um ihr dies zu gewähren, gibt es auch hochmoderne Methoden. Ist die Katze gechipt, und sind die nötigen finanziellen Mittel vorhanden, empfiehlt sich eine smarte Katzenklappe, die heute etwa zweihundert Euro kostet. Diese öffnet sich nur für die gechipte Katze und schließt hinter ihr, sobald sie den Bereich, in dem sich ihr Ruheplatz befindet, betreten hat. In null Komma nichts wird die Katze gelernt haben, dass sie nun ungestört bleibt und sich entspannen kann.

Um die Streithähne zu trennen, ohne sie zu bestrafen oder ihnen Furcht einzujagen, kam – wie bei Lucifer – eine Spritzpistole beziehungsweise ein Pflanzensprüher immer dann zum Einsatz, wenn Kiss auf Chérie losging. Die plötzliche Unterbrechung erlaubte dem Jungtier, sich in ein Versteck zurückzuziehen, und Kiss' Angriffsenergie konnte auf ein Spielzeug umgelenkt werden, was zwar nicht immer, aber hin und wieder klappte.

Umstrukturierungen im Umfeld der Katzen, Abbruch oder Unterbrechung der Interaktion, Umlenken des Angriffsverhaltens auf geeignetere Objekte und vor allem das Ende aller Bestrafungen sind die Bausteine jeder Therapie für unsere vierbeinigen Gefährten. Weder bei Kiss noch bei Chérie zeichneten sich pathologische Zustände ab, höchstens gewisse Tendenzen, zur Hyperaktivität bei der einen und zu Ängstlichkeit bei der anderen. Bei der Behandlung halfen in beiden Fällen die Beigabe therapieunterstützender Nutrazeutika im Futter. Für Chérie gab es ein Milcheiweiß namens Alphalactalbumin, eine Vorstufe des Neurotransmitters Serotonin, der über die Großhirnrinde auf die emotionale Regulation und Hemmung der Impulsivität einwirkt. Und für Kiss hatte ich ein anderes Milchprotein verordnet, das Alpha-Casozepin, ein strukturelles Analogon zum Neurotransmitter GABA, das bei Angstzuständen beruhigend wirkt. Ich hätte Béatrice auch noch die Anschaffung eines Pheromonzerstäubers empfohlen, doch anscheinend hatte sie einen solchen bereits ohne Erfolg eingesetzt.

Schon nach sechs Wochen stellten sich signifikante Veränderungen ein, und Béatrice war noch nicht einmal dazu gekommen, eine smarte Katzenklappe an der Schlafzimmertür installieren zu lassen. Da sie verstanden hatte, worauf es ankam, war ihr Schlafzimmer nach der Konsultation einfach zu einer No-go-Zone für die beiden anderen Katzen erklärt worden, und Kiss fand dort nun ihre Ruhe. Anscheinend schlief sie nun sogar völlig entspannt auf dem Rücken liegend, ein Hinweis darauf, dass sich die Katze absolut wohl und rundum geschützt fühlt.

Ab und zu kam es noch zu wilden Verfolgungsjagden, und um auch diese Situation noch ein bisschen zu verbessern, verordnete ich den beiden Katzen zusätzlich morgens und abends ein Tröpfchen Cannabisöl, das direkt in die Spalte zwischen Wange und Zahnfleisch gegeben wird. Dieses seit Kurzem zugelassene Nahrungsergänzungsmittel sorgt für Entspannung und in einigen Fällen auch für eine verbesserte Impulskontrolle.

Die Nachrichten, die mich im Rahmen der Verlaufskontrolle seitdem erreichen, sind positiv, Chéries Übergriffe sind Geschichte. Béatrice ist zufrieden, da sich die Situation beruhigt hat und kein Tier mehr gefährdet ist. Allerdings denkt sie noch darüber nach, ob sie Chérie vielleicht abgeben soll, denn sie ist sich nicht sicher, ob die alte Katzendame Kiss, deren Wohlbefinden Béatrice ganz besonders am Herzen liegt, tatsächlich glücklich ist, solange der junge Eindringling mit in der Wohnung lebt. Sie will sich mit der Entscheidung allerdings Zeit lassen, denn nun hat sie verstanden, wie es mit den drei Katzen klappt und welche individuellen Bedürfnisse sie haben.

Katzen gemeinsam zu halten, Katzen mit anderen Lebewesen zusammen zu halten, ist stets aufs Neue ein Wagnis. Sie können intensive Bindungen mit anderen eingehen, sie können jedoch genauso stark unter Beziehungen leiden, die ihnen aufgezwungen werden. Haben wir das verstanden, wird auch verständlicher, warum bei Katzen im Hinblick auf Beziehungen stets der Grundsatz gilt: Alles kann, nichts muss. Sobald Zwang im Spiel ist, ist auch die Gefahr groß, dass es negative Auswirkungen auf die Katze haben wird.

Isis lehrt uns, dass die Beziehungen umso komplizierter werden, je häufiger das Verhalten des Tieres vor dem Hintergrund einer anderen Spezies fehlinterpretiert wird. Charlies Engel wiederum zeigen, dass es selbst innerhalb einer Art, zwischen Artgenossen zu Missverständnissen und großen Spannungen kommen kann, insbesondere dann, wenn sich Lebensräume und wesentliche Bereiche im Revier der Katzen überlagern und Wohngemeinschaften erzwungen werden.

Es ist ein Glück, dass wir Konflikte meistens rasch erkennen und auch behandeln können, entscheidend ist der Dreiklang aus großem Einfühlungsvermögen in Mensch und Tier, der Bereitschaft, im Umfeld der Katze Veränderungen zuzulassen, und die Entwicklung individuell abgestimmter Therapiemaßnahmen, um eine fürsorgliche Betreuung und einen erfolgreichen Behandlungsverlauf zu gewährleisten.

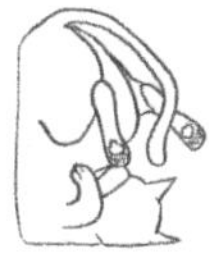

KAPITEL 4

Eine Katze flog übers Kuckucksnest

»Alle Katzen sind sterblich. Sokrates ist sterblich, folglich ist Sokrates eine Katze.«

Eugène Ionesco

Nun ist es Zeit, einer entscheidenden Frage auf den Grund zu gehen: Können Katzen »verrückt« sein?

Bisher haben wir pathologische Verhaltensweisen bei Katzen von verschiedenen Seiten beleuchtet: Beziehungen, Lebensraum und auch ihre Rolle als Beutetier können für das Tier so großes Leid bedeuten, dass es unsere Hilfe braucht, um sein emotionales Gleichgewicht wiederzufinden. Früher hätte man diese Phänomene als Neurosen bezeichnet; dieser Begriff, er wird seit einigen Jahren nicht mehr verwendet, fasste sämtliche pathologischen Zustände zusammen, die sowohl mit der Persönlichkeit des jeweiligen Tieres als auch mit seiner Umgebung zusammenhingen und ihm den Alltag und die Anpassung an seine Lebensumstände schwer machten. Damit sind phobische, ängstliche und depressive Zustände gemeint, unter denen die überwiegende Mehrheit unserer Patienten leidet – vor allem, wenn wir die fehlende Selbstkontrolle hinzunehmen, die beispielsweise bei der Hypersensibilitäts-Hyperaktivitätsstörung oder bei Aschezie auftritt. Die betroffenen Katzen stehen mit allen vier Tatzen auf dem Boden der Tatsachen, auch wenn ihre Welt manchmal nicht die unsere ist und deren Verständnis uns viel Fantasie und einen Perspektivwechsel abverlangt.

Nun geht es um die Frage, ob unsere Stubentiger auch unter Psychosen leiden können. Damit sind sämtliche Zustände gemeint, die eine Abkopplung von der Realität erkennen lassen; ist dies der Fall, können wir durchaus von einer »verrückten Katze« sprechen.

Der Begriff »verrückt« wird sehr kontrovers diskutiert, und obwohl allgemein verständlich, verwenden wir ihn hier nur in Anführungszeichen, um einen gewissen Vorbehalt zum Ausdruck zu bringen.

Psychopathologie der Katze

Michel Kreutzer, ein emeritierter Professor für Verhaltensforschung, bestätigt in *Folies animales*[28] die These, die wir seit Gründung des Vereins *ZooPsy* im Jahr 1999 verfechten. Sowohl in seinem Buch als auch in verschiedenen Interviews erklärt er, sobald man Tieren – zumindest einigen – eine Psyche zuschreibe, müsse man immer auch die Möglichkeit von Psychopathologien in Betracht ziehen. Dabei zitiert er aus der berühmten Einführung von Henri Ey[29], der – meines Wissens als Erster – den Begriff der Tierpsychiatrie definierte. Gleichzeitig erklärt er, man solle sich davor hüten, von einer Spezies auf eine andere zu schließen, und müsse für jede Spezies eine eigene Form der Psychiatrie etablieren. Eine durchaus interessante, meiner Meinung nach aber nicht zutreffende Ansicht: Unsere Tierpsychiatrie hat sich auf natürliche Weise aus der Verhaltensforschung entwickelt, also aus dem Wissen um das Verhaltensrepertoire jeder Spezies mit all ihrer Vielfalt und ihren Unterschieden, zusammen mit den Erkenntnissen über psychopathologische Prozesse, die zwar allgemeingültig sind, sich jedoch je nach Ethogramm (die Gesamtheit der bekannten Verhaltensweisen einer Spezies) ausprägen.

Die Sensibilisierung beispielsweise ist, wie bereits erwähnt, bei allen Beutetieren ein nützliches und natürliches Phänomen, schafft jedoch große Probleme, wenn sie nicht mehr der Anpassung dient, sondern das Tier in entsetzliche Angst versetzt und zur Hypersensibilisierung wird.

Wenn wir beides, das normale Verhaltensrepertoire ebenso wie pathologische Prozesse, miteinander verknüpfen, entsteht eine Tierpsychiatrie, die zwar zunächst für jede Tierart unterschiedlich ist, aber auch viele Gemeinsamkeiten aufweist und die Möglichkeit eröffnet, psychische Krankheiten einer bestimmten Tierart darzustellen.

So sind die neuen Bezeichnungen für Erkrankungen der Katze, auf die ich in den vorherigen Kapiteln eingegangen bin (Biotopathien, Schezipathien und dergleichen), auch für andere Spezies wie Pferde oder Kaninchen anwendbar. Zwar bleibt noch viel zu tun, doch die ersten Ansätze in den Arbeiten unserer Studierenden bereiten den Weg für eine einheitliche Beschreibung psychiatrischer Erkrankungen aller Tierarten, die wir medizinisch begleiten.

Mittlerweile können wir damit Störungen, die das alltägliche Leben betreffen, von solchen abgrenzen, die durch einen mehr oder weniger starken Verlust des Bezugs zur Realität gekennzeichnet sind.

Allerdings beantwortet all das noch immer nicht die Frage: Können Katzen »verrückt« sein?

Es ist immer wieder erstaunlich, dass diese Vorstellung in der Philosophie, Biologie und Ethologie auf so große Ablehnung stößt – als wäre es ein Vorrecht des Menschen, an Geisteskrankheiten zu leiden. Selbst im negativen Sinne muss er stets über dem Tierreich stehen.

Wir behaupten das Gegenteil: Wir sagen, dass jede Spezies in ihrem Weltbild und jedes Individuum einer Spezies in dem Bild, das es von sich selbst in dieser Welt hat, pathologische Zustände erleben kann, die den Bezug zur Realität verändern oder verlieren. Diesen Zustand bezeichnen wir als Derealisation; er tritt bei verschiedenen psychischen Erkrankungen auf und lässt sich durchaus als »Verrücktsein« bezeichnen. Ein »verrücktes« Tier leidet also an einer schweren Erkrankung, die durch fehlenden Bezug zur Realität gekennzeichnet ist.

Verrückt, nicht schockierend

Unsere Definition von »verrückt« erstreckt sich damit nicht auf tierische Verhaltensweisen, die gemeinhin als »verrückt« empfunden werden, obwohl das jeweilige Individuum in seiner Umgebung keinesfalls den Bezug zur Realität verloren hat. Delfine, Affen oder Löwen sind nicht verrückt, wenn sie ihren Nachwuchs töten – auch wenn uns so etwas schockiert, weil wir vergessen haben, dass Herrscher in fast allen Zivilisationen einst die Nachkommen von Rivalen töten ließen, die Anspruch auf den Thron hätten erheben können. Kindstötungen bei diesen Spezies werfen vielmehr die Frage auf, wie die Tiere ihre eigenen Jungen erkennen und ob die Weibchen die Männchen unter Umständen täuschen können, um ihren Nachwuchs zu schützen. Solche teils subtilen, manchmal gewalttätigen, aber immer verständlichen und nützlichen Anpassungen zeugen in keiner Weise von mangelndem Bezug zur Realität – ganz im Gegenteil, sie sind ein weiteres Argument gegen die unsichtbare Grenze zwischen Menschen und anderen Tieren, die einige so vehement verfechten, denn sie beweisen, dass auch in der Tierwelt mit strategischen Mitteln Dynastien geschaffen werden. Einer neueren Hypothese zufolge könnte es sogar sein, dass die Mütter bei den Kindstötungen mitwirken – ein deutlicher Beweis für die komplexen Vorgänge im Gehirn eines Tieres. Solch befremdliches und schwer nachvollziehbares Verhalten ist nicht allein der menschlichen Gattung vorbehalten, auch wenn mir kein Fall bekannt ist, in dem eine Löwin, eine Delfin- oder eine Schimpansenmutter ihrem Kind die Augen ausstechen ließ, wie es einst Irene tat, um anstelle ihres Sohnes Konstantin VI. den byzantinischen Thron zu besteigen.

Nein, wir unterscheiden zwischen dem, was uns unverständlich erscheinen mag, sich aber mit einer anderen Logik erklären lässt, und einem Verrücktsein, das Qualen verursacht und das Tier von der gemeinsamen Realität der Spezies isoliert.

Zeugen aus dem Tierreich

Wie immer möchte ich Zeugen hinzuziehen, nämlich Katzen, die uns berichten werden, wie eine stark veränderte Wahrnehmung der Realität zu schweren psychischen Störungen führen kann. Diese Katzen sind verrückt, und meine Mission – die mich manchmal an den Rand der Verzweiflung treibt – besteht darin, sie zu heilen. Sicher, bei menschlichen Wesen verstärkt die Sprache das Gefühl des Fremdseins, aber wenn wir uns in die Welt unserer Hauskatzen hineinversetzen, können wir nachempfinden, dass sie ebenso leiden, wenn sie nicht verstehen, was in ihnen oder in ihrer Umgebung vor sich geht, oder nicht mit den üblichen Partnern kommunizieren können.

Meine berufliche Erfahrung erlaubt mir folgende Feststellung: Katzen können – genau wie Hunde, Papageien, aber auch einige Wildtiere – »verrückt« sein. In einem früheren Buch über Bindung und ihre Auswüchse berichte ich von Kamuniak, jener Löwin, die im Jahr 2001 an Weihnachten die ganze Welt rührte, weil sie ein Oryx-Antilopenbaby beschützte. Ihr Verhalten wurde zunächst bewundert (die Einheimischen nannten sie »die Gesegnete«), nahm dann jedoch bedenkliche Formen an, da sie sich angewöhnte, weitere Oryx-Babys zu rauben. Ihre Liebe war offenbar in Verrücktheit umgeschlagen.[30]

Als weiteres Beispiel aus diesem Buch möchte ich das Orca-Männchen Tilikum anführen. Tilikum war für drei der vier tödlichen Unfälle verantwortlich, die sich in den letzten vierzig Jahren in Meeres-Themenparks ereigneten, und wurde durch einen berühmten Kurzfilm[31] zum Inbegriff des qualvollen Daseins, das Tiere in solchen Großaquarien führen. Ich will derartige Einrichtungen nicht gutheißen, auf wissenschaftlicher Grundlage allerdings einwenden: Wenn allein die Lebensbedingungen verantwortlich wären, gäbe es längst nicht nur einen Tilikum, sondern weitaus mehr tragische Vorfälle.

Tilikums letztes Opfer, die im Training von Walen sehr erfahrene Tierpflegerin Dawn Bracheau, erkannte bei diesem Schwertwal überragende kognitive Fähigkeiten. Sie bescheinigte ihm außergewöhnliche und, verglichen mit den Orcas, mit denen sie sonst zu tun hatte, weit überdurchschnittliche Kompetenzen. Doch von Zeit zu Zeit wurde er im wahrsten Sinne des Wortes »verrückt«. Seine

Stimmung schlug dann schlagartig um, und er wurde ungeheuer gefährlich. Am Tag des Unfalls war der Tierpflegerin aufgefallen, dass Tilikum einen schlechten Tag hatte. Wir erkennen darin deutliche Hinweise auf eine bipolare Störung, die, wie uns Nougatines Beispiel vor Augen führte, auch bei Katzen vorkommen kann. Nougatine zeigte eine zwar schwere, aber nicht extreme Form einer bipolaren Störung. So behielt sie den Bezug zur Realität. Tilikum dagegen erlebte offenbar mindestens dreimal Anfälle, in deren Verlauf er vollkommen die Orientierung verlor und zur tödlichen Gefahr wurde. Ich will nicht ausschließen, dass seine Lebensbedingungen dazu beigetragen haben könnten: Auch in meiner täglichen Arbeit habe ich den Eindruck, dass psychiatrische Erkrankungen immer dann entstehen, wenn individuelle Veranlagung und ein ungeeignetes Umfeld unterschiedlich stark zusammenwirken. Einige Erkrankungen manifestieren sich fast immer, unabhängig von den äußeren Umständen, andere hängen stark vom Umfeld ab, doch in jedem Fall liegt eine gewisse Wechselwirkung vor.

Die bipolare Dysthymie, die wir bei Nougatine festgestellt haben, liegt im Grenzbereich der Derealisation. In weniger schweren Fällen kommt es nur zu einer Überreaktion oder aber zum Verlust der Reaktivität, während die Verbindung zur Realität bestehen bleibt. In gewissem Maße ist das – wie bei uns Menschen – sogar normal. Bei dem einen oder anderen ist die Stimmung ziemlich konstant, doch viele Menschen erleben spontane Stimmungsschwankungen. Sind diese stärker ausgeprägt, liegt eine

Zyklothymie vor – dieser Begriff bezeichnet den Wechsel zwischen produktiven, fröhlichen Phasen, die an Hyperaktivität grenzen können, und düsteren Momenten mit grundloser Traurigkeit oder Anhedonie.

Gehen sowohl die hyperaktiven als auch die hypoaktiven Phasen über das normale Maß hinaus, spricht man in der Tiermedizin von bipolarer Dysthymie, die mit der bipolaren Störung beim Menschen zu vergleichen ist.

Extremfälle, bei denen die produktiven Episoden sehr ausgeprägt sind (wir sprechen von Symptomen wie große Unruhe und manchmal sehr eindrucksvolle Anfälle), werden oft als schwere psychiatrische Erkrankungen mit Derealisation eingestuft.

Ich bin mir sicher, dass das auf Tilikum zutraf, und sein Beispiel zeigt, dass bessere Lebensbedingungen in der Gefangenschaft (oder deren Beendigung) nicht ausreichen, sondern wir auch die Intelligenz dieses Individuums respektieren müssen, das Genie und Wahnsinn in sich vereint.

Lisbeth, Bestie auf Rezept

Annie wohnte mit Lisbeth, einer hübschen dreifarbigen Katze, bereits zusammen, als sie ihren Lebensgefährten Luc kennenlernte. Nach seinem Einzug in Annies Wohnung dauerte es eine ganze Weile, bis Lisbeth ihn akzeptierte. Fast ein Jahr lang reagierte sie mit Tatzenhieben, Kratzen und bedrohlichem Fauchen, ehe sich die Lage besserte, das Zusammenleben harmonisch wurde und Luc und Lisbeth schließlich sogar abends vor dem Fernseher Nachrichten gucken und dabei kuscheln konnten.

Eines Tages entdeckte Annie eine Verletzung in Lisbeths Maul. Annie ging mit ihr zum Tierarzt, der ein gängiges Cortisonpräparat verordnete, das gut und schnell wirkte. Dann jedoch, als die Schmerzen offenbar verschwunden waren, verschlechterte sich Lisbeths Stimmung, und sie wurde aggressiv. Eines Abends, als Luc nach dem Fernsehen zu Annie ins Schlafzimmer gehen wollte, warnte sie ihn vor der Katze, die zischend und fauchend vor der Tür hin und her lief. Da ihn das langjährige Zusammenleben zuversichtlich stimmte – und er wie so viele Männer vermutlich auch keine Schwäche zeigen wollte –, überschritt Luc trotzdem die Schwelle zum Schlafzimmer. Lisbeth stürzte sich auf ihn und kratzte und biss ihn so schlimm, dass er sogar ärztlich behandelt werden musste. Übrigens ziehen Katzenattacken weitaus häufiger Krankenhausbesuche nach sich als Angriffe von Hunden, auch wenn sie nicht das gleiche Medienecho auslösen. Einige meiner Kollegen, die sich bei der freiwilligen Feuerwehr engagieren, berichten von Notfalleinsätzen, bei denen Menschen von einer »verrückt gewordenen« Katze attackiert wurden und sich vor dem zur ernst zu nehmenden Gefahr gewordenen Tier ins Badezimmer oder auf den Balkon flüchten mussten.

Einfluss auf die Stimmung

Kortikoide haben bekanntermaßen neben ihren entzündungshemmenden Eigenschaften auch Einfluss auf die Stimmung und verändern durch Rückkopplung oft die Hypothalamus-Hypophysen-Achse. Dass zwischen dieser Achse, der Einnahme von Cortison und dem Auftreten von Psychosen ein Zusammenhang besteht, ist bekannt und wird in zahlreichen humanmedizinischen Publikationen behandelt.[32] In der Tierpsychiatrie, die manchmal einen schweren Stand hat und der es noch an universitärer Unterstützung für derartige Studien fehlt, sind wir noch nicht so weit, doch auch wenn uns klar ist, dass man sich vor übereilter Übertragung hüten sollte, können wir bei derart unvermittelten, heftigen Ausbrüchen durchaus von einer ähnlichen Wirkung ausgehen.

In der Praxis sehen wir Fälle wie Lisbeth zwar nicht sehr häufig, aber doch oft genug, dass sie uns zum Nachdenken zwingen. Medikamente, die mehr oder weniger unmittelbar auf die Hypothalamus-Hypophysen-Achse wirken (wie die bereits erwähnten Kortikoide, bestimmte Gestagene (Megestrolacetat), bestimmte zentral wirkende Antiemetika (Metoclopramid)), können in zwar seltenen, dann aber sehr spektakulären Fällen einen solchen »Deliriumsanfall« auslösen, bei dem der Bezug zur Realität verloren geht und unsere mit Zähnen und Krallen bewaffneten Raubkatzen plötzlich und unvermittelt richtig gefährlich werden.

Dass sich diese Episoden durch ein Dopaminpräparat lindern lassen, das bekanntermaßen auf den Hypothalamus wirkt und ein gewisses Gleichgewicht wiederherstellen kann, beweist indirekt die Beteiligung der Hypothalamus-Hypophysen-Achse.

Aber wie verabreicht man das Mittel einem Tier, das außer Rand und Band und unter Umständen richtig gefährlich ist? Erstaunlicherweise bleibt oft eine Person, die wichtigste Bezugsperson, von der Krise verschont. So auch bei Lisbeth – Annie wurde nicht angegriffen. Sie konnte zwar nicht viel ausrichten, wurde aber zumindest nicht auf der Stelle gebissen und zerkratzt, wenn sie versuchte, ihrer Katze das Medikament zu geben. Immer wieder bewundere ich, mit welchem Mut viele Katzenbesitzer*innen ihre Tiere behandeln. Wir haben bereits von Nougatine und Catherines Familie berichtet, einem nicht besonders schlimmen Fall, der dennoch Ausdauer und Wagemut erforderte. Bei Lisbeth war die Prognose viel besser, denn ihr Anfall war iatrogen, das heißt, die Symptome wurden durch ein Arzneimittel ausgelöst. In solchen Fällen besteht die Hoffnung, dass sich die Lage wieder normalisiert, sobald die Wirkung des Medikaments nachlässt. Mit den richtigen Gegenmitteln lässt sich die Episode von einem Monat oder mehr auf maximal fünfzehn Tage verkürzen. So auch bei Lisbeth: Sie wurde in die Küche gesperrt, und Annie schaffte es – und das war eine echte Leistung –, ihr die Tablette zu verabreichen. Zwei Wochen lang attackierte

Lisbeth, fauchend und ihre Krallen ausfahrend, Lucs Umriss, den sie durch die Glastür zur Küche sehen konnte, wenn er daran vorbeiging.

Nebenwirkungen, die man kennen sollte

Um eine solch gefährliche Situation zu meistern, braucht es eine gute Bindung und den unerschütterlichen Willen, die Katze zu behalten: Manchmal raten wir den behandelnden Kollegen, die Mieze für ein paar Tage oder Wochen stationär zu betreuen, bis sich ihre Stimmung wieder normalisiert hat. Heutzutage wissen die meisten Tierärzt*innen von möglichen Nebenwirkungen dieser Art, doch da sie so selten sind, wird es manchmal versäumt, die Katzenbesitzer*innen darauf hinzuweisen. Dass wir das Risiko kennen, kann den Anfall zwar nicht verhindern (schließlich messen wir weder die Größe der Hypophyse noch die Wirkung von Steroiden auf den Hippocampus), doch wir können immerhin das richtige Vorgehen erklären: »Solche Fälle sind selten, können aber vorkommen. Bringen Sie sich in Sicherheit. Wenn möglich, setzen Sie die Katze in ihre Transportbox und kommen Sie mit ihr in die Klinik: Wir kümmern uns um sie!«

Nur so lassen sich die Besitzer und vor allen Dingen die Katzen schützen, denn wenn sie mit ihrem veränderten Wesen Angst und Schrecken verbreiten, weiß man sich oft nicht anders zu helfen, als sie einschläfern zu lassen.

Lisbeth hatte das Glück, dass ihre Annie nicht im Traum daran dachte, sich von ihr zu trennen – vor allem, als ihr klar war, dass ihr Stubentiger sich nur vorübergehend in einen Panther verwandelt hatte, der Luc verschlingen wollte. Sie blieb tapfer, behandelte ihr Tier und beschützte sowohl ihren Partner als auch ihre Katze. Drei Wochen später war die Harmonie in der Familie wiederhergestellt. Lisbeth und Luc treffen sich nun wieder zu den allabendlichen Nachrichten vor dem Fernseher, obwohl Luc verständlicherweise immer noch ein gewisses Misstrauen hegt. Lisbeth dagegen kann sich offenbar gar nicht daran erinnern, dass sie durch eine unerwünschte Nebenwirkung für eine Weile zur Wildkatze geworden war.

In der Tierarztpraxis sollte bei allen Patienten in der Akte vermerkt sein, ob nach einem bestimmten Mittel Stimmungsschwankungen oder dysthyme Reaktionen aufgetreten sind, damit dem Tier diese Medikamente nicht mehr verordnet werden.

»Verrücktes« Verhalten kann also durch die Gabe bestimmter Medikamente ausgelöst werden, und das ist ein weiterer Beweis dafür, dass sich geistige und körperliche Gesundheit nicht voneinander trennen lassen – es gibt nur eine einzige allgemeine Balance, in der alles mit allem zusammenhängt. Der Einwand, eine durch Medikamente hervorgerufene Verrücktheit sei keine echte, »eigenständige« Krankheit, übersieht die breite Palette an Krankheiten, die durch andere Behandlungen ausgelöst werden.

Oder würde man einem Patienten mit dem gefürchteten Krankenhauskeim, der oft genug zu schweren Erkrankungen oder gar zum Tode führt, etwa sagen, er sei gar nicht richtig krank? Glauben Sie mir, so, wie Kamuniak oder Tilikum Beweise dafür sind, dass es verrückte Wildtiere gibt, so werden sich auch Beispiele für spontane »Verrücktheit« bei unseren Hauskatzen finden lassen.

Schon jetzt können wir festhalten, dass das *un*-soziale Wesen der Gattung Katze eine andere Ausprägung von Verhaltensstörungen bewirkt. Vertrautheit entsteht bei der Katze durch Erfahrung; da sie nicht von Natur aus angelegt ist, schwindet sie oft als Erstes, während die anders geartete, tiefergehende Bindungsbeziehung manchmal auch dann noch Bestand hat, wenn der Bezug zur Realität verloren gegangen ist. Aber Vorsicht, denn in manchen Fällen ist sogar die engste Bezugsperson der Katze in Gefahr, und man sollte sich nicht darauf verlassen, dass die Bindung schützt. In gewisser Weise tut sie dies allerdings durchaus, denn der Mensch, bei dem die Katze lebt, sucht medizinische Hilfe für sein Tier. Ohne Bindung wären die Folgen für die Katze viel häufiger tödlich.

Die zoopsychiatrische Konsultation

Bei Nathalies erstem Anruf, sie wollte sich erst einmal nur informieren, merkte ich, dass sie noch unentschlossen war, ob sie mich aufsuchen wollte. Sie schilderte mir eine Katze mit wechselndem Verhalten und wiederkehrenden Hautproblemen, unter anderem Alopezie (Haarausfall mit kahlen Stellen) auf dem Rücken. Mehrere Tierdermatologen hatten sich an der Behandlung versucht, doch der Fall war so komplex, dass auch sie sich die Haare rauften und geschlagen gaben. Zuletzt hatte die Besitzerin einen Arzt konsultiert, mit dem ich häufig zusammenarbeitete und der ihr riet, auch das psychologische Gleichgewicht untersuchen zu lassen.

Mittlerweile gibt es Tierkliniken, in denen Fachleute unterschiedlicher Spezialgebiete die verschiedensten medizinischen und chirurgischen Eingriffe vornehmen und in denen auch die Tierpsychiatrie mehr und mehr ihren Platz findet. Ein Austausch ist meist sehr fruchtbar, und wir alle fördern eine bessere medizinische Versorgung, wenn wir neben hoch spezialisierten Fachkompetenzen auch dafür sorgen, dass man das Individuum in seiner Gesamtheit und in seiner Umgebung betrachtet: Bei diesem »One-Health«-Ansatz wird berücksichtigt, dass alle Organe im Körper miteinander verknüpft sind und dieser Körper wiederum mit anderen Lebewesen in seinem Umfeld sowie seinem gesamten Biotop. Glücklicherweise gibt es viele Kollegen, die keine neuen Trends benötigen, um Zusammenhänge zu erkennen und uns zurate zu ziehen, wenn eine hartnäckige, immer wiederkehrende körperliche Erkrankung auf keine ihrer Behandlungsmethoden anspricht.

Ich telefoniere also mit Nathalie: Sie ist nicht ablehnend, sondern skeptisch. Ich muss gestehen, dass ich nach mehr als dreißig Jahren mit den immer gleichen Erklärungen manchmal vergesse, dass mein Gegenüber das alles zum ersten Mal hört. »Aber was haben Sie vor? Was werden Sie machen? Sind Sie sicher, dass Sie helfen können? In Ihrer Praxis ist der Anfall vorbei, Sie werden nichts feststellen.« Diese Fragen oder Einwände darf man nicht als Misstrauen werten, zeugen sie doch in der Regel nur von Interesse und berechtigten Sorgen. Ich muss also geduldig wiederholen, dass wir, wie in allen medizinischen Disziplinen, mithilfe von Informationen, Erinnerungen und der verhaltensspezifischen Symptomatologie (Untersuchung der klinischen Zeichen) eine Diagnose stellen können.

Außerdem sollten wir nicht vergessen, dass Kardiologen nicht neben ihren Patienten herrennen und Dermatologen nicht mit Papeln oder Pusteln übersät sein müssen, um zu verstehen, woran ihre Patienten – ob Mensch oder Tier – leiden.

Der medizinische Ansatz bildet den Kern unserer Tätigkeit, und da unser Vorgehen für manche immer noch ein großes Fragezeichen ist, wollen wir noch einmal den genauen Ablauf erläutern.

Zunächst erfassen wir den Grund, also das, worüber die Menschen klagen, wenn sie mit ihrer Katze zu uns kommen. »Sie ist unsauber … sie greift uns an …« Solche Aussagen liefern uns einen Anhaltspunkt, aber niemals eine sofortige Antwort. Auch wenn die Lösung offenbar auf der Hand liegt, muss sie bestätigt werden.

Grund und Anliegen

Der Grund ist der eine Aspekt, das Anliegen ein anderer. Hier ist der Unterschied zu anderen Fachgebieten vermutlich am größten, auch wenn es gewisse Parallelen zu Bereichen gibt, die von chronischen Beschwerden, hohem Aufwand (sowohl zeitlich als auch finanziell) und unsicheren Prognosen geprägt sind (Dermatologie, Onkologie, Ernährungswissenschaft und dergleichen). Hinter ein und demselben Grund können sehr unterschiedliche Anliegen stecken. Gehen wir beispielsweise davon aus, eine unsaubere Katze macht regelmäßig ins Haus und hinterlässt geruchsintensive Urinspuren.

Das naheliegende Anliegen lautet: Das muss aufhören! Aber das gilt nicht immer. Manchmal besteht das Problem schon so lange, dass die Besitzer resigniert haben und eigentlich nur wissen wollen, ob das Urinieren im Haus bedeutet, dass ihrer Katze etwas fehlt (und das tut es tatsächlich!).

Manchmal dagegen verbirgt sich hinter dem Anliegen leider auch der Wunsch, das Tier loszuwerden, weil es unangenehm geworden ist, weil es nicht mehr der Wunschvorstellung seiner menschlichen Gefährten entspricht oder weil es das Sozial- und Familienleben zu sehr stört; diese Motivationen sollte man möglichst schnell aufdecken.

Die Frage nach dem genauen Anliegen gibt oft Aufschluss über die Ressourcen des Systems: Hat die Gruppe noch Energie, um neue Lösungen zu entwickeln? Sind die Besitzer*innen traurig, erschöpft, verzweifelt und entnervt, oder haben sie die Hoffnung noch nicht aufgegeben und sind zu einem weiteren Versuch bereit?

In meiner langjährigen Praxis als Veterinär habe ich oft festgestellt, wie schwierig es ist, dem Anliegen der Hilfesuchenden die angemessene Menge an Zeit zu widmen: Ist sie zu knapp bemessen, fühlen die Menschen sich nicht gehört und verstehen womöglich das Vorgehen nicht; ist sie zu lang, besteht die Gefahr, dass man in einer Fülle von Details ertrinkt, die erst im Rahmen einer umfassenden Abfrage richtig zum Tragen kommen können und dann möglicherweise nicht genügend beachtet werden.

Die schönste Geschichte der Welt

Nachdem wir diesem Teil also angemessene Zeit eingeräumt haben, spielt die semiologische Arbeit eine wichtige Rolle. Als Arzt bin ich dabei Dolmetscher: Ich muss die Anzeichen, die Beobachtungen, die von den Tierhaltern umgangssprachlich, laienhaft und persönlich geschildert werden, in Symptome übertragen, die man in der Medizin kennt und die möglichst mit einem bestimmten Neurotransmitter verbunden sind, der uns auf das richtige Molekül, die genaue Diagnose oder die geeignete Therapie hinweist. Solche Behandlungsgespräche dauern lange, sind aber alles andere als leeres Geschwätz, denn die vielen Merkmale verwandeln sich durch die Alchemie des Wissens in Symptome, aus denen ich als Arzt ein Bild der Erkrankung konstruiere. Das Vorgehen ist somit konstruktiv im Sinne von Paul Watzlawick: »Konstruktive Psychotherapie gibt sich nicht der Illusion hin, sie könne den Patienten die Welt sehen lassen, wie sie wirklich ist. Der Konstruktivismus ist sich vielmehr bewusst, dass die neue Weltsicht nur eine andere Konstruktion, eine andere Fiktion ist und sein kann – allerdings eine nützliche, weniger schmerzliche.«[33] Ein Haustierpsychologe konstruiert also anhand der zusammengetragenen Symptome eine Vorstellung von der Wirklichkeit, auf die er gemeinsam mit den Menschen und in gewisser Weise auch mit der Katze einwirken kann. Das erklärt, wieso zwei Ärzte durchaus zwei unterschiedliche, aber gleich wirksame Konstrukte schaffen können, wobei die Anzahl an Möglichkeiten natürlich nicht unbegrenzt ist.

Als Tierarzt befasse ich mich mit allen, nicht nur den problematischen Verhaltensweisen des Tieres. Das sonstige Verhaltensrepertoire hilft mir, die Neurotransmitterfunktion meines Patienten besser zu verstehen, und nur mit diesem Wissen kann ich die richtigen Medikamente verordnen. Ich untersuche alle zentripetalen Faktoren, die von außen einwirken und das Verhältnis des Tieres zu seinem eigenen Körper betreffen – Fressen, Trinken, Schlafen, Ausscheidungen, Fellpflege (Putzen und dergleichen). Anschließend richte ich mein Augenmerk auf das zentrifugale Verhalten, die Beziehungen zu anderen Menschen, das Spiel mit Artgenossen, agonistische Verhaltensweisen – Aggression und Flucht – und vor allem das Erkundungsverhalten. Zum Schluss beschäftige ich mich mit gemischten Verhaltensweisen, die sowohl den Körper des Tieres als auch seine Beziehung zur Welt und zu anderen betreffen. Bei Katzen sind diese sehr vielfältig: Markierungen, Anhänglichkeit sowie Sexual- und Mutterverhalten bei nicht sterilisierten Tieren.

Neben all diesen Verhaltensweisen müssen auch die Entwicklungsbedingungen der Katze sowie die medizinische Vorgeschichte berücksichtigt werden, die ihr Leben geprägt und Verhaltensstörungen ausgelöst haben können; daher nehme ich immer eine körperliche Untersuchung vor, die manchmal nicht leicht, aber auch in diesem Fall aufschlussreich ist.

Eine Konsultation in der Katzenpsychiatrie kann folglich nicht in zehn Minuten abgehandelt werden (bei Hunden verhält es sich genauso bzw. ist sogar noch zeitintensiver)!

Die richtigen Erkenntnisse und eine wirksame Therapie kommen nur zustande, wenn ich über Schnurrbart, Flora oder Beelzebub genau Bescheid weiß – ich muss mir ein möglichst umfassendes Bild von der Katze machen, mit der ich es zu tun habe, denn oberflächliche Allgemeinplätze helfen hier nicht weiter. Die Doppelrolle als Beute- und Raubtier bringt eine solche Bandbreite an Kombinationsmöglichkeiten mit sich, dass stets ein individueller Ansatz nötig ist, auch wenn gewisse grundlegende Prinzipien gelten.

Die Verhaltenstherapie

Nachdem ich die tierpsychiatrische Diagnose gestellt habe, teile ich sie meinen Klienten mit, damit sie die Konstruktion, die ich entworfen habe, bestätigen. Die Erfolgschancen sind geringer, wenn sich unsere Ansicht nicht deckt. Deshalb nehme ich mir ausreichend Zeit für Erklärungen und arbeite gegebenenfalls mit Metaphern und Bildern, um beispielsweise die Akzeptanz für ein Medikament zu fördern, das zunächst nicht zu dem Bild passt, das ein Mensch von seiner Katze hat.

Sobald wir uns über Darstellung und Behandlungsweise einig sind, kann ich eine Verordnung vornehmen, die Therapie genau beschreiben (Anzahl der Tabletten oder Tropfen, wie viele Gaben werden täglich in welcher Form verabreicht) und auch und vor allem die Verhaltenstherapie erläutern. Bei der Katze besteht der erste Schritt fast immer darin, jegliche körperlichen Strafen abzustellen – haben Sie noch nie daran gedacht, Ihre Katze zu schlagen, mögen Sie bei dieser Aussage die Augen verdrehen, aber wenn Sie in meinen Sprechstunden Mäuschen spielen könnten, wären Sie erstaunt, wie viele Menschen ihr Tier bestrafen, ihm Hiebe verpassen, es mit der Nase in etwas drücken, lautstark anschreien und dergleichen. Ich nenne gerne das Beispiel einer älteren Dame aus gehobenen Kreisen, die eingestand, mit einem Telefonbuch auf ihre Katze eingeschlagen zu haben: »In einem Krimi habe ich gelesen, dass das keine Verletzungen hervorruft, keine Spuren hinterlässt und große Wirkung zeigt …« Auf mich hat es tatsächlich große Wirkung gezeigt … und mit Sicherheit auch auf die arme Katze. Vertrauen die Besitzer*innen uns Derartiges an, haben sie verstanden, dass wir ihnen keine Vorwürfe machen, sondern ihnen helfen wollen (was nicht bedeutet, dass wir alles gutheißen, vor allen Dingen keine Schläge mit Telefonbüchern!). Solche Informationen sind überaus wertvoll für uns, ermöglichen sie uns doch eine bessere Behandlung, weshalb wir manches Mal sehr dankbar sind für bestimmte Einzelheiten, die vom Vertrauen der Klienten in unsere Arbeit zeugen.

Die Diagnose wurde gestellt, die Behandlung verordnet, aber für diejenigen, die mit dem Tier zusammenleben, ist die Prognose das Wichtigste. Lässt sich die Krankheit behandeln? Wie teuer wird die Behandlung? Wie ist es um die Erfolgsaussichten bestellt? So viele berechtigte Fragen, die wir immer besser beantworten können, je mehr Fortschritte es auf unserem Fachgebiet gibt.

Verlaufskontrolle

Zu guter Letzt ist dann zu entscheiden, wie es weitergehen soll … wir können keine Wunder vollbringen, und je nach Diagnose müssen wir die Besitzer während der Verhaltenstherapie unterschiedlich lange begleiten. Wir haben bereits bei Choupette gesehen, dass die Online-Sprechstunde uns viele neue Möglichkeiten eröffnet, und zwar vor allem hinsichtlich der Verlaufskontrolle. Auch wenn Telemedizin gelegentlich als minderwertige Medizin bezeichnet wird, zeigen mir meine Erfahrungen, dass es sich dabei um eine andere, ergänzende Form der medizinischen Behandlung handelt.

Natürlich lässt sich aus der Ferne keine korrekte körperliche Untersuchung vornehmen, obwohl es höchstwahrscheinlich nur eine Frage der Zeit und der technischen Entwicklung ist, bis wir auch dazu in der Lage sein werden. Ich habe bereits erlebt, dass besonders aufgeschlossene und kompetente Klienten zu Hause bei ihrer Katze bestimmte Haltungsreflexe überprüften, anhand derer ich gewisse neurologische Erkrankungen ausschließen konnte. Es ist sehr aufschlussreich, die Katze in ihrem Lebensraum zu beobachten, ohne dass sie uns als störende Eindringlinge wahrnimmt oder sie an Orte verfrachtet wird, an denen sie sich nicht frei bewegen kann. Im Rahmen der Verlaufskontrolle lässt sich die weitere Entwicklung der Erkrankung beurteilen, zunächst aus ganzheitlicher Sicht und anschließend anhand sämtlicher Aspekte, die bei der ersten Vorstellung gestört waren. Außerdem ist darauf zu achten, ob möglicherweise andere Auffälligkeiten hinzugekommen sind. Auf dieser Grundlage kann die Verhaltenstherapie entsprechend angepasst werden. Der Blick auf die häusliche Organisation verrät uns Dinge, die bei der Erstuntersuchung nicht bekannt waren, sodass wir die Maßnahmen zur Veränderung der Umwelt optimieren können. Treten markante oder ungewöhnliche Nebenwirkungen auf, passen wir gegebenenfalls die Therapie an, indem wir Dosis oder Häufigkeit der Medikation ändern – obwohl in den meisten Fällen gar keine Veränderungen, sondern nur Erklärungen und Beruhigungen nötig sind.

Therapiedauer

Oft dauert es mehrere Monate, bis eine Verhaltensstörung erfolgreich behandelt ist oder sich ein pathologischer Zustand bessert, *mindestens jedoch* mehrere Wochen; und mit der ersten Konsultation, so gut sie auch sein mag, ist es noch lange nicht getan. Echte Heilung gelingt nur durch Folgebehandlungen. Wenn ich eine Behandlung für abgeschlossen erklären kann, weil die Ziele erreicht sind, ist das immer ein bewegender Moment. Damit kommen wir zurück zur Unterscheidung zwischen Grund und Anliegen. Besonders tückisch ist es, wenn sich – was gar nicht so selten der Fall ist – im Laufe der Behandlung etwas verschiebt. Manchmal ist das ursprüngliche Problem zwar behoben, doch die Katzenhalter sind so begeistert über den Erfolg, dass sie noch weitere Veränderungen erreichen möchten. In diesem Fall muss ich deutlich machen, dass das erste Ziel erreicht wurde, dass das ursprüngliche Anliegen erfüllt ist und dass nun gemeinsam zu entscheiden ist, ob die Behandlung mit einem neuen Ziel fortgesetzt werden soll.

All das muss ich immer wieder von Neuem erklären, obwohl mir oft die nötige Zeit dazu fehlt. Mit meinen ausführlichen Erläuterungen auf diesen Seiten kann ich hoffentlich dazu beitragen, dass man unsere Vorgehensweise besser versteht, dass Unsicherheiten abgebaut werden und mehr Vertrauen in diese neue Medizin entsteht, die sich mit den verhaltensbedingten Leiden der Tiere befasst.

Aber zurück zu Nathalie, die immer noch am Telefon ist und überlegt, ob sie in die Sprechstunde kommen soll. Wir unterhalten uns ein paar Minuten, dann ist sie überzeugt, dass ich sie ernst nehmen werde, und wir vereinbaren einen Termin.

Melly – zum Haareraufen

Ganz am Anfang sagte Nathalie mir Folgendes: »Wenn ich meine Geschichte erzähle, habe ich immer das Gefühl, dass man mich für verrückt hält.« Ich versichere ihr: »Das höre ich oft und kann es verstehen: Im Veterinärstudium wird die Tierpsychiatrie nicht gelehrt, und den meisten Tierärztinnen und Tierärzten fehlt das entsprechende Wissen. Dann wundern sie sich, wenn sie von Symptomen hören, die sie nie kennengelernt haben und die ihnen nichts sagen. Erzählen Sie mir von der kleinen Mademoiselle, und stellen Sie sie mir vor allem erst einmal vor.«

Nathalie setzte eine Transportbox auf den Behandlungstisch; ich kam näher und erblickte eine wunderschöne Abessinierkatze. Der Ursprung dieser Rasse ist nach wie vor ungeklärt: Stammt sie aus Äthiopien, wie ihr Name und die Legende von der ersten Abessinierkatze Zula, die angeblich aus Addis Abeba mitgebracht wurde, nahelegen? Kommt sie ursprünglich aus Asien, oder ist sie aus einer Züchtung von Katzen mit hellem Fell und orientalischer Gestalt hervorgegangen?

Obgleich ich in Büchern und Kursen immer wieder betone, dass die Rasse nichts über das Verhalten aussagt, stehe ich der Genetik durchaus aufgeschlossen gegenüber. Die Rasse ist zwar kein verlässliches Indiz, doch es lässt sich nicht von der Hand weisen, dass bestimmte

Zuchtlinien (Familien) ähnliche Verhaltensmerkmale und manchmal auch identische Verhaltensstörungen aufweisen, die entweder auf einen genetischen Ursprung oder eine gemeinsame Entwicklungsursache hindeuten.

Typisch Familie!

Melly gehörte zur Rasse der Abessinier, in der offenbar mehrere Zuchtlinien von schweren psychischen Störungen mit deutlicher Derealisation betroffen sind.

Daher wunderte es mich nicht weiter, was Nathalie mir erzählte.

»Eigentlich habe ich nicht nur eine Katze, sondern zwei – eine liebenswerte Melly, die sich bei allen einschmeicheln kann, und einen Teufel, der Angst und Schrecken verbreitet und uns manchmal sogar wehtut.«

Ich ging zur Tür der Transportbox, redete in ruhigem Tonfall mit Melly und beobachtete, wie sie spontan reagierte. Sie kam näher, schnupperte durch die Gittertür an mir und wirkte ruhig. Ich öffnete die Tür einen Spaltbreit und zeigte ihr meine reglose Hand, doch bei der Katze war keine Spur von Angst zu erkennen, sie wich nicht zurück, sondern kam, nachdem die Tür ganz geöffnet wurde, aus der Box und streckte sich auf dem Tisch aus.

Ich nahm Kontakt zu ihr auf, sie rieb sich an mir und schaute mich fragend an, während sie den Schwanz gerade in die Höhe reckte – nur die Spitze war ein wenig gebogen, ein nahezu perfektes Fragezeichen: »Was ist los?«, scheinen Katzen mit dieser Körperhaltung zu sagen.

»Sehen Sie, ich hatte doch gesagt, dass Sie nichts feststellen werden«, rief Nathalie, und ich verstand ihren Frust.

»Keine Sorge: Ich glaube Ihnen jedes Wort, und an den hellen Stellen am Rücken erkenne ich, dass das Fell dort noch nicht richtig nachgewachsen ist.«

»Aber jetzt ist kaum noch etwas zu sehen. Als ich mit ihr beim Hautarzt war, hatte sie nur noch einen dünnen Fellstrich auf dem Rücken.«

»Das glaube ich, denn ich sehe die Stelle, die haarlos gewesen sein muss, und gehe davon aus, dass Melly das durch Lecken verursacht hat.«

»Genau! Es gab die verschiedenartigsten Vermutungen: Läuse! Stellen Sie sich das nur vor, Läuse in meinem Haus …«

»Das ist mit Abstand die häufigste Ursache für derartige Symptome, auch Wohnungskatzen können Läuse bekommen …«

»Aber das war es nicht, auch keine Futtermittelallergie oder eine der anderen Möglichkeiten, die getestet wurden. Ihre Kollegen fanden es vor allem rätselhaft, dass das Problem in Schüben auftrat, die nichts mit der Jahreszeit zu tun hatten …«

»Sehr gut! Wir werden nun sämtliche Verhaltensweisen durchgehen, und Sie beschreiben mir immer beide Versionen: Wie Melly sich verhält, wenn es ihr gut geht, und wie es ist, wenn sie zum Teufel wird …«

Nun geht es darum, sämtliche Symptome zusammenzutragen; wie bereits erwähnt, prüft man dabei das gesamte Verhaltensrepertoire dieser Katze – beziehungsweise dieser beiden Katzen, denn Melly gab es schließlich in zwei Versionen.

Wie erwartet stellte sich heraus, dass alle wichtigen Körperfunktionen von der Störung betroffen waren.

Zuallererst die Nahrungsaufnahme! Melly hatte für gewöhnlich einen normalen Appetit, doch wenn es zur Krise kam, wechselten sich Anfälle großer Gier mit Phasen ab, in denen sie kaum etwas fraß und gereizt wirkte. Manchmal knabberte sie etwas Trockenfutter und lief dann aufgeregt davon, als wäre sie vom Blitz getroffen oder hätte eine große Gefahr entdeckt.

Das Trinkverhalten war offenbar nicht in Mitleidenschaft gezogen, das Ausscheidungsverhalten dagegen schon. Nathalie beschrieb eine pingelige, pedantische Katze, die normalerweise sämtliche Ausscheidungen sorgfältig vergrub. In Krisenphasen blieb sie zwar einigermaßen sauber, bedeckte ihren Kot aber nicht mehr und verließ die Kiste manchmal so schnell, dass Kotstückchen herausfielen.

»Obwohl sich in der Wohnung nichts verändert hat, ist es dann so, als wäre ihr der Teufel auf den Fersen.«

»Dieses Gefühl ist für Melly besonders schlimm, da der ›Teufel‹ in ihr selbst steckt und sie ihm nicht entkommen kann …«

Wenn ich die Ausdrucksweise der Klienten übernehme, fällt es ihnen oft leichter, meine Darstellung der Erkrankung zu akzeptieren, und das Gefühl der Vertrautheit, das durch ihre eigenen Worte entsteht, ist die beste Voraussetzung für eine fruchtbare Zusammenarbeit.

Auf das somästhetische Verhalten (Fellpflege, Lecken und dergleichen) gehe ich nicht näher ein, denn das ist der Problembereich: Wir haben uns bereits zu Beginn damit befasst und werden später noch einmal darauf zurückkommen, aber ich möchte mich bei der Erfassung der Symptomatologie nicht nur auf diesen einen Punkt beschränken.

Reise ans Ende der Nacht

Mich interessiert auch das Schlafverhalten – wie die Katze schläft, wo sie schläft und ob sie dabei Gesellschaft duldet.

»Das müssen sie Chouchou fragen, er weiß darüber am besten Bescheid«, erwidert Nathalie schmunzelnd.

»Wer ist denn Chouchou?«

»Chouchou ist meine andere Katze … ein sechs Jahre alter Europäisch-Kurzhaar-Kater, kastriert; wenn alles in Ordnung ist, in einer normalen Phase, schläft Melly zwischen Chouchous Pfoten.«

»Wirklich, sind Sie sich sicher?«

»Hören Sie … ich lebe schließlich mit den beiden zusammen!«

»Ja, natürlich, entschuldigen Sie bitte.«

Ich wunderte mich deshalb, weil das so selten ist, geradezu ausgeschlossen … Dass sich Katzen einen Rückzugsort teilen, kommt normalerweise nur unter Geschwistern oder Verwandten vor. Hier zeigte sich wieder einmal, wie wenig sich Katzen um Prinzipien scheren. Ihr Verhalten kennt so viele Ausnahmen von den allgemeingültigen Regeln … und Nathalie fuhr fort: »Das ist mittlerweile mein bester Anhaltspunkt! Wenn alles in Ordnung ist, sehe ich die beiden oft zusammen schlafen oder ruhen; Chouchou leckt Melly, die sich das gefallen lässt, und dann … ganz unvermittelt, ohne dass mir etwas aufgefallen ist, flüchtet Chouchou nach oben und geht Melly aus dem Weg. Daran erkenne ich, dass sich die nächste Krise anbahnt.«

Zudem fand ich heraus, dass sich die Schlafdauer dann offenbar verkürzte und die Traumphasen, die schon unter normalen Umständen kaum zu erkennen waren, ganz verschwanden.

Der Schlaf ist ein wichtiges Element unserer Symptomatologie, wird aber oft nicht berücksichtigt.

Uns interessieren nicht nur Lage und Art der Rückzugsorte, sondern auch die strukturellen Merkmale verraten viel über den emotionalen Zustand. Hyperaktive Katzen schlafen wenig und träumen nicht oder kaum; ängstliche Tiere wachen auf und bewegen sich; depressive Katzen schrecken abrupt hoch, erleben deutliche REM-Phasen und fürchten sich vor dem Schlaf; normale Katzen schlafen viel und sind Meister im Träumen. Das Team um den renommierten Neurobiologen Michel Jouvet (1925 – 2017) war die erste Forschungsgruppe, die den REM-Schlaf benannte und seine grundlegenden Mechanismen entdeckte. Auf diese herausragenden Erkenntnisse ist die ganze Nation stolz!

Anleitung zum Träumen

Wir hatten die Ehre, an unserem Institut für Zoopsychologie Raymond Cespuglio begrüßen zu dürfen, der in Jouvets Team an der Definition dieser Traumphase beteiligt war; sowohl für uns als auch für unsere Studierenden war das ein denkwürdiger Moment.

In Experimenten, die wir heute nicht mehr gutheißen würden, wurde damals gezeigt, dass die Gehirnaktivität in der Traumphase mit der Aktivität im Wachzustand vergleichbar ist, während ein kleiner Teil des Gehirns, der *Locus coeruleus*, den Muskeltonus unterdrückt. Nachdem die Forscher diesen Hirnbereich zerstört hatten, konnten sie beobachten, von welchen Verhaltensweisen die Katzen träumten. Erstaunlicherweise stellten sie selbst bei den sanftesten Tieren am häufigsten Angriffe fest, gefolgt von Lecken und der typischen Lauerstellung.[34] Wider Erwarten entdeckte das Team in den Träumen der Samtpfoten kein Sexualverhalten; allerdings erwähnt der Artikel nicht, ob es sich um sterilisierte Tiere oder »rollige« Katzen in der Brunstphase handelte. Das könnte nämlich erklären, wieso derartige Aktivitäten in den Nächten keine

Rolle spielten; auch beim Menschen hängt die Häufigkeit erotischer Träume mit der sexuellen Aktivität zusammen, die, anders als bei den meisten Tieren, nicht an bestimmte Phasen gebunden ist.

Champion und Goldmedaillengewinner in der Disziplin »REM-Träume bei Katzen« ist Boris Cyrulnik. Er beziffert die REM-Schlaf-Dauer, die beim Menschen hundert Minuten beträgt, bei Katzen sogar auf zweihundert Minuten. Die Zahlen stimmen und halten jeder, auch meiner Überprüfung stand.[35] Träumen sorgt nicht nur dafür, dass das Gehirn von Babys und Kleinkindern reift, sondern fördert auch das emotionale Gleichgewicht und die Lernfähigkeit von Erwachsenen. Während man lange Zeit glaubte, dass Träume den Schlaf schützen, geht die Neurophysiologie mittlerweile sogar davon aus, dass der Schlaf uns das Träumen ermöglichen soll.

Aber warum haben Träume eine so große Bedeutung für unsere Katzen?

Meine Hypothese lautet, dass auch das mit ihrer Doppelnatur als Raub- und Beutetier zusammenhängt. Eine Katze ist sozusagen immer gespalten; beide Wesensarten erfordern unterschiedliche Verhaltensweisen, die beide lebenswichtig sind. Ein genauerer Blick auf die von Jouvets Team beschriebenen Aktivitäten zeigt, dass alles, was mit Lauerstellung und Jagd zu tun hat, dem Raubtierhaften entspricht, während defensive Aggression und Angriff zu einem Beutetier passen, das sich verteidigen will. Die dritte Aktivität ist somästhetischer Natur, betrifft also den Körper der Katze. Das manchmal geradezu frenetisch wirkende Putzen zeigt den Stellenwert der Fellpflege und sicherlich auch die emotionale Wirkung bestimmter Traumsituationen, die auf natürliche Weise durch selbstzentriertes Verhalten bekämpft wird.

Auch diesen Aspekt sollten wir nicht vergessen, wenn es um die komplexen Gehirnfunktionen der Katzen geht. Sie träumen, sie träumen viel, fehlt das Traumverhalten, so ist das ein wichtiges Symptom. Bei Katzen ist die motorische Hemmung in der Traumphase stärker ausgeprägt als bei Hunden (ich habe schon erlebt, dass schlafende Hunde mit dem Schwanz wedelten und ihre Mimik deutlich zeigte, dass sie im Traum Kontakt zu einem anderen Hund hatten), was vermutlich ebenfalls auf ihre Natur als Beutetier zurückzuführen ist. Bei Katzen sind die Zeichen weitaus subtiler. Zu unserem Glück beobachten Katzenbesitzer ihre Tiere oft sehr genau und können präzise beschreiben, wie Schnurrhaare vibrieren, Zehen sich bewegen, Ohren sich drehen, als würde die Katze lauschen, und vor allem, wie die Augäpfel unter den geschlossenen Lidern hin und her wandern. Dem letztgenannten Phänomen verdankt diese Schlafphase ihren Namen: Sie heißt REM-Phase (nach dem englischen Ausdruck *rapid eye movements* für »schnelle Augenbewegungen«), der übrige Schlaf wird im Gegensatz dazu als NREM-Phase (*non-rem phase*) bezeichnet.

Wenn alles im Argen liegt

Kommen wir wieder auf unsere Problemkatze zurück: Nathalie berichtete von einer engelsgleichen Melly, die zwischen Chouchous Pfoten an gemeinsamen, leicht zugänglichen Rückzugsorten schlief und viele erkennbare Traumphasen zeigte. Im Teufel-Modus dagegen schlief Melly viel weniger, erlebte niemals REM-Phasen und wirkte sehr nervös und reizbar, was auf tiefgreifende Veränderungen ihres emotionalen und kognitiven Haushalts schließen ließ.

Auch ihr Erkundungsverhalten war dann stark verändert: Sie streifte durch die Wohnung, schreckte beim kleinsten Geräusch zusammen und konnte »bedrohlich fauchen«, wie verängstigte Katzen es tun.

Nathalie berichtete auch, dass Melly nicht spielte, wenn es ihr nicht gut ging. Während sie sonst unermüdlich hinter Kügelchen aus Alufolie herjagte und auf ihren Lieblingsmenschen wartete, um mit seinen Kopfhörerkabeln zu spielen – ein Begrüßungsritual, das oft viele Minuten dauerte –, reagierte sie in schlechten Phasen auf keinerlei Anregung oder zeigte sich sogar aggressiv.

Ihr Fauchen, ihre heftigen Tatzenhiebe und ihr bedrohliches Buckeln mit gesträubtem Fell und angelegten Ohren richtete sich gegen ausnahmslos alle.

In der Welt, in der Melly in solchen Phasen lebt, ist alles eine Bedrohung, sie ist ein hilfloses Beutetier, das sich gegen alles und jeden verteidigen muss, selbst gegen ihre besten Freunde.

Es fällt nicht schwer, sich das Leid, das dieses Verhalten für die Katze bedeutet, vorzustellen. Wenn wir uns in sie hineinversetzen und uns die Abläufe in ihrem gestörten Gehirn vorstellen, dürfte das an Schneewittchen erinnern, das im Film durch den Wald rennt, sich von den Bäumen bedroht fühlt und fürchtet, die Äste könnten ihr etwas antun. Melly verspürt vermutlich ganz ähnliche Ängste. Die drei klassischen Reaktionen auf große Angst sind Erstarren, Flucht oder Angriff – *freezing, flying, fighting*. Melly reagierte auf die Ängste, die in ihr selbst entstehen, für sie aber nur allzu real sind, mit Flucht oder Angriff. Wir hatten es also keineswegs mit einer »bösen«, sondern mit einer kranken Katze zu tun.

Chouchous Reaktionen – er wurde nicht wütend – auf Mellys Verhalten waren dabei sehr aufschlussreich. Er erkannte offenbar, was mit ihr los war, und reagierte nicht so, wie er sich gegenüber einer unbekannten, aggressiven Artgenossin verhalten hätte. Allerdings brachte er sich in Sicherheit und verstand offenbar nicht, warum sich das Verhalten seiner Freundin wie aus dem Nichts so radikal veränderte.

Bei der Erfassung der Symptome ist mir dieser Aspekt sehr wichtig; ich beachte immer, was *andere* Tiere »sagen«, und respektiere damit ihre emotionale Intelligenz. Chouchou will mir offenbar vermitteln: »Weißt du, Melly ist manchmal wirklich sehr komisch …«, und ich kann ihm nur zustimmen!

Kommen wir nun noch einmal auf das problematische Verhalten zurück, weshalb Mellys Besitzerin einen Tierarzt aufsuchte, nämlich das Pflegeverhalten unserer Patientin. Die anderen Symptome, die wir zusammengetragen haben, werfen bereits ein ganz neues Licht auf das Hauptanliegen, das zwanghafte Lecken. Als wir erneut darauf zu sprechen kommen, zieht Nathalie ganz allein den Schluss: »Wenn Melly eine schlechte Phase hat, ist bei ihr eigentlich alles übertrieben: Angst, Aggressivität und Wachsamkeit sind extrem, nichts ist mehr normal.«

Eine Krankheit, die ich kenne

Verläuft das Gespräch über die Symptome gut, kommen die Tierhalter nicht selten zum gleichen Schluss wie wir. Nun müssen wir die genaue Diagnose stellen. Es ist nicht immer einfach, zwischen zwei schweren psychiatrischen Störungen zu unterscheiden, die auf unsere Stubentiger zutreffen (und in entsprechender Form auch beim Menschen existieren): der bipolaren und der dissoziativen Störung. Bei der bipolaren Störung, an der auch Nougatine litt, bleibt das Tier in gewisser Weise in der Realität, auch wenn es unverhältnismäßige Reaktionen zeigt; bei der dissoziativen Störung lebt es in einer Welt, zu der wir keinen Zugang haben und die nur wenig mit unserer Realität zu tun hat. Mellys abruptes Umschalten, die Tatsache, dass sie gewissermaßen »aus der Welt fällt«, niemanden erkennt und andere sie nicht wiedererkennen, das Gefühl des Fremdseins in ihrer gewohnten Umgebung – all das deutet eher auf eine dissoziative Störung hin, die der Schizophrenie beim Menschen sehr ähnelt und sowohl bei Hunden als auch bei Katzen vorkommt.

Folgendes möchte ich klarstellen: Das bedeutet nicht, dass es sich um die gleiche Krankheit mit den gleichen Wahnvorstellungen handelt. Die Welt einer Katze, in der Verhaltensforschung bezeichnet als *Umwelt* (ihre Wahrnehmung der Welt und ihr Bild von sich selbst in dieser Welt) – also all das, was in der Umgebung Sinn ergibt –, ist nicht identisch mit der Welt eines Menschen, weshalb wir nicht davon ausgehen sollten, dass sie die gleichen Wahnvorstellungen erlebt. »In den Träumen einer Katze wimmelt es von Mäusen«, schrieb René Thom, und der Philosoph Ludwig Wittgenstein geht in die gleiche Richtung, wenn er sagt: »Wenn ein Löwe sprechen könnte, wir könnten ihn nicht verstehen.« Beide meinen damit dasselbe: Die Welt einer Spezies lässt sich nicht vergleichen, und wir würden gerne ergänzen, dass darüber hinaus die Einzigartigkeit des jeweiligen Individuums zu bedenken ist. Wird es im Zuge der technischen Fortschritte irgendwann möglich sein, einen solchen Kontaktverlust zur Realität bildlich darzustellen? Was sieht Melly, wenn sie aus unseren gemeinsamen Wahrnehmungen in ihre eigene Welt eintaucht? Welche gigantische, kunterbunte Maus oder welch monströser Hund jagt ihr plötzlich Angst und Schrecken ein, die jedes Vorstellungsvermögen übersteigen? Welch unerträgliches Körpergefühl bewirkt, dass sie sich so intensiv leckt, dass ihr das Fell ausgeht – ähnlich der im Buch von Arnhild Lauvent geschilderten jungen Frau, die sich in wahnhaften Episoden die Haare ausreißt.[36]

Glauben Sie mir, die Schizophrenie bei Menschen und die dissoziative Störung bei Katzen sind zwar nicht identisch, aber sehr eng miteinander verwandt und gehören zur selben Familie von Störungen, die ihre Wurzeln in einer gestörten Hirnphysiologie haben. Genetische Veranlagung und der Einfluss sehr frühzeitiger Entwicklungsbedingungen oder der Nahrung auf das Mikrobiom-Gleichgewicht, also all das, was die Medizin bei der Früherkennung und Prävention von Schizophrenie besonders interessiert, könnte eines Tages auch in der Tierpsychologie zum Alltag gehören.

Doch dazu müssen wir derartige Störungen anerkennen und einsehen, dass unsere Haustiere in ihrer Welt ebenfalls verrückt sein können.

Wer ist hier verrückt?

Stelle ich während eines Workshops einem Dutzend Tierärztinnen und Tierärzten rundheraus diese Frage, stoße ich zunächst oft auf deutliche Skepsis oder bestenfalls höfliche Gleichgültigkeit. Beschreibe ich dann aber die Symptome, werden Erinnerungen wach, den Kolleg*innen kommen Fälle aus der Praxis in den Sinn, und letztendlich kann ich sie oft überzeugen. Und sie werden zu wichtigen Mitstreitern, die tierische Patienten an mich überweisen: »Lieber Kollege, ich schicke Ihnen Romeo, der vermutlich eine der beiden schweren psychischen Störungen aufweist, die Sie beschrieben haben.« Schließlich kann man nur das erkennen, was man kennt.

Ich bin mir ganz sicher, dass sich der Umgang mit diesen Krankheiten in den nächsten Jahren verbessern wird. Allerdings fehlt dazu noch ein wichtiger Baustein: In der tierärztlichen Ausbildung muss echte Psychiatrie gelehrt werden. Bislang beschränkt man sich auf die Verhaltenslehre, und das ist so, als würde man sich in der Humanmedizin nicht mit psychischen Krankheiten befassen, sondern nur mit Soziologie – eine interessante Wissenschaft, die bei der Behandlung von Krankheiten aber eher zweitrangig ist.

Wir behandeln andere Tiere, und auch bei uns gilt der Ehrenkodex, das Leid unserer Patienten zu lindern. Solange es uns an Vorstellungsvermögen und Kenntnissen fehlte, mit denen wir psychiatrische Erkrankungen der uns anvertrauten Tiere erkennen und behandeln konnten, war die Nichtbeachtung psychischen Leids entschuldbar. Doch das gilt nun nicht mehr. Wie könnte man heute, da das Bewusstsein der Tiere im Mittelpunkt der wissenschaftlichen Forschung steht und Tierwohl zu einem wichtigen gesellschaftlichen Thema geworden ist, dieses breite Spektrum des Tierleids weiterhin außer Acht lassen?

Besser erkennen, um besser zu behandeln

Ich teilte Nathalie also meine Diagnose mit, und sie war besorgt und erleichtert zugleich …

Erleichtert, weil ich sie nicht für verrückt gehalten, sondern ihr vielmehr ein Gerüst geliefert habe, das ihre Aussagen stützte. Besorgt, weil die Diagnose durchaus besorgniserregend war und ich sie nicht wirklich beruhigen konnte: Natürlich wollte ich eine Behandlung einleiten, war dabei aber nicht besonders zuversichtlich, fehlten mir doch sowohl Erfahrungswerte als auch die richtigen Gegenmittel. Allerdings wusste ich, dass Mellys Zukunft nun erfreulicher aussieht – weniger deshalb, weil ich sie heilen konnte, sondern, weil Nathalie nun den Feind kannte, sich darauf einstellte und nicht mehr gegen das Unbekannte kämpften musste. Im alten Ägypten, als die Medizin nur begrenzte Möglichkeiten hatte, pflegten die Ärzte zu sagen: »Es ist eine Krankheit, die ich kenne und die ich benennen kann.« Diese Aussage war der erste Schritt der Therapie.

Vor allem weil sie die Medikamente nicht bereitwillig nahm, war Mellys Behandlung schwierig. Da die Anfälle begrenzt waren, schien eine tägliche Gabe nach Abwägung von Nutzen und Risiko nicht angemessen. Nathalie versuchte einige Wochen lang, ihre Katze zu behandeln, doch dann gab sie sich geschlagen. Ich glaube, sie hat sich mit Chouchou beraten und mit ihm vereinbart, dass er sie warnen würde, wenn sich der nächste Anfall anbahnte. Dann sperrte sie Melly zum Schutz aller Beteiligten in einen möglichst ruhigen Raum ohne Licht, Ton und Reize – reagierte also entsprechend meinem verhaltenstherapeutischen Ansatz.

Hin und wieder hörte ich noch von Melly, die Jahre später an akutem Nierenversagen starb, eine häufige Todesursache bei Katzen, die nichts mit der dissoziativen Störung zu tun hat.

Mellys Fall liegt schon lange zurück. Zum Glück für die Katzenwelt und ihre Besitzer*innen kommen solche Fälle recht selten vor, außergewöhnlich sind sie aber nicht. Oft bleiben sie unerkannt, die Tiere wandern von Arzt zu Arzt, von Dermatologen zu Neurologen und werden manchmal sogar eingeschläfert. In jüngster Vergangenheit habe ich mehrere Katzen kennengelernt, denen nach schwerwiegenden Selbstverletzungen der Schwanz amputiert wurde. Wenn das distale Drittel (die Schwanzspitze) amputiert wurde, das Tier jedoch eine Krise erlebt, wird keine Halskrause, keine Naht seinem »»verheerenden« Wahn standhalten und die erneute Verstümmelung weitere Amputationen nach sich ziehen. Mit dem ersten Schwanzwirbel ist dann eine therapeutische Sackgasse erreicht, und die Qualen sind offensichtlich so groß, dass das Tier oft aus Mitleid eingeschläfert wird.

Wer könnte es den Kollegen verdenken, die diesem physischen und psychischen Leid hilflos gegenüberstehen, da sie niemals von Katzenpsychiatrie gehört haben?

Mit neuen Mitteln zum Umdenken

Das Bewusstsein wird heute kaum noch infrage gestellt, doch für das Leiden gilt das nicht in gleichem Maße. Vor einem Jahrhundert drehte sich die gleiche Debatte um den Schmerz; mit dem Konzept der Nozizeption argumentierte man, Tiere hätten zwar die gleichen Schmerzwege und Schmerzmoleküle, doch man solle, um Menschen von anderen Tieren zu unterscheiden, für ihr Empfinden ein anderes Wort verwenden. Diesen Unsinn gibt es heute nicht mehr, und gute Praxis bedeutet unbestritten, dass Schmerzen stets behandelt werden, sei es bei nicht therapeutischen Eingriffen, bei sämtlichen schmerzhaften Erkrankungen oder auch bei der Versorgung im Alter.

»Aber Leiden? Das ist doch das Gleiche, oder?«

»Übertreiben Sie mal nicht, junger Mann! Leiden kann nur, wer sich seines Zustands bewusst ist, wer weiß, dass es auch anders sein könnte und gewissermaßen ein anderes Leben möglich wäre.«

Ich gestehe, dass ich darüber meist nur lache, es aber nichtsdestotrotz immer wieder als wirklich frustrierend empfinde. Auch nach dreißig Jahren stoße ich immer noch an die unsichtbare Grenze, die sich zwar allmählich verschiebt, aber nach wie vor eine klare Linie zwischen Menschen und anderen Tieren zieht.

Wellness ist heutzutage in aller Munde, und die Katze scheint sie zu perfektionieren, aber trotzdem sind nur wenige gewillt, einen Schritt weiter zu gehen und ihrer Katze auch das Recht auf Leiden und Verrücktsein zuzugestehen.

Zum Glück wächst die Zahl derjenigen, die diese offensichtliche, aber kaum beachtete Wahrheit weiter entschlüsseln. So habe ich Olivier Jacqmot kennengelernt, der seither jedes Semester in unseren Studiengang eingeladen wird. Olivier ist Assistent für Anatomie an der Universität Brüssel und verfügt über seltene Fähigkeiten in der Traktografie.[37] Diese komplizierte Technik ist, einfach ausgedrückt, eine Disziplin der Gehirnbildgebung, mit der die Schaltkreise im Gehirn dargestellt werden können. So sind schillernde, prächtige Bilder des menschlichen Gehirns zustande gekommen. Vor allem aber zeigt diese Technik Verbindungen zwischen verschiedenen Bereichen und macht in gewisser Weise den Einfluss des Unbewussten sichtbar, was heftige Debatten um das freudsche Unbewusste und das kognitive Unterbewusstsein nach sich zog.[38]

Beschäftigt man sich mit derartigen Überlegungen und der Arbeit von Olivier Jacqmot, drängen sich zwei Feststellungen auf: Die erste Feststellung ist allgemeinerer Natur, eröffnet jedoch ein weites Feld, denn sie dreht sich darum, ob Tiere ein Bewusstsein haben und ob das auch für die Katze gilt; die zweite betrifft den Gegenstand unserer Studie und hängt mit einer zufälligen Entdeckung zusammen, die bei der Traktografie des Katzenhirns gelungen ist.

Ein Abstecher ins Bewusstsein

Zuallererst ist anzumerken, dass sich Wissenschaft, Philosophie und Religion gleichermaßen an der Vorstellung stören, Tiere könnten ein Bewusstsein und kognitive Fähigkeiten haben. Tiere (im Gegensatz zum Menschen) – üblicherweise schreibe ich »andere Tiere«, aber damit würde ich diese Denkweise nicht korrekt wiedergeben – hätten kein Bewusstsein, weder in Bezug auf sich selbst noch in Bezug auf ihre Geschichte oder ihre Umwelt, sondern seien durch Triebe und vorprogrammierte Prozesse gesteuert und damit, wie schon Descartes meinte, als emotionslose, affektlose Maschinen zu betrachten. Da ihnen das Bewusstsein fehle, seien Tiere ihrem Unterbewusstsein und vorprogrammiertem Wissen ausgeliefert, ohne sich darüber im Klaren zu sein. Besonders großen Widerstand erlebe ich jedoch, wenn ich vor Psychiatern über die Psyche von Tieren spreche; säuerliche Bemerkungen oder giftige Fragen kommen unweigerlich von überzeugten Verfechtern der Psychoanalyse. Dabei will ich ganz sicher nicht alle Psychoanalytiker über einen Kamm scheren; Gerard Ostermann, mit dem ich einen spannenden Austausch hatte, begegnete mir beispielsweise außerordentlich wohlwollend und aufgeschlossen. Den armen »Tieren« wird also weder ein Bewusstsein noch jenes Unbewusste zugestanden, das sich nur durch Analyse mithilfe des Wortes kurieren lässt.

Solche Überzeugungen sind dafür verantwortlich, dass wir die Tiere, die an unserer Seite leben, nicht richtig beachten und alle Anzeichen für Gefühle, Denken, Antizipation, strategische Überlegungen, individuelle Unterschiede oder Leid übersehen – also all das, was das psychische Leben eines Individuums ausmacht.

Diese neuen Erkenntnisse beruhten zunächst auf Alltagsbeobachtungen, waren unwissenschaftlich und anekdotisch, und die Evidenz ließ sich manchmal nur schwer streng wissenschaftlich belegen.

Da eine ausführliche Abhandlung aller Beweise für ein Bewusstsein den Rahmen sprengen würde, wollen wir auf unsere Stubentiger zurückkommen. Gehen Sie die folgenden sechs Punkte durch, und überlegen Sie, ob Sie Minou, Styx oder Flora ein solches Bewusstsein zuschreiben würden.

Die sechs Kriterien des Bewusstseins

1. Gedächtnis
2. Empfindungsfähigkeit
3. Sprache
4. Metakognition
5. Theory of Mind
6. Ich-Bewusstsein

1. Zuallererst das Gedächtnis: Wir haben bereits gezeigt, wie schlechte Erfahrungen, die zu Angstzuständen führen, das psychische Befinden einer Katze prägen. Das geschieht durch die bei Beutetieren so wichtige Sensibilisierung. Das rote Büchlein, in dem sie alle unangenehmen Erfahrungen festhalten, ist meine Metapher für ihr bewusstes und unbewusstes Gedächtnis.

2. Empfindungsfähigkeit: Das ist die Fähigkeit, seine Umgebung wahrzunehmen und zu fühlen und subjektive Erfahrungen zu machen. Wer zwei oder mehr Katzen hat – oder auch seine Katze mit sich selbst vergleicht –, wird schnell erkennen, dass ihre Sinneseindrücke zu einem subjektiven, individuellen Bild gefiltert werden. Kurz gesagt, Mr Black und Mr White leben unter denselben Bedingungen, machen aber keineswegs dieselben Erfahrungen. Diese Empfindungsfähigkeit gesteht man heutzutage vielen Bewohnern des Tierreichs und sogar manchen Vertretern aus dem Reich der Pflanzen zu. Ich selbst mag das Wort nicht; ich weiß, dass Tiere damit zumindest ein *Minimum* an Bewusstsein zugesprochen werden soll, aber meiner Ansicht nach verstärkt es nur die unsichtbare Grenze, die man eigentlich überwinden will: dem Menschen das Bewusstsein, den anderen Tieren die Empfindungsfähigkeit. Weitaus fruchtbarer wäre es, allen ein – wenn auch keineswegs gleichgeartetes – Bewusstsein zuzugestehen. Jede Spezies unterscheidet sich in ihrer *Umwelt* (ihrer Wahrnehmung der Welt und ihrem Selbstbild in dieser Welt), und jedes Individuum einer Spezies ist einzigartig, auch wenn die Gemeinsamkeiten größer sind, wenn zwei Individuen auf dem Baum der Evolution näher beieinanderliegen. Es fällt mir viel leichter, mir die Welt eines Schimpansen oder eines Hundes vorzustellen als die einer Katze, deren Verhaltensrepertoire unseren Wurzeln ferner ist (und darum geht es mir mit diesem Buch). Aber wie verhält es sich mit der Wahrnehmung eines Fisches – obwohl aktuelle Forschungen bei diesen Arten Schmerzempfinden nachgewiesen haben, das durchaus auf ein Minimalbewusstsein schließen lässt.[39]

3. Sprache: Viele andere Tiere, denen aufgrund ihrer Gestalt keine artikulierte Sprache möglich ist, haben komplexe Kommunikationsstrukturen, bei denen es sich um Protosprachen handelt. Bei Katzen wurden in zwei aktuellen Artikeln[40] ganze einundzwanzig unterschiedliche Formen der Vokalisation beschrieben, untersucht und klassifiziert, ganz zu schweigen von den grundlegenden Studien zum Verhalten der Katzen. Menschliche Gefährten einer Katze wissen in der Regel jeden ihrer Laute zu deuten, von Drohungen bis hin zu Kontaktanfragen. Im Lexikon »Robert« wird Sprache in der ersten Definition zwar auf die Kommunikation zwischen Menschen reduziert, in der zweiten Zeile jedoch als »jedes Zeichensystem, das Kommunikation ermöglicht« beschrieben; und Katzen kommunizieren nicht nur über Lautäußerungen, sondern auch durch Pheromone, die zweifellos eine subtile Sprache bilden.

4. Metakognition: Dieser Begriff bedeutet, dass ein Tier weiß, ob es etwas weiß oder nicht. Dazu wurden Studien mit Hunden, vor allem vom Team um Miklósi, sowie mit Ratten durchgeführt, wohingegen zu Katzen keine Erkenntnisse vorliegen. Wenn man allerdings beobachtet, wie eine Katze die Situation einschätzt, ehe sie zum Sprung ansetzt, wird ganz deutlich, dass sie ein klares Bewusstsein davon hat, was sie kann und was nicht.

5. Theory of Mind: Damit ist keine Theorie gemeint, sondern die Fähigkeit, einem anderen Individuum der gleichen oder einer anderen Spezies einen geistigen Zustand zuzuerkennen, den man nicht sehen kann, zum Beispiel eine Absicht oder einen Wunsch. Zwischen Beute und Räuber, deren Beziehung längst nicht so klischeehaft ist, wie wir gemeinhin glauben, lässt sich dieses Erkennen einer Absicht in der Wildnis tagtäglich beobachten. Beute- und Raubtiere können nur wenige Meter voneinander entfernt an der gleichen Wasserstelle trinken, wenn Zeit zum Trinken und nicht zum Jagen ist, und dann ist die Absicht des Nichtjagens klar erkennbar. Dass Tiere diese Fähigkeit besitzen, wird deutlich, wenn sie sich bei Verhaltenspathologien verändert oder verloren geht. So war es bei Melly, die, weil die Derealisation ihre Wahrnehmung verfälschte, in ihrem Umfeld nur feindliche Absichten sah.

6. Ich-Bewusstsein: Seit Gallups Grundlagenforschung,[41] die sich an Piagets Arbeiten zu den Entwicklungsstufen orientierte, wurde an vielen Tierarten der berühmte Spiegeltest vorgenommen, den man ein wenig zu voreilig als absolute Messgröße für das Ich-Bewusstsein akzeptiert hat.

Heutzutage ist die Wissenschaft sich darin einig, dass es bei diesem Test eher um die Selbstwahrnehmung geht. Bei Arten, bei denen das Sehvermögen für die Wahrnehmung eine wichtige Rolle spielt, mag er durchaus einen Wert haben, während er bei anderen Tierarten, bei denen beispielsweise der Geruchssinn im Vordergrund steht, nur von geringem Interesse ist.

Wer mit einer Katze zusammenwohnt und erlebt, wie intensiv sie sich ihrem Äußeren und ihrer Fellpflege widmet, wird keinen Augenblick daran zweifeln, dass sie eine Vorstellung von sich selbst in ihrer Umwelt hat.

Es würde mich sehr wundern, wenn Sie Ihrer Katze nach diesen sechs Fragen die Eigenschaften eines bewussten Wesens absprächen – dies ist nicht mit einem menschlichen Bewusstsein zu verwechseln, das unbestritten weitaus ausgereifter ist, auch Symbole mit einschließt und sich über ein viel größeres Zeitspektrum erstreckt, doch es umfasst die Wahrnehmung des eigenen Lebens, der eigenen Integrität und der eigenen Grenzen in ihrer Umgebung.

Die seltsame Unterbrechung der Schaltkreise im Katzenhirn

Olivier Jacqmot befasst sich also mit der Traktografie bei Haustieren. Die ersten Versuche waren sowohl bei Hunden als auch bei Katzen kompliziert, doch mit der Zeit etablierte sich die Technik und lieferte die ersten Ergebnisse. Es wurden nur einige Katzen – insgesamt waren es sechs Tiere – mit dieser Technik untersucht. Doch sie alle zeigten die gleiche Besonderheit: Ihr *Corpus callosum,* das System, das die Kommunikation zwischen den beiden Gehirnhälften ermöglicht, ist offenbar in einen vorderen und einen hinteren Teil gespalten. Welche Bedeutung diese anatomische Besonderheit hat oder ob sie bei allen Katzen vorliegt, wissen wir jedoch noch lange nicht.

Sollte dies bei allen Katzen der Fall sein, sehe ich darin eine weitere Bestätigung ihrer zweigeteilten Natur, die zwei parallele Schaltkreise erfordert: Der eine schützt das Beutetier, der andere macht es zu einem effizienten Räuber. Höchstwahrscheinlich wird es noch lange dauern, bis wir dieses besondere Gehirn kartiert, entschlüsselt und richtig verstanden haben. Schon heute verdient es Aufmerksamkeit und Respekt; es ist so vielschichtig und komplex, dass zwangsläufig die Gefahr von Fehlfunktionen besteht, von denen wir gerade erst eine Ahnung bekommen. Vielleicht müssen wir eine ganz andere Psychiatrie entwickeln, eine Psychiatrie, die berücksichtigt, dass unter Umständen nur einer der beiden Schaltkreise betroffen ist? Kann es sein, dass sich eine Derealisation nur auf eines der beiden »Gehirne« auswirkt? Diese mögliche Dualität kennt man bereits von Delfinen, bei denen immer nur eine Gehirnhälfte schläft, während die wache Hälfte mit minimalen Bewegungen dafür sorgt, dass das Tier bei Bedarf an der Wasseroberfläche atmen kann. Auch der Killerwal Tilikum, von dem bereits berichtet wurde, hatte zwei ziemlich eigenständige Gehirnhälften. War seine Verhaltensstörung auf eine einzelne Hälfte oder auf die Verbindung zwischen den beiden zurückzuführen? Dr. Jacqmots Katzen eröffnen uns somit schwindelerregende Forschungsmöglichkeiten.

Vorläufig wollen wir nur das beschreiben, was wir sehen und was auf eine erhebliche Derealisation hindeutet. Nach wie vor kostet es viel Zeit, gegen Zweifel anzugehen; oft genug beruhen diese auf naivem, beschränktem Rousseauismus, der jegliche Geisteskrankheit bei Tieren ausschließt und alle Verantwortung auf den Menschen abwälzt.

Wir wollen deutlich machen, dass es höchste Zeit ist, den Weg des Wissens zu beschreiten: Katzen sind mittlerweile unsere wichtigsten Gefährten, und wir sind es ihnen schuldig, dass wir angemessen für sie sorgen; wir müssen unser Wissen ausbauen, Beweise finden, solide Anhaltspunkte schaffen, all das vergessen, was wir über Menschen und andere Spezies wissen, und unsere Medizin in ihren Dienst stellen. Darum bemühen wir uns tagtäglich, aber wir brauchen alle, Forscher wie Olivier Jacqmot, die Unterstützung der tiermedizinischen Fakultäten in Frankreich, selbst die Kooperation mit Herstellern psychotroper Arzneimittel, um gemeinsam einen theoretischen Korpus zu schaffen, der unsere Arbeit voranbringt. Es ist noch ein weiter Weg zu dem Ziel – das Wohlergehen der Tiere –, das wir mit diesem Wissen erreichen wollen, doch zum Glück gibt es immer mehr Weggefährten, die uns die Stange halten.

Nun möchte ich Sie endgültig davon überzeugen, dass es diese Derealisationen tatsächlich gibt, und rufe Hannibal in den Zeugenstand, einen Hauskater mit tragischem Schicksal.

Hannibal, eine Serie mit bösem Ende ...

Das Erstaunlichste ist eigentlich nach wie vor, dass dieser schöne grau-weiße Hauskater mit den grünen Augen um ein Haar niemals bei mir gelandet wäre …

Für eine TV-Sendung suchten wir Katzen mit interessanten Geschichten, und schon das zeigt deutlich, dass uns die Besitzer auffällige Tiere immer noch viel zu selten vorstellen. Durch Mundpropaganda in einer der Tierkliniken, in denen ich arbeite, landete Hannibal auf meinem Behandlungstisch. Der Anlass war recht trivial, doch das wunderte mich nicht: Angeblich war ihm eine Freundin seiner Besitzerin auf den Schwanz getreten, woraufhin er sie in die Wade gebissen hatte. Ich überlegte bereits, was ich während der Reportage sagen wollte, um das Bewusstsein für normales Katzenverhalten zu schärfen und zu vermitteln, was für Sie mittlerweile kein Geheimnis mehr ist: Aggressionen und Angriffsverhalten aufgrund von Ärger, Hunger, Schmerz oder mangelnder Hierarchie, Bedeutung der Sensibilisierung, Respekt vor dem Körper, der überflüssige und daher fragile Faktor »Beziehung«, wenngleich die Bindung bei der Entwicklung eines Kätzchens von zentraler Bedeutung ist. Eigentlich war ich an jenem

Tag für das Reden zuständig, doch wie bei jeder Konsultation folgte ich Véroniques Erzählungen über ihre Katze aufmerksam.

Gleichzeitig stellte ich die Transportbox auf den Tisch und öffnete die Tür: Hannibal schaute mich an und ließ sich in freundlicher Gleichgültigkeit streicheln. Nachdem ich ihn einen Moment lang gekrault hatte, sah ich, dass sich seine Schwanzspitze bewegte. Ich unterbrach den Kontakt, er leckte sich ein wenig an der Stelle, die ich berührt hatte, rührte sich jedoch nicht vom Fleck (dabei stand es ihm völlig frei, aus der Kiste zu kommen und den Raum zu erkunden). Als ich den Vorgang wiederholte, wurde er wieder unruhig, und ich machte – vorsichtig – weiter, um seine Toleranzschwelle und seine Reaktion zu testen. Diese folgte keine Minute später; er biss mich in die Hand, allerdings ebenso kontrolliert, wie ich mich verhalten hatte … Ich spürte die Berührung der Zähne kaum, und als ich aufhörte, öffnete er sofort das Mäulchen und gab meine Hand frei, auf der keine Spuren zu sehen waren. Hannibal wirkte dabei so angepasst, dass ich noch ein bisschen weiter ging.

»Sie sagten, dass Ihre Freundin ihm auf den Schwanz getreten ist?«

»Ja … na ja, sie behauptet, dass das nicht stimmt …«

Ich wurde hellhörig.

»Ach so, was sagt sie denn?«

»Dass sie neben ihm auf dem Balkon stand. Sie spürte, dass er sie anstarrte, und sagt, er habe sich einfach auf ihre Wade gestürzt, aber das kann ich nicht glauben. Allerdings hat er sie ziemlich deutlich verletzt, seine Reißzähne in ihr Bein gegraben und sogar ein Stück Haut herausgerissen.«

»Aha, immerhin! Gab es noch andere Vorfälle dieser Art?«

»Ja, bei einem anderen Besuch ebendieser Freundin.«

»Berichten Sie …«

»Vierzehn Tage nach dem ersten Biss war sie wieder bei mir, wir saßen auf dem Sofa und unterhielten uns … Hannibal kam ins Zimmer, blieb stehen, starrte meine Freundin an und lief auf sie zu … Er stürzte sich auf sie und biss ihr in den Bauch, zerrte an ihrem T-Shirt und kratzte ihr dabei die Haut auf. Dann ging er auf ihren Arm los und attackierte sie so heftig, dass Stoff, Haut und sogar ein Stück Muskel rissen …«

»Oh, das ist aber schon etwas ganz anderes … Diese Attacken sind sehr seltsam … Gab es noch weitere?«

»Ob Sie es glauben oder nicht, aber meine Freundin hat mich nicht wieder besucht«, sagte Véronique schmunzelnd.

»Das kann ich mir gut vorstellen. Gab es weitere Angriffe auf andere Personen?«

»Ja, drei Wochen nach der Attacke auf diese Freundin hat mich eine andere besucht … Ich war skeptisch, denn bislang hatte Hannibal nur auf Frauen so reagiert. Auf einmal bemerkte ich, dass sich sein Blick veränderte … Ich konnte meine Freundin gerade noch am Arm packen und auf den Balkon zerren, da kam Hannibal auf uns losgestürmt. Er attackierte die Scheibe und schien ganz außer sich zu sein. Ich hatte mein Handy mitgenommen und konnte meinen Freund erreichen, der in Motorradkleidung mit Stiefeln und Handschuhen kam. Mit vereinten Kräften ist es uns dann gelungen, Hannibal in ein Zimmer zu sperren.«

»Sie hatten sicherlich große Angst …«

»In diesem Moment dachte ich vor allem an meine Freundin, aber im Nachhinein glaube ich, dass er mich vermutlich nicht verschont hätte, wenn ich dazwischengegangen wäre.«

Es war schon viel von Empathie gegenüber Katzen die Rede, und sie ist durchaus wichtig, doch wir dürfen auch die Gefühle der Besitzer*innen nicht vergessen. Für Véronique waren die Ereignisse zweifellos ein gewaltiger Schock, ganz zu schweigen von ihren beiden Freundinnen. Von diesem Tag an wurde der Kater immer weggesperrt, wenn sich weiblicher Besuch ankündigte.

Unabhängig von der Arbeit für die Sendung faszinierte mich dieser Fall, dessen Tragweite ich bereits ahnte.

Ich äußerte den Verdacht, dass bei Hannibal eine psychiatrische Erkrankung vorliegen könnte, und spürte, dass sich meine zufällige Klientin dagegen sträubte.

Sie war eigentlich nur gekommen, um uns einen Gefallen zu tun, und musste jetzt hören, ihre Katze könnte verrückt sein … kein Wunder, dass sie das verstörte.

Ich gab ihr ausreichend Zeit, sich an den Gedanken zu gewöhnen, und äußerte mich sehr vorsichtig, denn trotz aller Indizien konnte ich mir noch lange nicht sicher sein.

Nachdem ich alle wichtigen Funktionen des Katers durchgegangen war, erschien mir Hannibal in klinischer Hinsicht gesund – bis auf die aggressiven Episoden. Bei einer Krise liegt kein Angstzustand vor, kein Mangel an Selbstkontrolle, sondern ein massiver Fall von Derealisation.

Ich schlug der Besitzerin eine Kombination aus medikamentöser und Verhaltenstherapie vor. Selegilin – so heißt der Wirkstoff in E828 C, das bereits bei Nougatine zum Einsatz kam – ist in diesen Fällen unsere erste Wahl, obgleich das Medikament bei einer dissoziativen Störung, die der Schizophrenie beim Menschen entspricht (und auf die ich in diesem Fall stark tippte), kaum oder gar nicht wirkt.

Eine geeignete Verhaltenstherapie muss Folgendes umfassen:

- genaue Deutung der Bedrohungssignale, die sehr subtil sein können, um sich rechtzeitig in Sicherheit zu bringen;
- Umlenken der Angriffe auf akzeptable Objekte, solange das noch möglich ist;
- gegebenenfalls ein disruptiver Effekt, etwa mit einer Sprühflasche.

All das zeigt jedoch keine Wirkung mehr, wenn die Krise bereits im Gange ist und die Katze »wie verrückt« tobt: Dann kann sie nichts mehr aufhalten. Die erste Maßnahme besteht also darin, die Sicherheit der Besucher, vor allem der Besucherinnen, zu gewährleisten, indem man dafür sorgt, dass sie nicht mit Hannibal, dem Kannibalen, in Kontakt kommen.

In den Monaten nach dieser Konsultation haben wir viel mit Véronique kommuniziert.

Zunächst ging es hauptsächlich um die Diagnose: Weder die Katzenbesitzerin noch ihr Lebensgefährte oder sonst jemand konnte sich mit dem Gedanken anfreunden, dass Hannibal »verrückt« sein könnte, und im Freundeskreis hielt man vielmehr den Tierarzt für geisteskrank.

In solchen Fällen verteidige ich mich nicht, sondern warte ab … Wenn ich mich geirrt habe, und das passiert mir durchaus hin und wieder, dann ist das gut für das Tier, aber ich gehe sicherheitshalber erst einmal vom Schlimmsten aus. Was Hannibal angeht, ließ sich Véronique schließlich von der Diagnose überzeugen, da die Anfälle immer wieder auftraten.

Dann die Behandlung: Anfangs hatte Véronique die Sorge, das verordnete Mittel könne gefährlich sein und dem unglücklichen Tier »das Gehirn zerfressen«. Bei diesem Produkt kann ich jedoch ohne Weiteres sämtliche Bedenken ausräumen, denn es reguliert nicht nur die Stimmung, sondern ist in der Anwendung sehr sicher und schützt sogar die Neuronen.

Allerdings existiert das Medikament nur in einer Darreichungsform, die für Hunde gedacht ist, und die großen Tabletten lassen sich Katzen nicht verabreichen. Das machte die Sache noch komplizierter, denn Hannibal reagierte wie alle Katzen: Am ersten Tag war es nicht leicht, ihm die Tablette zu geben, am zweiten Tag war es kompliziert und am dritten unmöglich … Auch hier zeigt sich wieder die Sensibilisierung.

Véronique war verzweifelt: Hannibal rannte vor ihr weg, war sehr unruhig und wirkte nervös. Er bedrohte ihren Lebensgefährten, kratzte und biss aber nicht, sondern schien Angst zu haben und lief von Zimmer zu Zimmer.

Das Paar hatte eine weitere Katze, die kleine dreifarbige Lulu. Als Hannibal sich durch die Behandlung veränderte, wurde Lulu unruhig und ängstlich, sie leckte sich so stark, dass ihr das Fell ausging. Der Zusammenhang war nicht zu übersehen …

Nach und nach wurde Véronique klar, wie schlimm es um Hannibal stand: Sie lieferte mir ausführliche Berichte, und neben den eindrucksvollen Anfällen waren die Phasen unerklärlicher Panik mindestens ebenso verstörend. Litt der unglückliche Kater dann an einer schrecklichen Vision? Einem Geruch, der ihn in Angst und Schrecken versetzte und dem er auch in der hintersten Schrankecke oder unter dem Bett nicht entkommen konnte?

Manchmal herrschte trügerische Ruhe, in der die Gefahr gebannt schien: Es konnten Wochen ohne Zwischenfall und ohne Panikattacken vergehen, bis sich der nächste, sehr beunruhigende Vorfall ereignete. So wie an dem Tag, als eine Freundin zu Besuch kam und Hannibal streichelte. Plötzlich starrte der Kater sie durchdringend an, und Véronique konnte ihn im letzten Moment wegsperren. Einmal wurde ihre Mutter um ein Haar attackiert, und die beiden Frauen hatten große Angst. Das Leben von und mit Hannibal war geprägt von starken Emotionen und Enttäuschungen, von irrationalen Ängsten bis hin zu unvorhersehbaren Angriffen.

Aber Véronique und ihr Lebensgefährte klammerten sich an eine letzte Hoffnung: Sie wohnten in einer Wohnung und teilten die gängige Ansicht, dass das Leid ihrer Katze zumindest zum Teil auf das Eingesperrtsein zurückzuführen sein könnte. Deshalb hatten sie große Erwartungen an den geplanten Umzug, und die ersten Wochen im neuen Heim, in dem der Kater Zugang ins Freie hatte, schienen ihnen recht zu geben: Alles lief besser, und ich erhielt eine E-Mail, in der Véronique voller Begeisterung schrieb, dass Hannibal alles und jeden akzeptiere, sich sogar von nahezu Fremden streicheln lasse und dass auch Lulu beruhigt wirke. Und dann, nach vier Wochen schönster Eintracht, Véronique war gerade mit Reisevorbereitungen beschäftigt, als Hannibal unverhofft mit weit aufgerissenen Augen und wütender Miene ins Haus kam und sich auf die arme Lulu stürzte, die sich vor Schreck einnässte. Emotionales Urinieren ist die intensivste körperliche Ausdrucksform einer starken Emotion. Lulu kreischte, und als Véronique ihr zu Hilfe kommen wollte, griff Hannibal sie ebenfalls an. Sie konnte sich gerade noch auf den Balkon retten, und der Kater attackierte die Glasscheibe.

An diesem Tag war ihre Angst so groß, dass sie gemeinsam mit ihrem Lebensgefährten die, wie sie mir schrieb, »schreckliche Entscheidung« traf, Hannibal einschläfern zu lassen.

In einem Fall wie diesem rechne ich tagtäglich mit der gefürchteten Nachricht: Wie soll man mit einer scharfen Granate unter einem Dach leben? Ich verurteile das nicht, sondern bin nur sehr traurig und habe das Gefühl, wider besseres Wissen gegen den Eid von Bourgelat[42*] zu verstoßen.

Hannibal ist eine Geschichte mit schlimmem Ende, weil wir noch immer nicht genug wissen, weil unsere Möglichkeiten begrenzt sind und uns die Mittel fehlen, um das schreckliche Leid von Katzen zu lindern, die in ihrem eigenen Gehirn gefangen sind.

Ich schildere Ihnen diesen Fall in der Hoffnung, einen Beitrag dazu zu leisten, dass in Zukunft mehr Menschen die Bereitschaft und die Möglichkeit haben, die wenigen tatsächlich verrückten Katzen zu behandeln und ihr Leid zu lindern.

Das wird nur gelingen, wenn wir psychische Erkrankungen bei anderen Tieren – und insbesondere bei Katzen – besser verstehen und alle professionellen Akteure ihren Teil dazu beitragen, das Wissen an Studierende und die breite Öffentlichkeit weiterzugeben.

KAPITEL 5

Ikone und Whistleblowerin

»Zeit, die man mit Katzen verbringt, ist niemals verschwendet.«

COLETTE

Zum Abschluss dieses Überblicks über pathologische Verhaltensweisen und unsere Beziehung zur Katze möchte ich aufzeigen, wie uns unsere samtpfotigen Gefährten – meist ganz unabsichtlich – dazu bringen, unser Verhältnis zu anderen Tieren und manchmal auch zu Menschen zu hinterfragen und gründlich zu überdenken. Auch hier liefern unsere Stubentiger, die in so vielen Kontroversen der heutigen Zeit herangezogen werden, wie üblich eine ungewöhnliche Antwort.

Auf der letzten Etappe unserer Erkundungsreise wollen wir versuchen, mit ihrer Hilfe vier Fragen zu beantworten, die zwar die Grenzen unseres Themas sprengen, aber wieder einmal beweisen: Katzen sind Zeugen und Ikonen unserer Zeit.

- Kann man Verhalten und körperliches Wohlbefinden heutzutage überhaupt noch voneinander trennen?
- Wie stehen wir zur Selbstbestimmung der Lebewesen, für die wir verantwortlich sind, für die wir sorgen und die wir lieben?
- Wie sehen wir das Altern, das Lebensende und die Grenzen der Fürsorge, die wir für uns und unsere Haustiere vertreten können?
- Was verraten Katzen über das Verhältnis unserer Gesellschaft zu Autorität, Hierarchie und Erziehung?

Nur die eine Gesundheit, nur das eine Wohlergehen

Unsere erste Frage »Kann man Verhalten und körperliches Wohlbefinden heutzutage überhaupt noch trennen?«, sollte eigentlich kein Thema mehr sein, aber ich weiß nur zu gut, dass noch viel zu tun ist, um alle Akteure – Menschen, die mit Katzen zusammenleben, Tiermediziner, Züchter – davon zu überzeugen, dass eine solche Trennung unmöglich ist. Gleichzeitig müssen wir uns davor hüten, die umgekehrte Sicht zu übertreiben und alles auf die Beziehung zwischen Körper und Geist zurückzuführen.

Wir dürfen nämlich nicht vergessen, dass es eine Grauzone zwischen Verhaltens- und organischen Störungen gibt, zwischen dem Einfluss des Lebensraums und dem

Ausdruck von Unbehagen. Das zeigen unsere Hauskatzen mustergültig und liefern wie in so vielen modernen Kontroversen ungewöhnliche Antworten.

Wir verfechten schon lange eine Ansicht, die sich mittlerweile immer stärker durchsetzt: »Es gibt nur eine Gesundheit!« Unsere englischsprachigen Kollegen gehen sogar noch weiter und sprechen von einem einzigen Wohlergehen: *»One Health, one welfare.«*

Das ist nicht nur eine Modeerscheinung, sondern hinter diesem Konzept verbirgt sich die Vorstellung, dass sich körperliche Gesundheit, ausgeglichenes Verhalten, Kooperation zwischen den Spezies und die Integration in eine harmonische und geschützte Umwelt gegenseitig bedingen.

Ein Virus, das fast alle angeht

Die Pandemie hat der Welt deutlich gemacht, dass der Mensch von Viren befallen werden kann, die unter anderen Spezies kursieren. Mich verblüffte dabei in erster Linie, wie überraschend das für viele zu sein schien. An dieser Stelle muss ich erneut auf Baptiste Morizot[43] verweisen, der uns dazu anhält, von der Natur nicht so zu sprechen, als hätte sie nichts mit uns zu tun, und nicht von *Tieren* zu reden, sondern von *anderen Tieren,* um immer wieder ganz deutlich zu machen, dass alles, was lebt, eine Gemeinschaft bildet. Wenn das überall die Regel wäre, ob in den Medien oder in der Politik, würde sich niemand darüber wundern, dass ein Virus von einem Tier auf ein anderes übergeht. Siebzig Prozent aller Infektionskrankheiten sind

Zoonosen (Viren oder Bakterien springen entweder direkt oder durch Vektoren von einer Spezies auf eine andere – häufig auch von Tieren wie Insekten), die übrigen dreißig Prozent zirkulieren vermutlich unter Menschen und sind damit ebenfalls eine Form der Zoonose. In unseren westlichen Gesellschaften, in denen die meisten Menschen an nicht ansteckenden Krankheiten sterben (Diabetes, Krebs, Fettleibigkeit und dergleichen), fehlt uns dieses Bewusstsein. Es musste erst ein Coronavirus ausbrechen, von dem wir noch nicht wissen, ob es auf ein Schuppentier, eine Fledermaus oder ein leichtsinniges Labor zurückgeht, um uns vor Augen zu führen, dass wir von der Virenübertragung genauso betroffen sind wie alle anderen Tiere. Zudem hat uns die Pandemie gezeigt, dass sich auch unsere Haustiere bei uns Menschen anstecken können. Einige Katzen haben sich mit Covid infiziert, darunter natürlich Hauskatzen, aber auch große Raubtiere in Zoos, etwa die Tiger und Löwen in der Bronx. Seither haben wissenschaftliche Untersuchungen[44] gezeigt, wie anfällig Katzen für das Virus sind, aber auch, dass sie selbst es kaum weitergeben. Das war für sie ein großes Glück: Nur wenige wurden ausgesetzt, dafür viele adoptiert, auch wenn die Tierheime wieder gut gefüllt sind, seit wir Menschen uns wieder frei bewegen können.

Fip, die Katze

Dass Politik und Wissenschaft noch immer das Bewusstsein dafür fehlt, dass alle Lebewesen das gleiche Schicksal teilen, lässt sich auch daran erkennen, wie spät man in

Frankreich die Veterinärlabors zum Nachweis der Coronaviren herangezogen hat, obwohl sie darauf spezialisiert sind. Trotz unserer großen Expertise bei der Bekämpfung von Epidemien und insbesondere von Coronaviren verging, anders als in Deutschland, auch ein ganzes Jahr, bis ein Tierarzt in das wissenschaftliche Beratungsgremium aufgenommen wurde. Dabei sind diese Viren für viele Krankheiten verantwortlich, sodass die Tiermedizin oft damit zu tun hat und weiß, wie man sie aufspürt und wann eine Behandlung schwierig wird.

Infektiöse Bronchitis bei Hühnern, epidemische Diarrhö, ansteckende Gastroenteritis oder respiratorische Coronaviren bei Schweinen, Verdauungsstörungen bei jungen Pferden und Rindern und nicht zu vergessen die gefürchtete feline infektiöse Peritonitis (FIP), die manche Katzen das Leben kostet und bei anderen die Lebensqualität schwer beeinträchtigt – die Tiermedizin kann zweifellos einen wichtigen Beitrag leisten. Um das zu erkennen, müsste man jedoch den Anthropozentrismus ablegen, von dem das Denken der meisten Entscheidungsträger noch immer durchdrungen ist.

Letztendlich bat man im Rahmen der »One-Health«-Vision auch einen Tierarzt an den Beratungstisch. Freuen wir uns über die Einsicht und hoffen wir, dass sie uns eine Lehre sein wird und sich dieser Fehler bei der nächsten Epidemie nicht wiederholt.

Simple Minds

Manchmal ist ein Fall gar nicht so kompliziert, und das unerwünschte Verhalten einer Katze ist weder pathologisch noch verrückt, sondern zeigt vielmehr, dass sie versucht, ihre Welt wieder ins Lot zu bringen.

Choupette war bereits überfordert, als ihr Katzenklo an einen anderen Platz gestellt wurde – das macht deutlich, wie eng die Gesundheit einer Katze mit äußeren Umständen verknüpft ist. Ein Umzug oder ein Baby sind einschneidende Veränderungen, bei denen wohl jeder mit Auswirkungen auf das innere Gleichgewicht der Stubentiger rechnet, während ein umgestelltes Möbelstück oder ein Koffer an der Tür weniger dramatisch erscheint. Oft reicht jedoch eine vermeintliche Kleinigkeit, um die Balance zu stören.

Hier noch einmal einige unerwünschte Verhaltensweisen, die wir bei unserem Rundgang kennengelernt haben und die wir nun, da wir eine neue Sicht auf unsere Katzen entwickelt haben, in einem anderen Licht betrachten dürften. Sie können im Rahmen der beschriebenen Krankheiten (Biotopathien, Schezipathien usw.), aber auch isoliert auftreten und zeigen dann lediglich, dass die Katze versucht, das Gleichgewicht in ihrer Welt wiederherzustellen, oder dass zwischen ihr und uns ein kulturelles Missverständnis vorliegt.

Freddy und das Kratzen

Wenn Ihr Stubentiger an einer Stelle kratzt, die Sie sehr mögen, Sie während seines Tuns aus den Augenwinkeln beobachtet und wegläuft, sobald Sie näher kommen, um mit ihm zu schimpfen, sollten Sie das nicht als Zeichen der Boshaftigkeit werten. Eine Katze, die mit Ihnen zusammenlebt, kennt Sie besser als umgekehrt. Mit diesem Verhalten organisiert Ihre Fellnase sich ihr Lebensumfeld. Sie kann nicht anders, hat aber gelernt, dass Sie negativ darauf reagieren, und stellt sich darauf ein. Wenn Sie ihr Tier nicht in einer Weise bestrafen, die ihm wehtut oder Angst macht, kann das Verhalten lange Zeit unverändert bleiben und den Eindruck vermitteln, dass die Katze Sie nicht ernst nimmt … dabei versucht sie nur, ihre eigenen Bedürfnisse mit Ihren Ansprüchen in Einklang zu bringen. Sie will nicht provozieren, sondern sucht den schmalen Grat, der das Zusammenleben möglich macht. Wenn Sie sich in ihre Lage versetzen, wenn Sie verstehen, was die Samtpfote bezweckt, ihr erlauben, das ganz in der Nähe zu tun (machen Sie sich nicht die Mühe, einen Kratzbaum hinter den Toiletten aufzustellen, er wird keinen Anklang finden …), und gleichzeitig die Stelle, die Sie schützen wollen, zum Kratzen ungeeignet gestalten, helfen Sie dem Tier, die Harmonie zu finden, die es sich viel mehr ersehnt als jegliche Konfrontation!

Hier kann ein schweres Missverständnis vorliegen: Sie denken, dass der Stubentiger »kratzen« will, und obwohl Katzen natürlich nur zu gerne ihre Krallen schärfen und den abgestorbenen Teil abwetzen, ist das nicht der Hauptzweck dieser Aktivität. Wenn dem so wäre, könnten Sie die Mieze nämlich ohne Weiteres von Sofa oder Sessel verjagen, und sie würde bereitwillig anderswo kratzen … Nein, der Ort spielt eine entscheidende Rolle! Die Sicherung des

Isolationsbereichs ist für viele, wenn auch nicht alle Katzen ein wichtiger Teil des Lebens – wenn Sie das noch nicht wussten, haben Sie es im Kapitel zu ihrem Territorium gelernt.

Für viele Katzen ist es noch nicht zu spät: Bestrafen Sie sie nicht, sondern zeigen Sie Verständnis, gestalten Sie ihnen einen entsprechenden Lebensraum, und der Frieden wird wiederhergestellt.

Wie man Kratzattacken verhindert

Ein Stück doppelseitiges, durchsichtiges Klebeband an der Kratzstelle oder eine schützende Decke können die Stelle für die Katze unattraktiv machen. Dann ist es gut möglich, dass sie einen angenehmen Kratzbaum (der zum Beispiel quer mit einem Seil umwickelt ist) annimmt.

Coquine und das Beißen

Nicht jeder Biss zeugt von Aggression. Manche Katzen beißen zum Spaß oder gar aus Leidenschaft. Sie erinnern sich vielleicht an Isis, die uns durch einen Teil von Kapitel 3 begleitet hat. Die ersten Bisse waren nicht aggressiv, sondern traten während sehr intensivem Schmusen auf.

Der Biss war eigentlich ein Zeichen der Erregung, wurde jedoch falsch gedeutet und bestraft, sodass die Situation eskalierte. Bei Katzen ist Beißen sehr selten die einzige Aggressionsäußerung. Meistens zeigt das Tier vor oder während der Bisse Drohgebärden, zum Beispiel, dass es die Pfote hebt, die Ohren anlegt oder sogar mit den Krallen zuschlägt, um sich die empfundene Bedrohung vom Leib zu halten. Katzen, zumindest »normale« Katzen, wollen Konflikte eher vermeiden als provozieren. Allerdings muss ich in diesem Zusammenhang an Tacos denken, eine Katze aus meiner Sprechstunde, die zu den Menschen, mit denen sie zusammenlebte, sehr lieb war. Den Nachbarn »hasste« sie dagegen so sehr, dass sie durch den Zaun schlich, sobald sie ihn sah, und sich ihm äußerst bedrohlich näherte, obwohl er doch auf seinem eigenen Grundstück war. Weil die Drohung nicht fruchtete und der Mensch versuchte, sein Territorium zu verteidigen, stürzte Tacos sich auf ihn und biss ihn in die Wade. Die ganze Nachbarschaft war darüber empört und richtete sogar eine Beschwerde an die Stadtverwaltung, die die Sache durchaus ernst nahm. In Tacos Fall musste ich mir übrigens keine Behandlung überlegen, denn seine Besitzer schickten ihn lieber aufs Land, wo die Schwester des Besitzers ein großes Grundstück besaß. Ob der unbarmherzige Kater es dort vielleicht ebenfalls auf einen Nachbarn abgesehen hat, weiß ich leider nicht.

Tritt Beißen isoliert auf, ist es meist kein Zeichen von Aggression, sondern wir müssen eine andere Erklärung suchen. Unkontrolliertes Spiel, zu große Leidenschaft, Reaktion auf Aufregung – Bisse, die für Menschen schmerzhaft und unerwartet sind, werden nicht immer richtig gedeutet.

Danae und die Unsauberkeit

Das Gleichgewicht ihres Lebensraums ist für Katzen ganz entscheidend, deshalb kann bei der kleinsten Störung das verschwinden, was als typisches Merkmal ihrer Art gilt: ihre Reinlichkeit, die Tatsache, dass sie ihre Notdurft ausnahmslos im Katzenklo oder draußen verrichten. In solchen Fällen gilt es, wie wir bei Choupette und anderen gesehen haben, zuallererst zu erkennen, ob es sich um Ausscheidungs- oder Markierungsverhalten handelt.

Danae war eine ziemlich entspannte Katze, doch seit einem Monat hinterließ sie fast täglich Urinmarkierungen. Es war nichts weiter vorgefallen … ein neues Tischchen im Eingangsbereich, ein oder zwei Abende mit Freunden: Danae fing an zu markieren, wurde – nicht allzu streng – ausgeschimpft, und obwohl sie immer so ausgeglichen wirkte, markierte sie weiterhin und zeigte die ersten Anzeichen einer depressiven Verstimmung, auch wenn diese noch nicht zweifelsfrei bestätigt werden konnte.

Nun gilt es schnell eine Erklärung finden, das Verhalten der Katze entschlüsseln, die Türen zu ihrem Gehirn öffnen, damit deutlich wird, dass sie niemanden ärgern will, sondern leidet. Bei Danae, die innerhalb weniger Wochen ihr inneres Gleichgewicht wiederfinden konnte, gelang dies. Aber auf jede Katze, die von verantwortungsbewussten Menschen zum Arzt gebracht wird, kommen sicherlich weitaus mehr, die in chronische Depressionen verfallen.

Mit solch einfachen Verhaltensweisen, den klassischen Phänomenen, die Katzenbesitzer verständlicherweise zur Verzweiflung bringen, aber in wenigen Tagen oder Wochen abgestellt werden können, zeigen Katzen uns meisterhaft, wie eng psychisches Gleichgewicht und körperliche Gesundheit miteinander verknüpft sind. Genau wie Damasio[45] warnen sie uns vor dem Irrtum des Descartes, denn Emotionen beeinflussen unseren Organismus, und Körpererfahrungen haben starke Folgen für die Psyche.

Dieser Aspekt spielt in unserer Praxis sehr häufig eine Rolle und sollte bei vielen Krankheiten berücksichtigt werden, damit wir sie besser verstehen; allerdings müssten dazu auch die Entscheidungsträger im Bildungswesen eine etwas andere Sichtweise akzeptieren.

Moon und das Fellausreißen

Ein Fall, der mehr als zwanzig Jahre zurückliegt, hat bleibenden Eindruck auf mich gemacht und dazu beigetragen, dass sich unsere Praxis weiterentwickelte. Damals wurde mir Moon vorgestellt, eine freundliche, sanfte Katze, die jedoch ein anormales Verhältnis zu ihrem Körper zeigte und sich das Fell ausriss. Wir haben bei Melly gesehen, dass ein solch selbstzerstörerisches Verhalten auf schwere psychische Erkrankungen hindeuten kann, doch in der überwiegenden Mehrheit der Fälle können ständige, unterdrückte Ängste der Grund sein. In der tierärztlichen Praxis sieht man häufig übergewichtige Katzen, die am

Bauch kein Fell mehr haben. Der gängige Ratschlag lautet dann, das Tier solle abnehmen, doch bislang wird noch viel zu selten ein Zusammenhang zwischen diesen beiden klassischen Angstsymptomen – zwanghaftem Lecken und Bulimie – hergestellt.

Oft genug sind die Tierhalter*innen sogar erstaunt, wenn sie am Bauch eine große haarlose Stelle entdecken. Katzen lecken sich im Stillen und meist dann, wenn ihr Mensch sie nicht beobachtet. So kann man durchaus mit einer Katze zusammenleben und gar nicht merken, dass ihr Fell immer lichter wird. Diese *extensive feline Alopezie*, wie sie manchmal genannt wird, kann verschiedene Ursachen haben (Läuse, denken Sie an Läuse!). Tritt sie aber am Bauch auf, ist sie symmetrisch und erstreckt sie sich unter Umständen auf die Innenseiten beider Oberschenkel, sollte man auch an angstbedingtes zwanghaftes Lecken denken. Bei Moon lag der Fall ganz anders: Er leckte sich nicht insgeheim in seinem Isolationsbereich und nicht nachts, wenn die Menschen schliefen, sondern immer. Dabei packte er ganze Fellbüschel und zerrte mit aller Kraft daran, bis sie ausrissen. Das machte er, und das ist sehr selten, sogar in der Sprechstunde. Beim Tierarzt sind Katzen oft gehemmt, aggressiv oder ruhig, aber ich erlebe es nie, dass Tiere meine Praxis als sicheren Rückzugsbereich empfinden, in dem sie Verhalten zeigen können, das sie verwundbar macht. Ich beobachtete, wie Moon sich das Fell ausriss, und wunderte mich, dass überhaupt noch so viele Haare übrig waren … dann stellte ich Nachforschungen an: Ich suchte nach allen Ursachen, die wir bereits gemeinsam ermittelt hatten und die das emotionale Gleichgewicht einer Katze verändern können. Moons Lebensraum war angemessen gestaltet, an der Häufigkeit der Fütterung war nichts auszusetzen, seine Ausscheidungsbereiche waren klar markiert und gleichbleibend. Wenn einmal feststeht, dass die Katze nicht durch äußere Faktoren aus dem Gleichgewicht gerät, sollte man bedenken, dass Angstzustände sowohl umweltbedingte als auch innere Ursachen haben können. Bei Moon wurden keine Parasiten gefunden, weder innerlich noch äußerlich. Also konsultierte ich die überweisende Kollegin und erkundigte mich nach dem Impfstatus. Die Katze war gegen Leukose oder feline Leukämie geimpft, aber wie sah es mit FIV aus? FIV[46*] ist ein Virus aus der gleichen Familie wie das HI-Virus, obwohl – das will ich noch einmal ausdrücklich betonen – weder eine Verwechslung noch eine Kreuzkontamination möglich sind. Es schwächt die Immunabwehr und erhöht die Infektionsanfälligkeit der Katzen, doch Verhaltensänderungen werden nur selten genannt. Das klinische Bild ist sehr unauffällig – zwanghaftes Lecken gehört nicht zu den bekannten Symptomen –, da das Virus jedoch insgesamt das Gleichgewicht stört, empfiehlt sich eine Kontrolle! Eine Blutprobe und ein Schnelltest später stand das Ergebnis fest: Moon war tatsächlich mit FIV infiziert. Zwar sollte man die Infektion nicht voreilig mit diesem klinischen Befund in Verbindung bringen, doch immerhin hatte der Kater mit seinem abnormalen Verhalten bewirkt, dass die Erkrankung erkannt, behandelt und die Ansteckungsgefahr eingedämmt werden konnte.

Moons Fall zeigt, und das trifft auf viele seiner Artgenossen zu, dass der Bewertung des Verhaltens eine umfassende körperliche Untersuchung vorausgehen muss und eine korrekte Deutung nur möglich ist, wenn man alle organischen und psychischen Zusammenhänge berücksichtigt. Wir Tierärztinnen und Tierärzte haben damit die Aufgabe, das diagnostische Spektrum um den Aspekt der Verhaltensänderungen zu erweitern.

Und so begrüßten wir den Vorschlag eines unserer Studierenden, in seiner Abschlussarbeit in der Verhaltenslehre die Auswirkungen einer FIV-Infektion auf das Verhalten betroffener Katzen zu untersuchen.

Verhaltensstörungen und Infektionen

Mit diesem Zusammenhang hatten sich erst wenige Veröffentlichungen befasst. Manchmal wurden Stimmungsschwankungen und Aggressivität festgestellt, aber eine echte Symptomatologie des Verhaltens gab es nicht.

Lediglich ein Artikel untersuchte die Verbindung zwischen Infektion und Verhalten, allerdings unter experimentellen Bedingungen, bei denen acht Wochen alten Kätzchen eine hohe Dosis des Virus intravenös injiziert wurde.[47] Tatsächlich erfolgt die Ansteckung eher zwischen erwachsenen Tieren, und zwar durch Bisse oder sexuellen Kontakt. Die Studie erkannte bei den sechs Katzen eine Lernbeeinträchtigung mit schlechterer Merkfähigkeit (bei einfachen Tests zur räumlichen Wahrnehmung von Futter machten sie mehr Fehler und konnten nicht zu einem bereits erkundeten Ort zurückfinden). In der freien

Wildbahn kann eine solche »Vergesslichkeit« fatal sein, falls sich die Katze erneut in ein Gebiet begibt, in dem ein Raubtier lauert.

Für die Abschlussarbeit wurden dreißig mit FIV infizierte Katzen untersucht und mit dreißig negativ getesteten Tieren verglichen, die jedoch Symptome zeigten, die auf diese Krankheit hindeuteten.[48]

Eine Studie mit einer so großen Anzahl an untersuchten Tieren ist durchaus aussagekräftig!

Die Ergebnisse sind eindeutig: Katzen mit FIV zeigen mehr Verhaltensstörungen als Katzen ohne FIV. Dabei kamen die bekannten Problematiken zum Tragen: Die infizierten Tiere waren häufiger unsauber und litten – dies bestätigen die experimentellen Daten – vermehrt an kognitiven Störungen. Auffallend war, dass die Traumphasen bei den infizierten Katzen stark abnahmen. Wir haben bereits gesehen, welch hohen Stellenwert das Träumen hat, und das gilt umso mehr für unsere Hauskatze, die aufgrund ihrer Doppelnatur noch stärker auf eine Einordnung des Tagesgeschehens angewiesen ist, die nur im Traum erfolgen kann. Das ist sicherlich eine Erklärung für die Stimmungsschwankungen bei seropositiven Katzen und das Auftreten unverhoffter, für die Besitzer unerklärlicher aggressiver Episoden.

Moon hatte mich auf die richtige Spur gebracht, und die Artikel und die Abschlussarbeit bestätigten, was wir alle stets im Kopf haben sollten: Es ist ein Fehler, mittlerweile würde ich es sogar als Vergehen bezeichnen, wenn wir das Individuum nicht in seiner Gesamtheit betrachten.

Oft haben wir das Gefühl, dass man nicht auf uns hört. Zum Glück für die Katzen kommt es hin und wieder vor, dass nicht nur ein seltsamer Haustierpsychologe, sondern eine international anerkannte, über jeden Zweifel erhabene Koryphäe der Veterinärmedizin, die Einheit von Körper und Psyche betont und damit uns allen Fortschritte ermöglicht. So geschah es bei der felinen idiopathischen Zystitis.

Kita und ihr wiederkehrendes Leiden

Katzen neigen zu sehr schmerzhaften Blasenentzündungen. Eine solche Blasenentzündung oder Zystitis sorgt für starken Harndrang, bei dem manchmal nur sehr wenig Urin ausgeschieden werden kann. Jede Entleerung der Blase tut weh, manchmal findet sich sogar Blut im Urin. An Kita erinnere ich mich aus meiner Zeit als Allgemeintierarzt – ehe ich Haustierpsychologe wurde, praktizierte ich fünfzehn Jahre lang als »normaler« Tierarzt und behandelte in meiner Klinik in Toulon Hunde und Katzen. Schon damals beschäftigte ich mich mit dem Verhalten der Stubentiger und interessierte mich sehr für die Beschwerden einer kleinen Siamkatze namens Kita und die Art und Weise, wie sie diese zum Ausdruck brachte. Kita litt zwei- oder dreimal im Jahr an Blasenentzündungen und zeigte das ihrer Besitzerin ganz deutlich: Die sonst sehr reinliche kleine Katze setzte sich dann vor ihr in die Spüle oder das Waschbecken und ließ ein paar Tropfen blutgefärbten Urin ab. Derartiges Verhalten haben mir so viele Katzenhalter*innen berichtet, dass es kein Zufall sein kann. Katzen senden eindeutig eine Botschaft, wahrscheinlich bitten sie uns um Hilfe.

Tests sind oft trügerisch und zeigen sterilen Urin ohne Bakterien, die auf eine Infektion hindeuten, und auch keine Hinweise auf Kristalle oder Steine. Diese Form der Blasenentzündung wird deshalb als *idiopathische Zystitis* bezeichnet, also als Blasenentzündung ohne bekannte Ursache. Jede Behandlung führt zum Erfolg, man kann sogar auf die Behandlung verzichten und nur auf Geduld setzen, und da die Erkrankung meist nach wenigen Tagen von selbst verschwindet, geht es in erster Linie darum, für möglichst große Abstände zwischen den einzelnen Episoden zu sorgen.

Hier kommt der amerikanische Veterinärmediziner Tony Buffington von der Ohio State University ins Spiel. Er wird die kleine Welt der Inneren Tiermedizin revolutionieren, denn er geht davon aus, dass solche Entzündungen auch auf Angstphänomene zurückgehen und dass Stresserlebnisse im Leben der Katze, insbesondere in ihrer Entwicklungsphase, berücksichtigt werden müssen.[49]

Diese These hat, so glaube ich, die Denkweise vieler Kollegen beeinflusst, für die die psychologischen Aspekte ihrer Patienten bislang keine Rolle spielten.

Darüber hinaus argumentieren Tony Buffington und sein Team, da die idiopathische Zystitis auch auf Stress zurückzuführen sei, könne sie nicht nur medizinisch behandelt werden, sondern man müsse *zumindest* auch Umfeld und Lebensraum der Katze beachten. Damit beschreibt er eine Methode zur multimodalen Veränderung des Umfelds und beweist, dass diese weitaus effektiver ist als eine klassische Behandlung mit Antibiotika und Blasenschutzmitteln.[50]

Letztendlich wird dies vermutlich den Weg für eine ganzheitliche Medizin ebnen oder zumindest das Bewusstsein dafür wecken, dass Behandlungen ganzheitlich erfolgen müssen. In einem aktuellen Artikel fasst Buffington über zwanzig Jahre Forschung zusammen, liefert einen globalen Überblick, spricht die Genforschung in der Psychiatrie an, aber – und ich kann leider nicht verstehen, warum nicht – er schlägt nie den Bogen zu einer möglichen Psychiatrie der Katze.[51] Vielmehr spricht er vom Gleichgewicht zwischen dem zentralen Stressreaktions- und dem Kontrollsystem und benennt sogar eine neue Krankheit, das »Pandora-Syndrom«,[52] mit der er alle Gründe für die Symptome einer idiopathischen Zystitis zusammenfasst.

Ich bin Buffington für seine Arbeit sehr dankbar, weil sie die Einzigartigkeit jedes Individuums, die Zusammenhänge zwischen Umwelt und Gesundheit, zwischen Stress und organischer Krankheit wieder in den Mittelpunkt unserer Tiermedizin rückt. Allerdings bedauere ich außerordentlich, dass er nicht zu einer umfassenden Sicht auf unsere Hauskatzen gelangt ist, die auch die Möglichkeit des Leidens, der psychischen Erkrankung, kurz der Psychiatrie, mit einschließt. Die Veröffentlichung, in der Buffington, mittlerweile Professor für Medizinische Klinik an der Veterinärmedizinischen Universität von Kalifornien (UC Davis), seine jahrelange Forschung zusammenfasst, wurde gemeinsam mit einer Professorin für Verhaltensmedizin verfasst, doch jenseits des Atlantiks scheut man sich nach wie vor, den Begriff »Psychiatrie« zu verwenden. In der jüngeren Forschergeneration ist ein allmählicher Wandel zu beobachten. Vor einigen Jahren hielt eine amerikanische Kollegin auf dem Weltkongress einen Vortrag mit dem Titel »Potpourri der Fälle aus der Veterinärpsychiatrie«[53], und ein international anerkannter Kollege, ein Slowake, der erst in der Slowakei, dann in Israel und anschließend in Kanada studierte und dem *American College of Behavioral Veterinarians* sowie dem *European College of Animal Welfare and Behavioral Medicine* angehört, gab 2020 ein Buch heraus, das die Psychiatrie im Titel trägt und unsere Disziplin im medizinischen Kontext verankert.[54]

Ich bin mir sicher: Wenn die Leugner der Evidenz im Ruhestand sind, wird die Tierpsychiatrie auf globaler Ebene ihren Platz finden, und dann werden unsere amerikanischen Kolleginnen und Kollegen uns erklären, welchen Stellenwert sie hat. Entscheidend ist jedoch, dass endlich auch andere Tiere, allen voran die Tiere, mit denen wir zusammenleben, in ihrer Gesamtheit betrachtet werden – nicht nur ihre körperliche Gesundheit, für die die Tiermedizin schon lange sorgt, sondern auch das psychische Gleichgewicht, dessen Bedeutung erst einige wenige erkannt haben, obwohl sie hoffentlich bald angemessen Beachtung finden wird.

Solche unerwünschten, aber nicht zwangsläufig pathologischen Verhaltensweisen und diese beiden Beispiele einer ganzheitlichen Medizin – einmal wurde Virologie mit

Verhaltensmedizin, ein andermal Urologie mit Psychiatrie verknüpft – machen jedenfalls deutlich, wie uns die bedeutende Rolle der Katzen in der Tiermedizin dazu zwingt, ein größeres Augenmerk auf Ganzheitlichkeit zu legen.

Schmerzen, Schwäche, übergroße Angst – schon gerät das sorgfältig austarierte Gleichgewicht aus den Fugen, und das Leben wird kompliziert. Katzen führen uns vor Augen, dass ein glückliches Leben eine sehr fragile Sache ist und unsere ganze Aufmerksamkeit verdient.

Unsere Katzen gelten auch als Ikonen des Genießens und Sich-gut-gehen-Lassens und werden oft als leuchtendes Beispiel genau dafür angeführt. Ein genauerer Blick zeigt allerdings, dass man ihnen dabei oft genug eine Rolle zuschreibt, die auf Missverständnissen beruht.

Jede Seite der Tür scheint verkehrt[55]

Haben wir beispielsweise das Recht, ihnen ein Leben ohne Freigang aufzuzwingen? Ist es ethisch vertretbar, sie systematisch zu sterilisieren, obwohl wissenschaftlich bewiesen ist, wie wichtig die Sexualität für die Entfaltung des Individuums ist?

Hector geht nicht gern nach draußen

Er hieß Hector und spielte im Leben des Pärchens, das etwas verzweifelt in meine Sprechstunde kam, eine große Rolle.

Dabei ging es Hector gut, nun ja, jedenfalls ging es ihm nicht schlecht, aber hören wir lieber, was Rebecca, seine Besitzerin, erzählte.

»Wir wohnten mit Hector in einer Wohnung, aber das konnten wir mit unseren Werten nicht vereinbaren. Wir wollten das Beste für unseren Kater, und es war uns sehr wichtig, dass er nach draußen gehen konnte. Außerdem war es auch für uns ein Lebensprojekt: Wir wünschten uns einen Außenbereich und mehr Kontakt zur Natur. Beim ersten Mal ging Hector mit uns gemeinsam hinaus, nicht sehr weit. Dann war er noch einmal allein im Freien, kam zurück, als wäre ihm der Teufel persönlich auf den Fersen, und wollte nie wieder aus dem Haus.«

»Bleibt die Tür manchmal offen stehen?«

»Natürlich, sobald das Wetter schön ist … Er setzt sich auf die Außentreppe, macht ein paar Schritte hinaus und kommt dann schnell wieder zurück. Den Garten nutzt er überhaupt nicht.«

»Gut, wir werden gemeinsam Hectors Verhaltensgleichgewicht betrachten und sehen, was los ist.«

In einer solchen Situation habe ich als psychiatrischer Tierarzt eine Hierarchie der Prioritäten: Geht es dem Tier gut? Sind seine Bedürfnisse erfüllt? Wie ist es um sein Wohlbefinden bestellt? Lässt sich die Enttäuschung der Menschen, die die Katze begleiten, abstellen, indem das fehlende Verhalten – in diesem Fall der Ausflug in den Garten – hervorgerufen wird?

Ich bin Tierarzt, weshalb bei mir selbstverständlich immer das Tier an erster Stelle steht, doch in unserem Beruf geht es darum, alle Tiere zu behandeln, ihr Leid zu lindern und dann für ein harmonisches Miteinander zu sorgen.

Bei einer Konsultation besteht der erste Schritt darin, alle Verhaltensweisen zu erkunden und normales, aber unerwünschtes Verhalten von pathologischen Zuständen zu unterscheiden. Deshalb beschränken wir uns nicht auf das Anliegen oder den Hauptgrund, was die Tierbesitzer manchmal überrascht. Bei Angstzuständen beispielsweise ist es sehr wahrscheinlich, dass wir Auswirkungen auf den Schlaf, den Appetit, den Umgang mit dem Körper und das Erkundungsverhalten erkennen können. Deshalb gilt es, alles zu beobachten und alles zu hinterfragen, um ein Gesamtbild und eine genaue Diagnose zu erhalten.

In Hectors Fall war zwischen einer Phobie, die ihn an der Anpassung hinderte, und normaler Vorsicht in einer Umgebung, die der Kater als gefährlich empfand, zu unterscheiden. Die Untersuchung der Symptome ergab nichts Ungewöhnliches: Hector ging es gut, er hatte lediglich beschlossen, seinen Lebensraum auf das Haus zu beschränken. Sicherlich war diese Entscheidung auf seine Entwicklung zurückzuführen, und der unerfreuliche zweite Ausflug hatte ihn in seiner Entscheidung bestärkt, eine Behandlung schien allerdings nicht notwendig.

Rebecca war genauso erleichtert wie Thomas, ihr Partner, als ich erklärte, dass Hector gesund sei und es ihm offensichtlich sehr gut bei ihnen gehe. Dennoch war die Enttäuschung groß:

»Aber trotzdem nutzt er den Garten nicht …«

»Das hat er für sich so entschieden. Wenn Sie beim Spaziergang dem Terminator begegnet wären, hätten Sie auch keine große Lust, das noch einmal zu erleben …«

Zur Erklärung erläutere ich den beiden das rote Büchlein, die Doppelnatur von Beute- und Raubtier, die Wirkung sensibilisierender Erfahrungen und die Notwendigkeit von Geduld. Vielleicht würde Hector irgendwann noch einmal eine Entdeckungstour ins Freie unternehmen, vielleicht aber auch nicht. Sein sonstiges Verhalten – dass er mit ihnen spielte, dass er Mäuse und Eidechsen jagte, die sich ins Haus wagten, dass er seinen Rückzugsbereich teilte, dass er immer und sorgfältig die Katzentoilette benutzte, dass er regelmäßig, aber nicht übermäßig fraß, dass er zahlreiche Gesichtsmarkierungen im Haus und an seinen Menschen hinterließ – zeugte von einem ausgeglichenen Tier mit einem reichen und umfassenden Verhaltensrepertoire.

Wir entwickelten Strategien, um Hector nach draußen zu locken und ihm angenehme Momente zu bescheren, ohne ihn unter Druck zu setzen. Ein Jahr später hörte ich erneut von ihm. Kurz nach dem Besuch in meiner Sprechstunde hatten Rebecca und Thomas erfahren, dass eine mehr oder weniger verwilderte Katze alle Hauskatzen in der Nachbarschaft in Angst und Schrecken versetzte. Sie boten Hector nun Kuschel- und Spielphasen im Freien an, aber er blieb sich treu und führte ein glückliches und harmonisches Leben als reiner Stubentiger.

Hector liefert uns die erste Antwort auf die Vorwürfe, mit denen man Katzenbesitzern, die ihr Tier nur in der

Wohnung oder im Haus halten, gerne ein schlechtes Gewissen einredet. Manchmal entscheiden sich Katzen von selbst für eine ruhige Umgebung, in der sie alles haben, was sie für ihr Wohlbefinden brauchen. Émile Zola beschrieb das in einer Kurzgeschichte,[56] in der er von einer (namentlich nicht genannten) Angorakatze berichtet, die die Freiheit der Straßenkatzen entdecken will, nach einer Nacht voller Schrecken und unerfreulichen Begegnungen, in der sie im Regen vergeblich nach Nahrung suchte, lieber dorthin zurückkehrt, wo sie es behaglich hat und gut gefüttert wird.

Eine Feldstudie

Um eine möglichst fundierte Antwort auf wissenschaftlicher Grundlage liefern zu können, ließen wir, wie bereits erwähnt, eine unserer Studentinnen eine Studie über Lebensbedingungen, Verhaltensrepertoire und Prävalenz von Verhaltensstörungen bei Katzen mit und ohne Freigang durchführen, auf die ich hier etwas ausführlicher eingehen möchte.[57]

Die umfangreiche Arbeit untersuchte 351 Katzen und lieferte neben zahlreichen Informationen eine wichtige Erkenntnis: Verhaltensstörungen (insbesondere die beiden wichtigsten Störungen, nämlich Unsauberkeit und Aggressionen) treten bei Katzen ohne Freigang nicht häufiger auf als bei Katzen, die ins Freie dürfen.

Und Katzen schnurren in gleichem Maße, unabhängig davon, ob sie drinnen oder draußen leben!

Natürlich zeigten sich bei dieser Studie einige Unterschiede: Katzen ohne Freigang haben häufiger »ihre verrückten zehn Minuten«, also Episoden heftiger motorischer Unruhe, und sie neigen anders als Freigänger eher dazu, Raubtierverhalten nachzuahmen.

Zudem ist es nur logisch, dass reine Stubentiger deutlich mehr Spielphasen zeigen als Katzen, die außer Haus aktiv sind. Die Unterschiede erklären sich nahezu von selbst und sind nachvollziehbar: Ein Grundverhalten wie das Raubtierverhalten wird entweder »richtig« an natürlichen Beutetieren ausgelebt oder braucht ein Ventil, mit dem unsere Hauskatze dieses Bedürfnis stillen kann. Der Spieltrieb, ein neotenisches[58*] Verhalten, ist in geschützter Umgebung, in der kaum lebensbedrohliche Situationen zu fürchten sind, viel stärker ausgeprägt als bei Freigängern, die ständig auf der Hut sein müssen.

Das unterschiedliche Biotop wirkt sich also – und dies verwundert nicht – auf das Verhaltensrepertoire aus.

Wir suchen nach einer Antwort auf die grundsätzliche Frage: Treten bei Katzen ohne Auslauf vermehrt Verhaltensstörungen auf? Lässt sich beweisen, dass das »Eingesperrtsein« das Wohlbefinden beeinträchtigt und somit die Prävalenz von Verhaltenspathologien erhöht?

Natürlich ist es unmöglich, ein so komplexes Thema in einer einzigen Studie abschließend abzuhandeln, aber die berücksichtigten Probanden waren so zahlreich und so homogen verteilt, dass wir einige Schlussfolgerungen ziehen konnten.

Zunächst einmal scheint es offensichtlich, dass die schweren psychischen Erkrankungen, die wir bereits erörtert haben – bipolare Dysthymie oder dissoziative Störung –, nichts mit dem Umfeld, in dem ein Tier lebt, zu tun haben. Außerdem sind sie selten und treten in einem Biotop nicht häufiger auf als in einem anderen.

Nein, interessant ist, und das sollte diese Studie ermitteln, ob Katzen ohne Freigang vermehrt Symptome zeigen, die auf Angstzustände hindeuten. Dann nämlich wäre es legitim, für alle adoptierten Katzen Zugang ins Freie zu empfehlen oder gar zu verlangen.

Allerdings existieren bei allen bekannten Warnzeichen für Angstzustände keine signifikanten Unterschiede in Bezug auf das Umfeld. Das RSS (*Rolling skin syndrome*), ein, sofern kein Floh- oder Läusebefall vorliegt, klassisches Signal für pathologische, phobische oder ängstliche Zustände, tritt bei reinen Stubentigern nicht häufiger auf.

Aggressionen durch Reizung sind Hauptsymptome für einen produktiven, vorübergehenden Angstzustand. Würde das Eingesperrtsein zu Frust und Unausgeglichenheit führen, müssten dann vermehrt Aggressionen zu beobachten sein, doch das ist nicht der Fall. Und würden diese Lebensbedingungen einen dauerhaften, unterdrückten Angstzustand begünstigen, dann müssten wir auf Übersprungshandlungen wie zwanghaftes Lecken stoßen, das zu *Alopezie ventralis* (Fellverlust im Bauchbereich) führt. Auch das trifft nicht zu.

Choupette und viele andere ihrer Artgenossen haben uns gezeigt, dass unerwünschte Ausscheidungen oder Markierungen oft auftreten, wenn die Katze Schwierigkeiten hat, ihren Lebensraum zu strukturieren, oder wenn er nicht den Ansprüchen der Art genügt: Bei reinen Hauskatzen müsste es folglich häufiger zu Unsauberkeit kommen, aber auch das lässt sich nicht erkennen.

Diese Ergebnisse sind wichtig, da man Katzenbesitzern, die nicht die Möglichkeit haben, ihre Miezen nach draußen zu lassen, heutzutage oft ein schlechtes Gewissen einreden will oder ihnen sogar dringend von der Adoption einer Katze abrät. Diesen Ansichten fehlt jegliche wissenschaftliche Grundlage, sie sind vollkommen unberechtigt.

Natürlich muss man prüfen, ob alle Bedürfnisse einer reinen Wohnungskatze erfüllt sind – und zwar die Möglichkeit, alle drei Dimensionen zu erforschen, Köder zu finden, sich ein Biotop mit abwechslungsreichen, gut organisierten Bereichen für Rückzug, Nahrungsaufnahme, Ausscheidung, Aktivität und Interaktion zu schaffen –, aber wenn all das gegeben ist, spricht nichts dagegen, eine Katze ausschließlich in der Wohnung oder im Haus zu halten.

Die Gefahr der Extreme

Kürzlich rief mich ein ehemaliger Klient an – nachdem sein Hund verstorben war, wollte er sich eine Katze anschaffen. Als verantwortungsvoller und umsichtiger Mensch recherchierte er im Internet und meldete sich nach ein paar Tagen verzweifelt bei mir: »Ich wollte Ihre Meinung hören … Ich habe viel gelesen und bin ein wenig verwirrt. Manche behaupten, es sei Tierquälerei, wenn ich meine Katze nicht ins Freie lassen kann oder will, andere finden es gefährlich, wenn sie hinausdarf – gefährlich für andere Tiere. Ich habe meine Entscheidung vorläufig vertagt.«

Wir unterhielten uns eine ganze Weile, und ich klärte ihn darüber auf, was ich bereits dargelegt habe: dass die Gefahr für die Artenvielfalt übertrieben wird, dass man Freigängern ein Glöckchen umhängen kann, um mögliche Beutetiere zu warnen, und dass Kletterschutz an den Bäumen verhindert, dass die Katze an Nester kommt. Ich habe auch beteuert, dass man reinen Wohnungskatzen mit etwas Umsicht ebenfalls ein optimales Umfeld schaffen könne. Natürlich muss man bei der Auswahl der Katze oder des Kätzchens darauf achten, dass seine Entwicklungsbedingungen zum zukünftigen Lebensraum passen: Der gestiefelte Kater wird sich schwerlich an ein Leben im Haus gewöhnen, wenn er schon drei Monate in völliger Freiheit verbracht hat und Menschen gegenüber eher misstrauisch ist. Mit dem nötigen Wissen über die Anforderungen an das Revier, die Gestaltung der Lebensbereiche und die Markierung der Wege kann man seiner Fellnase ein harmonisches und erfülltes Leben ermöglichen.

Die Frage des Freigangs wird, wie bereits erwähnt, sehr kontrovers diskutiert, und viele Argumente sind eher weltanschaulicher oder ethischer als wissenschaftlicher Natur. Man darf von der Wissenschaft keine Antworten verlangen, die sie nicht liefern kann. Katzen zeigen immer wieder, wie gut sie sich an sehr unterschiedliche Lebensräume anpassen können. Sind diese nicht akzeptabel (etwa, weil sie gezwungen sind, in zu großer Anzahl ohne Rückzugsmöglichkeit zusammenzuleben, sei es in einer Wohnung mit zehn Artgenossen oder in einem Tierheim mit hundertfünfzig anderen), dann treten Symptome von

Angstzuständen oder Depressionen auf (vermehrte Aggressionen, Rückzugsverhalten, Einstellung der Fellpflege, Unsauberkeit und dergleichen). Darum geht es hier nicht, sondern es geht um Tausende von Katzen, die sehr ausgeglichen sind: sei es ohne Auslauf, aber in einem anregenden Umfeld, in dem sie ihr gesamtes Verhaltensrepertoire entfalten können, sei es mit kontrolliertem Auslauf, bei dem die Türen von Menschen oder ferngesteuert geöffnet werden, oder sei es mit sehr eingeschränktem Zugang ins Haus. Oft wird dabei deutlich, dass die Selbstdarstellung der Menschen viel wichtiger ist als die Katzen an sich. Meiner Ansicht nach wäre es bei dieser endlosen Diskussion wie in so vielen Fällen das Beste, wenn man die Betroffenen nach ihrer Meinung fragte. Ich habe schon mit vielen Katzen zusammengelebt. Während meiner Studienzeit hatte unser Kater außer in den Ferien überhaupt keinen Zugang nach draußen. Minou (kein sehr origineller Name), später Grominou genannt, obwohl er gar nicht dick war, war eine perfekte Katze, geradezu ein Idealtypus. Er war freundlich, hatte aber seine Grenzen, und spielte mit dem Hund, mit dem er sich so gut verstand, dass er sogar an ihm saugte: Er hatte sich im Halsbereich eine Art Zitze aus Fell geschaffen, an der er abends gerne ein paar Minuten saugte und dabei zufrieden pupste. In den Sommerferien waren wir manchmal auf dem Land, bei mir zu Hause in der Nähe von Toulon, und dort konnte er ins Freie. Er entfernte sich zwar höchstens ein paar Dutzend Meter vom Haus, schien das jedoch zu genießen. Manchmal hörten wir kämpfende Katzen und hatten Angst um ihn, fanden ihn dann aber auf der Fensterbank, wo er den bösen Buben lauschte. Zugegeben, bei der Abreise mussten wir mehrmals eine Weile nach ihm suchen und entdeckten ihn dann in einem Gebüsch oder unter einer Scheune. Offenbar war er nicht erpicht darauf, wieder nach Hause zurückzukehren, aber wenn wir ihn gefunden hatten, verzog er sich brav in seine Transportbox und ließ sich zurück in die Wohnung, in seine Kiste und zu dem Hund, seinem Spielgefährten, bringen, ohne körperliche oder Verhaltensauffälligkeiten zu zeigen.

Alle meine späteren Katzen lebten halbwegs in Freiheit, durften auf Wunsch nach draußen, außer nachts, und alle teilten unser Leben. Diese Antwort geben Millionen von Katzen all jenen, die sich darüber empören, wenn Haustiere in Gefangenschaft leben und quasi zum Zusammenleben gezwungen werden. Natürlich gibt es auch Katzen, die keine Wahl haben, aber wir haben mehrmals deutlich gemacht, dass man ihnen durchaus ein mehr als zufriedenstellendes Revier im Haus schaffen kann, und Katzen, die gehen könnten, aber trotzdem bleiben, beweisen die tiefe und dauerhafte Beziehung, die sich zwischen unseren beiden Spezies entwickelt hat.

Manchmal habe ich mit Katzen zu tun, die gerne mehr im Freien sein würden, von ihren menschlichen Gefährten aber aus Angst daran gehindert werden, obwohl die Wohnverhältnisse Freigang ermöglichen würden. Das erinnert mich an Clémentine, die Mutter der Drillinge in Boris Vians *Der Herzausreißer*[59], die ihre Kinder um jeden Preis schützen will, deshalb den Baum im Garten fällt und ihren Nachwuchs sogar in einen Käfig sperrt. Doch die Kinder finden blaue Nacktschnecken, die sie fliegen lassen, sodass sie der erdrückenden mütterlichen Fürsorge entfliehen können. Meine Empathiearbeit, sowohl mit Menschen als auch mit Katzen, versetzt mich in die Rolle eines Dolmetschers und verbietet mir Urteile. Ich verstehe den Wunsch nach Schutz, und ich verstehe den Wunsch nach Freiheit, wenn sie möglich ist. Wenn ein offensichtliches Bedürfnis vorliegt, weil die Katze versucht, nach draußen zu gelangen, oder wenn sie sich augenscheinlich geschlagen gibt, dabei aber Symptome einer pathologischen Hemmung zeigt, dann setze ich mich dafür ein, dem Tier Freigang zu ermöglichen, wenn mir das sinnvoll erscheint. Mit den bereits erwähnten ferngesteuerten Katzenklappen oder ultraleichten GPS-Halsbändern – den blauen Schnecken unserer modernen Katzen –, lässt sich der Entdeckungsdrang der einen Seite mit dem Wunsch nach Kontrolle und Schutz der anderen unter einen Hut bringen.

Sofern dies aus gewissen Gründen nicht möglich ist, sorge ich dafür, dass die Katze in ihrem Lebensraum alles bekommt, was sie zu ihrer Entfaltung braucht. Wenn Sie also gerne ihr Leben mit einer Katze teilen möchten, zögern Sie nicht: Ganz gleich, wie Ihre Wohnung gestaltet ist, Sie können eine Fellnase finden, die gerne bei Ihnen einzieht. Auch hier sollten Sie sich nicht auf Rassebeschreibungen verlassen, die Ihnen versprechen, dass sich beispielsweise die Ragdoll immer wie eine braves Püppchen verhält oder dass Perserkatzen für ein Leben im Haus gemacht sind. Passen Sie Ihre zukünftige Katze und ihre

Geschichte an das Biotop an, das Sie ihr bieten können, überprüfen Sie die notwendigen Kriterien und lassen Sie sich nicht davon abhalten, in eine leidenschaftliche Beziehung zu starten.

Die Katze auf dem heißen Blechdach

Haben Sie den Schritt gewagt, werden Sie bald mit einer weiteren Frage konfrontiert sein, die ebenfalls heiß diskutiert wird: Soll man seinen tierischen Hausgenossen kastrieren lassen oder nicht?

Für viele steht das außer Frage, die obligatorische Sterilisation, oft sogar schon im jüngsten Alter, ist für sie die einzige Alternative. In der Literatur wird die Ovarektomie (Entfernung der Eierstöcke) bereits im Alter von drei Monaten oder sogar noch früher empfohlen.[60] Einige Artikel verweisen auf die Gefahr vermehrter Angstzustände,[61] die auf den Anstieg des für Angstzustände verantwortlichen Hormons LH (luteinisierendes Hormon) zurückzuführen ist. Die chirurgische Sterilisation verhindert, dass Sexualhormone zur Hypophyse und zum Hypothalamus gelangen, was zu einem Mehr an LH führen kann. Einige Autoren werfen die Frage auf, wie sich diese großen Mengen (die bei einer kastrierten Katze bis zu dreißigmal höher sein können als die normale Dosis einer »unversehrten« Katze) auf das Verhalten auswirken, da sich Rezeptoren für dieses Hormon in der Schilddrüse, den Nebennieren und im Verdauungstrakt finden, also in Organen, die bekanntermaßen Emotionen und Stimmungen verändern können oder, im Falle des Verdauungstrakts, als »zweites Gehirn«

fungieren.[62] Diese Untersuchung wurde zwar an Hunden durchgeführt, doch es ist ziemlich sicher davon auszugehen, dass auch das Verhalten von Katzen nach einer Sterilisation nicht unbeeinflusst bleibt – auch wenn wir mittlerweile wissen, dass es durchaus Unterschiede zwischen den Tierarten gibt.

In der angelsächsischen Literatur spielen Depressionen keine Rolle – sie bleiben dem Menschen vorbehalten, da »düstere Gedanken« bei anderen Tieren schwer nachzuweisen sind. In der französischen Klassifikation dagegen existieren depressive Zustände durchaus, und wir begegnen ihnen bei Katzen sehr regelmäßig, sei es in Form von akuten, posttraumatischen depressiven Phasen, etwa nach körperlicher Bestrafung oder, was häufiger zu beobachten ist, als chronisch-depressive Zustände nach jahrelang unbehandelten Angstzuständen. Vieles spricht dafür, dass die Kastration – besonders, wenn sie frühzeitig erfolgt – Depressionen begünstigen kann. Wir kennen diesen Effekt von erwachsenen Katzen, bei denen der Eingriff zu spät vorgenommen wird, beispielsweise mit sechs oder sieben Jahren. Da dann die sexuelle Motivation wegfällt, erlischt manchmal jegliche Aktivität.

Diese Darlegungen, die allen Tierhalter*innen helfen sollen, ihre Entscheidung sorgfältig zu überdenken, möchte ich jedoch keineswegs so verstanden wissen, als spräche ich mich gegen die notwendige Eindämmung der streunenden Katzenpopulation aus.

Eine Diskussion wird oft unmöglich, wenn sich die Argumentationsebenen vermischen. Alle berufen sich auf das

Wohlergehen, meinen damit jedoch nie das Gleiche. Wie ich bereits in einem früheren Buch[63] dargelegt und im ersten Kapitel wiederholt habe, vertreten Tierschutzorganisationen eine radikale Position: Alle Katzen müssen kastriert werden, Privatpersonen soll es verboten sein, ihren Katzen die Fortpflanzung zu erlauben. Das Gesetz, das im November 2021 in Frankreich erlassen wurde, geht nicht ganz so weit: Wer eine Katze besitzt, die Junge bekommen hat, muss sich nicht als Züchter anmelden, aber dafür sorgen, dass die Kätzchen nachverfolgt werden können. Das ist eine sehr gute Sache, doch hier in Frankreich geschieht es leider viel zu oft, dass Vorschriften festgelegt werden und dann in der Versenkung verschwinden. Der Gesetzestext verweist deutlich auf eine Verpflichtungs- und Kenntnisbescheinigung, doch wer im Internet nach Kätzchen sucht, merkt sofort, dass diese Vorschrift nicht umgesetzt wird und Annoncen sich oft einfach auf ein Foto mit dem Hinweis »abzugeben« beschränken.

Fassen wir also zusammen: Alles, was darauf abzielt, die Tierhalter in die Verantwortung zu nehmen, alle Maßnahmen, die gemeinsam von Behörden und Tierschutzorganisationen durchgeführt werden, zum Beispiel das offene Angebot einer Vereinbarung zwischen allen Beteiligten mit dem Ziel, die Population an streunenden Katzen in den Griff zu bekommen, sind hervorragend und gehen in die richtige Richtung. Allerdings sollte uns das nicht daran hindern, darüber hinaus bei jeder einzelnen Katze individuell zu entscheiden.

Lust und Laune

Seit der ersten Definition der fünf Säulen des Tierwohls hat sich viel getan; heutzutage unterscheiden Fachleute bestimmte Bereiche und berücksichtigen das subjektive Erleben des Tieres[64]. So mag es zwar sein, dass das Futter allen Kriterien der modernen Ernährungswissenschaft entspricht – aber schmeckt es dem Tier? Eine neue Definition des Tierwohls, die 2018 von der ANSES, der Behörde für Lebensmittelsicherheit, Umwelt- und Arbeitsschutz, festgelegt wurde, geht in die gleiche Richtung. Diese Definition lautet: »Tierwohl bedeutet, dass sich das Tier in einer positiven geistigen und körperlichen Verfassung befindet, in der seine physiologischen und verhaltensbezogenen Bedürfnisse sowie seine Erwartungen erfüllt sind. Diese Verfassung ist abhängig davon, wie das Tier seine Situation wahrnimmt.« Damit wird eine vollkommen neue Ausgangsposition geschaffen, denn da seine verhaltensbezogenen Bedürfnisse sowie seine Erwartungen berücksichtigt werden, ist das Tier nun tatsächlich das Subjekt seiner Existenz. Der Hinweis auf die Wahrnehmung des Tieres unterstreicht zudem, dass Wohlergehen in erster Linie eine individuelle Angelegenheit ist und bestimmte Lebensbedingungen für ein Tier geeignet sein können, während sie bei einem anderen großen Stress oder sogar Angstzustände auslösen. Somit gilt es also, für jede Katze eine individuelle Entscheidung zu treffen, die sich nach ihrer Umgebung, den Einflussmöglichkeiten ihrer Besitzer und den Folgen einer ungehinderten Fortpflanzung richtet. Schließlich ist es ein großer Unterschied, ob ein Kater frei herumlaufen darf, sodass er mehrere Weibchen decken und das FIV-Virus übertragen kann, vor dem es keinen Schutz gibt, oder ob man Princess mit einem mehr oder weniger sorgsam ausgewählten Kater Kätzchen zeugen lässt, die dann sorgsam gehegt und umsichtig in verantwortungsbewusste Familien vermittelt werden.

Neben all diesen Erwägungen stellt sich auch die Frage nach der Lust. Bei unserer neuen Sicht auf das Wohlergehen ist natürlich auch die Befriedigung des sexuellen Verlangens ein Faktor. Schauen wir uns also an, was wir über die sexuelle Lust unserer Katzen wissen.

Gängige Wendungen wie »wie eine rollige Katze« beschreiben weniger die Lust als das Verlangen, die Phase der Brünstigkeit. In dieser Phase verändert sich das Verhalten so drastisch, dass manche Besitzer, die noch nie eine rollige Katze erlebt haben, ihren Liebling sogar zum Arzt bringen, weil sie fest überzeugt sind, ihre Kleine müsse schlimme Schmerzen haben. Sie schreit, reibt sich an den Wänden, ihre Stimme klingt anders, heiserer. Dabei ist zu beachten, dass diese Spezies keinen regelmäßigen Eisprung hat; dieser wird erst durch den Deckakt ausgelöst, was die sehr hohe Erfolgsrate bei der Fortpflanzung erklärt. Die Brunst endet nur, wenn es zum Deckakt kommt: Studierende der Tiermedizin, denen das bekannt ist, simulieren manchmal mit einem Wattestäbchen den Akt, damit sie in Ruhe weiterlernen können. Führt dieses Verlangen also zur Lust? Bei der Katze ist man sich nicht sicher. Bei Hunden, Affen, Delfinen und vielen anderen Tieren sind wir uns ziemlich sicher, dass sexuelle Lust existiert, doch bei Katzen ist sie eher unwahrscheinlich.

Sicherlich großes Verlangen, auch Freude an der Mutterschaft, am Kontakt mit den Kätzchen und – wie bereits erörtert[65] – an der Bindung; keine Spur aber von sexueller Lust – sogar eher im Gegenteil.

Da diese Spezies von Natur aus nicht sozial ist, wundert es nicht, dass es keine Balz, keinen Flirt, keine Verführung gibt … Das Weibchen ist bereit, rollt sich auf dem Boden zusammen und zeigt das Amantea-Zeichen (wird der Schwanzansatz auf einer Seite berührt, zieht die Katze den Schwanz zur anderen Seite und legt damit den Zugang zur Vulva frei). Das Männchen verfolgt sie ein paar Minuten lang, bespringt sie schließlich, packt sie am Hals und beißt ziemlich fest zu. Dadurch ruft er eine Lordose (Wölbung des Rückgrats) hervor, die ihm das Eindringen erleichtert. Der Penis unkastrierter Kater hat hornartige Spikulae, die wie kleine Dornen auf der Eichel sitzen und den Deckakt so schmerzhaft machen, dass die Weibchen aufschreien. Insgesamt dauert die Paarung meist nicht länger als dreißig Sekunden.

Diese Eile (der Akt kostet beide Tiere nur sehr wenig Zeit) und diese Effizienz (ausgelöster Eisprung) passen gut zu einer Spezies, bei der die Sicherheit höchste Priorität hat. Für die Lust bleibt dabei kein Platz, zumindest nicht beim Weibchen. Eine mögliche Erklärung lieferte Thierry Lode in einem Vortrag vor unseren Studierenden der Veterinärpsychiatrie. Lode ist Professor für Evolutionsökologie an der Universität Rennes und Spezialist für Sexualität in der Tierwelt, eine Leidenschaft, der er zahlreiche Bücher gewidmet hat.[66]

Nach der verblüffenden Offenbarung, dass sogar die Regenbogenforelle »Lust« simuliert, um ein etwas zu aufdringliches Männchen loszuwerden, wies er darauf hin, dass das Männchen in diesem »Krieg der Geschlechter« aus evolutionären Gründen versuchen muss, das Weibchen zur Treue zu bewegen. Dazu hat es nur zwei Möglichkeiten: großen Genuss bereiten oder Schmerzen verursachen. Bei einigen männlichen Tieren, insbesondere bei Vögeln, sind die Fortpflanzungsorgane mit Haken versehen, die nahezu unvorstellbare Schmerzen auslösen müssen, und vermutlich gilt das auch in der Katzenwelt. Wie bereits erwähnt entspricht der Deckakt dem Sicherheitsbedürfnis und lässt keinen Platz für die Lust des Weibchens. Damit bliebe nur der Schmerz … Obwohl ich mit dieser Hypothese sehr vorsichtig bin, könnte sie erklären, wie die Sexualität – zumindest bei Kätzinnen – wahrgenommen wird. Ich bin fest davon überzeugt, dass sie die Mutterschaft mit ihren Kätzchen sehr genießen, den Paarungsakt jedoch gerne ausließen. Vermutlich verschafft er ihnen höchstens Erleichterung von einem quälenden Verlangen.

Das also können Katzen uns zum Thema Freiheit sagen, sei es Bewegungsfreiheit oder die Freiheit, Sexualität zu erleben. Wieder einmal stellen sie unsere Vorstellungen auf den Kopf und machen uns deutlich, dass wir unsere menschlichen Empfindungen, Vorstellungen und Sichtweisen nicht auf das Leben einer Hauskatze übertragen dürfen. Wenn wir unseren Fellnasen ein Höchstmaß an

Wohlbefinden bieten wollen, müssen wir uns in ihre Lage versetzen, mit ihrer Biologie, ihrer Physiologie, ihrer Sichtweise, ihrem Bild von sich selbst und ihrer Umwelt, und dürfen ihnen nicht unsere eigenen Ansichten aufzwingen, die sich auf modernes Gutmenschentum, auf die Projektion unserer Fantasien auf das Tier oder auf philosophische Überlegungen gründen, die die Arten vermischen, ohne ihre Besonderheiten zu berücksichtigen.

Wenn wir sagen, dass alles Leben eins ist, wenn wir von uns und anderen Tieren sprechen, dann ist damit nicht gemeint, dass wir alle in der gleichen Welt leben, dass unsere Werte allgemeingültig sind und für alle Arten gleichermaßen gelten müssen. Wir müssen gründlich reflektieren, wie wir zur Autonomie der Lebewesen stehen, für die wir Verantwortung tragen, die wir versorgen und die wir lieben: Inwieweit können wir sie nach ihrer Meinung fragen, indem wir ihr Verhalten kennen und beobachten, und inwieweit können wir darauf Rücksicht nehmen, um ein harmonisches und respektvolles Miteinander zu ermöglichen?

Jenseits aller Grenzen

Dank der Fortschritte in der Tiermedizin erreichen viele unserer Stubentiger heutzutage ein beachtliches Alter, und uns steht ein beinahe unvorstellbares chirurgisches und medizinisches Repertoire zur Verfügung.

Ganz gegen ihren Willen stellen uns Katzen immer wieder vor schier unlösbare Aufgaben. Ihre ohnehin schon robuste Natur wird durch neue technische Möglichkeiten und wissenschaftliche Erkenntnisse noch verstärkt, was zu Problemen führt, die sich zwar nicht 1:1 auf den Menschen übertragen lassen, in unserer modernen westlichen Welt aber durchaus eine Rolle spielen.

- Wie wollen wir altern? Welcher Grad der Beeinträchtigung ist akzeptabel, und soll der physische Körper weiterhin funktionieren, wenn die kognitiven Fähigkeiten stark eingeschränkt sind? Welches Bild vom Altern vermitteln uns unsere Haustiere, und wie gehen wir damit um?
- Wo liegen die Grenzen der Behandlung, die wir uns für unsere Haustiere wünschen? Wer kann sagen: Das, was Sie für die Katze tun, ist nicht akzeptabel?
- Und das Lebensende? Muss es immer natürlich sein, oder kann es mit Hilfe von außen und begleitet stattfinden, und wer soll diese Entscheidung treffen? Wie soll man entscheiden, wenn die Wissenschaft das Sterben zwar verhindern kann, aber kein Leben ermöglicht?

OLD

Katzen altern – meistens – anmutig.

Heutzutage gibt es nicht nur immer mehr hundertjährige Menschen; es kommt auch nicht selten vor, dass Katzen über zwanzig Jahre alt werden, was die Frage nach dem würdigen Lebensabend unserer vierbeinigen Begleiter aufwirft.

Die Lebensbedingungen, der Schutz im Alltag, die Medizin und ihre Fortschritte beeinflussen die Zeitspanne, die Menschen und anderen Tieren zur Verfügung steht. So entwickeln sich Altersgruppen, die es in der freien Wildbahn nicht gibt: Sicherlich denken wir dabei spontan an Hochbetagte, doch auch die Adoleszenz erleben Menschen und andere Tiere nur, wenn sie so geschützt aufwachsen, dass Zeit für einen allmählichen Übergang ins Erwachsenenalter bleibt. Dieses Phänomen wurde 2017 im Rahmen eines spannenden Kongresses der *ZooPsy Association* erörtert, soll hier jedoch nicht unser Thema sein, obwohl neotenische Eigenschaften wie der Spieltrieb eine Facette dieser Adoleszenz sind und großen Anteil daran haben, dass wir so gerne mit Katzen zusammenleben.

Es geht hier um das andere Extrem: Was haben Katzen dazu zu sagen, dass sie als Haustiere viel älter werden als ihre wild lebenden Artgenossen, die sich selbst überlassen sind?

Im Internet kursieren gewisse Zahlen, zu denen als Quelle oft die Universität Davis (Kalifornien) genannt wird. Danach unterscheidet sich die Lebenserwartung einer Hauskatze, nämlich zehn bis fünfzehn Jahre, sehr von der einer wild lebenden Katze, die nur zwei bis vier Jahre beträgt. Daraus werden teilweise merkwürdige Ratschläge abgeleitet, zum Beispiel, man solle Katzen aus gesundheitlichen Gründen überhaupt nicht ins Freie lassen, da das ihr Leben drastisch verkürzen könne! Das erscheint mir falsch … Katzen, die ab und zu nach draußen dürfen, sind nicht mit Artgenossen gleichzusetzen, die ein Leben in der Wildnis führen. Fast alle meine Katzen waren Freigänger (es sei denn, sie wollten nicht hinaus), und alle oder fast alle sind älter als zehn Jahre geworden.

Natürlich besteht im Freien ein höheres Risiko durch den Straßenverkehr oder Parasiten, gegen die es keine Impfung gibt, aber eine drastische Verkürzung der Lebenserwartung ist dennoch nicht zu befürchten. Ein Tier, dem im Haus ein zufriedenstellendes Umfeld geschaffen wurde, in dem es sich wohlfühlt, geht vielleicht gerne hin und wieder nach draußen – und keine Sorge: Alt werden kann es trotzdem. Die Lebenserwartung steigt stetig und signifikant, und jeder Tierarzt wird bestätigen, dass immer mehr Katzen sehr alt werden. Diese Senioren (zwischen elf und fünfzehn Jahre) oder Geronten bzw. Supersenioren (über fünfzehn Jahre) zeigen oft Verhaltensstörungen. Vielleicht wirke ich wie ein erklärter Amerikagegner, aber leider kann ich mich in der umfangreichen angelsächsischen Literatur zu Verhaltensstörungen bei älteren Katzen nicht wiederfinden. Wir sehen dort einen Katalog von Symptomen, die man nicht richtig einordnet, sondern pauschal in den großen Sack mit dem Namen CDS für *Cognitive dysfunction syndrome (Syndrom der kognitiven Dysfunktion)* steckt.

Das würde bedeuten, dass es bei alten Tieren nur eine einzige Art der Beeinträchtigung gibt. Auch hier kann ich nicht nachvollziehen, warum das, was beim Menschen falsch wäre, bei einem anderen Tier mit anderen Fähigkeiten, aber ebenso komplexem Repertoire richtig sein soll.

Tatsächlich leiden auch Katzen im Alter an unterschiedlichen Verhaltensstörungen, und wir sollten uns zunächst vor Augen führen, dass das Altern an sich keine Krankheit ist. Schon der Blick auf uns Menschen zeigt, dass der Alterungsprozess niemals gleich verläuft.

Unsere Klassifikation der Krankheiten kennt mindestens vier Gruppen von Erkrankungen, die bei alten Tieren auftreten können:

- emotionale Störungen wie die emotionale Dysregulation,
- affektive Störungen (die die Stimmung des Tieres betreffen) wie die Involutionsdepression,
- rein kognitive Störungen wie das Verwirrtheitssyndrom,
- komplexe Störungen, bei der alle drei Achsen zum Tragen kommen, wie die Hyperaggressivität der alten Katze.

So, wie sich das Wohlbefinden unterscheidet, so unterscheiden sich logischerweise auch die Verhaltensstörungen, die im hohen Alter auftreten können.

Diese Unterscheidung hat nicht nur rhetorische Gründe, sondern bei unterschiedlichen Krankheiten ist weder die gleiche Behandlung noch die gleiche Therapie angezeigt.

Wir wollen nun kurz auf zwei Erkrankungen eingehen: Involutionsdepression und Verwirrtheitssyndrom.

Léon, lost in translation

Den Anfang soll das Verwirrtheitssyndrom machen, das in unserer Nomenklatur viel weniger weit gefasst ist als das ominöse CDS. Wir stellen diese Diagnose, wenn wir es mit rein kognitiven Störungen ohne emotionale oder affektive Beeinträchtigung zu tun haben.

Léon ist mit fünfzehn Jahren plötzlich unsauber geworden. Er ist immer noch sehr verschmust, markiert sein Revier durch Reiben mit dem Kopf und wirkt nicht sehr verändert. Er springt nicht mehr so oft auf Möbel, verbringt mehr Zeit mit Schlafen und verrichtet sein Geschäft manchmal an außergewöhnlichen Orten, obwohl er immer vorbildlich sauber war. Seine Besitzer fanden ihn mehrmals etwas verwirrt, verstört und verloren im Flur zur Waschküche, wo seit jeher sein Katzenklo steht.

Wenn, wie bei Léon, eine Reihe von kognitiven Symptomen vorliegt – Verlust grundlegenden Wissens, Desorientierung, Umherirren, Verwirrtheit ohne emotionale Beteiligung –, dann haben wir es mit hoher Wahrscheinlichkeit mit dem Verwirrtheitssyndrom zu tun, einer Art Alzheimer-Krankheit bei Katzen. Grundlegende Studien haben gezeigt, dass das Gehirn der Katze wie beim Menschen und wie auch beim Hund[67] an einer Degeneration mit einem Überschuss an Amyloid leiden kann.[68] Die Erkrankung der Katzen ist der des Menschen noch ähnlicher: Zwar kommt es dabei nicht zur neurofibrillären Degeneration, die beim Menschen immer und beim Hund nie auftritt, dafür sind hyperphosphorylierte Tau-Proteine wie beim Menschen vorhanden, die beim Hund nicht vorkommen. Bekanntlich gibt es derzeit keine wirksame medikamentöse Behandlung gegen die Alzheimer-Krankheit, auch nicht bei Katzen (oder Hunden). Beim Menschen hatten einige Medikamente Hoffnungen geweckt, die jedoch schnell enttäuscht wurden. Auch wenn wir nicht heilen können, sollten wir dennoch die Lernfähigkeit fördern und vor allem das Umfeld in geeigneter Weise umgestalten. Eine größere Anzahl leichter zugänglicher Katzentoiletten, bequeme, gut erreichbare Schlafplätze, mehr sanfte und vorhersehbare Kontakte: All das kann das Leben der betroffenen Katzen auf angenehme Weise verlängern. Léon wurde wieder stubenrein, nachdem seine Besitzer dafür gesorgt hatten, dass er die Toilette leichter finden konnte. Ein paar einfache, aber hilfreiche Spielregeln und ausführliche Informationen über die Krankheit, dann kann die Familie die alternde Samtpfote sanft und in aller Ruhe auf ihrem letzten Lebensabschnitt begleiten und das Zusammenleben noch viele Monate lang genießen.

Harry, gar nicht happy

Harry war immer ein anhänglicher, sehr lieber, aber auch sehr zurückhaltender Kater. Die wunderschöne Birmakatze wurde mir im Alter von sechzehn Jahren vorgestellt – der Grund war, dass die Nächte plötzlich zur Hölle geworden waren!

Harry wanderte durchs Haus und miaute herzzerreißend: Man muss so etwas selbst gehört haben, um zu verstehen, wie unerträglich das für Menschen ist, vor allem, wenn ihnen die Katze am Herzen liegt. Die verzweifelten Laute jagen richtiggehend Angst ein, und man will dem Tier dringend helfen – oder ihm den Hals umdrehen, wenn es jede Nacht Radau macht und sich tagsüber ausschläft, die geplagten Menschen aber übermüdet zur Arbeit müssen.

Harry, der in seinem eigenen Haus verloren wirkt, hatte also seinen Schlaf-wach-Rhythmus verändert (natürlich sind Katzen eigentlich nachtaktiv, aber wenn sie mit Menschen zusammenleben, lernen sie den Rhythmus des Hauses und passen sich an) und machte vor allem einen ängstlichen und verstörten Eindruck, obwohl er sich in seinem vertrauten Umfeld befand, das er schon sein ganzes Leben lang kannte. Dazu kam, dass ihm tägliche Aktivitäten keine Freude mehr bereiteten (manchmal nicht einmal das Fressen) und dass er wieder kindliche Verhaltensweisen zeigte (zum Beispiel an Spielzeug kaute). Und damit zeigt sich uns ein recht deutliches Bild der Involutionsdepression bei alten Katzen. Bei derartigen Symptomen besteht leider die Gefahr, dass Tierärzte zu allem Überfluss – mittlerweile zwar seltener, aber immer noch zu oft – »Beruhigungsmittel« verordnen. Bei diesen Mitteln handelt es sich in der Regel um sedierende Neuroleptika, durch die sich die Symptome nicht bessern. Im Gegenteil, der Zustand der Tiere kann sich verschlechtern, sodass sie noch verwirrter oder sogar aggressiver wirken, was wiederum in allzu vielen Fällen die Entscheidung zum Einschläfern beschleunigt.

Wir wissen ja bereits, dass das Territorium die Grundlage für das innere Gleichgewicht einer Katze darstellt. Wenn sie sich an einen ungeeigneten Lebensraum anpassen muss, kann das einen permanenten, unterdrückten Angstzustand hervorrufen, der mit der Zeit zu einem chronisch depressiven Zustand werden und sich im Zuge der altersbedingten Involution oder Rückbildung weiter verschärfen kann. Das ist ein ernst zu nehmendes Phänomen, für das es jedoch Lösungen gibt. Nachdem wir uns vergewissert hatten, dass Harry organisch gesund war und Nieren, aber auch Schilddrüse ordnungsgemäß arbeiteten (Schilddrüsenüberfunktionen sind bei alten Katzen weitverbreitet), verordneten wir ihm ein hirnschützendes Psychopharmakon, das die neuronale Apoptose (das Absterben von Neuronen) bekämpft, und rieten seinen Menschen, ihm den Alltag zu erleichtern und sein Umfeld einfach, leicht zugänglich und vorhersehbar zu gestalten. So wurde der Frieden wiederhergestellt – nein, nicht für viele Jahre. Der nächste Rückfall kam erwartungsgemäß knapp fünfzehn Monate später, die Behandlung sprach nicht mehr an, und es wurde entschieden, das Tier von seinem psychischen Leiden zu erlösen. Manchmal werden wir gefragt: »Lohnt es sich, noch ein paar Monate zu warten?« Was meinen Sie? Hätte nicht jeder gerne noch etwas Zeit in schöner Harmonie? Harrys Besitzer waren froh, dass ihr Kater wieder so war, wie sie ihn kannten, friedlich und mit den gewohnten Interaktionen. Ihnen war klar, was bevorstand, sie konnten die gewonnenen Monate genießen und sich leichter auf das Unvermeidliche einstellen.

Wie in der Allgemeinmedizin kann auch in der Verhaltensmedizin nicht immer Heilung das Ziel sein, und auch Wohlergehen lässt sich nicht in jedem Fall erreichen. Wir bemühen uns dann um Lebensqualität und darum, angenehme Beziehungen aufrechtzuerhalten – wir betreiben Beziehungspflege!

Vom Fenster hin zum Bett und dann vom Bett zum Bett

Beide Erkrankungen kommen bei unseren Hauskatzen häufig vor; zudem halten sie uns einen Spiegel vor und werfen die Frage auf, welche Art des Alterns wir uns für unsere Senioren und für uns selbst wünschen. Manchmal wecken alte Menschen oder Tiere in uns den Wunsch, ebenfalls so alt zu werden, während andere uns das schreckliche Bild grenzenlosen Verfalls vor Augen führen, den wir weder für uns selbst noch für andere, an denen unser Herz hängt, wollen. Die größte Angst macht uns dabei womöglich, dass wir keine Wahl haben, dass wir unweigerlich alt werden und dass wir uns auch für unsere Haustiere das höchstmögliche Alter erhoffen. Meiner Ansicht nach ist es an der Zeit, gemeinsam über diesen Aspekt des Lebens nachzudenken. Es gibt keine einfache und wahrscheinlich auch keine allgemeingültige Antwort. Damit stellt sich also die Frage, wie wir jeden Einzelnen in seiner individuellen Entscheidung zum Altern, das niemals den Verlust der Würde bedeuten sollte, unterstützen können. Dabei kann es helfen, wenn wir betrachten, wie Katzen altern und sterben – und das nicht nur, weil im Alter ähnliche Erkrankungen auftreten, sondern auch, weil sich die Tiermedizin und die Menschen, die mit dem Tier zu tun haben, mit bestimmten Fragen auseinandersetzen müssen. Vielleicht wundern Sie sich, dass es keine Art Altersheim für Tiere gibt, obwohl die Tier- und Humanmedizin dieselben Disziplinen kennen und die Tiermedizin ihrer großen Schwester in nichts nachsteht. Die Lösung ist komplex und offensichtlich zugleich: Wird das Leben unerträglich, gibt es für Haustiere die Möglichkeit des Einschläferns. Das bedeutet, dass die Menschen ihr Tier im wörtlichen und im übertragenen Sinne entweder noch ertragen können oder aber nicht mehr, und im Optimalfall fällt dann nach sorgfältiger Beurteilung der Lebensqualität und einem Gespräch mit dem Tierarzt mit gutem Gewissen die Entscheidung, dem Leben des vierbeinigen Gefährten ein Ende zu setzen.

Ich höre schon den berechtigten Einwand, dass nicht das Tier selbst diese Entscheidung trifft. Sofern wir jedoch nicht die Frage aufwerfen wollen, ob man überhaupt Haustiere halten sollte (manche Tierwohlextremisten würden das nur zu gerne), müssen wir uns damit abfinden, dass der Mensch alle wichtigen Entscheidungen (Sexualität, Fortpflanzung, Ernährung, Unterbringung und so weiter) für sein Haustier trifft. Wie kann man jenen, die ihre Fellnasen im Stich lassen, Verantwortungslosigkeit vorwerfen und gleichzeitig andere dafür kritisieren, dass sie sich um Tiere kümmern und für sie wichtige Entscheidungen treffen? »Du bist zeitlebens für das verantwortlich, was du dir vertraut gemacht hast«, sagte der kleine Prinz.[69] Aber hat diese Verantwortung ihre Grenzen? Und wenn ja, wer legt sie fest?

Auch hier spielen Katzen, wieder einmal gegen ihren Willen, eine zentrale Rolle in der Debatte über künstliche Lebensverlängerung und die Grenzen der Behandlung.

Gefährliche Brandung

Im Mai 2019 machten die dreijährige Europäisch Kurzhaar Sushi und die gleichaltrige Kartäuser-Katze Tara Schlagzeilen: An ihnen wurde die erste therapeutische Nierentransplantation bei Katzen in Frankreich vorgenommen. Das trat eine lebhafte Debatte los, und während die einen die chirurgische Leistung bewunderten, kritisierten andere, die Operation sei unnötig und unvernünftig.

»Wann gehen wir zu weit?«, fragten einige Instanzen. Wieder einmal hatte die Katze zugeschlagen und sämtliche Konventionen über den Haufen geworfen. Skandal! Die Organtransplantation, ein medizinischer Eingriff, der bislang nur Menschen vorbehalten war, stand nun auch für Vierbeiner zur Verfügung.

Ich muss gestehen, dass mich der Aufschrei überraschte: Die Tiermedizin hat keinerlei Einfluss auf den öffentlichen Finanzhaushalt. Es waren keine Sozialversicherung und keine staatlichen Leistungen betroffen, es handelte sich somit eigentlich um eine Privatangelegenheit, doch die Presseberichte und der Wirbel in den sozialen Netzwerken ließen die Lage eskalieren. Die Tierärzte und der Chirurg, die an dieser Premiere in Frankreich beteiligt waren, sahen sich einem heftigen Mediengewitter ausgesetzt – von den einen verehrt, von den anderen verteufelt. Ich gehöre zum Exekutivrat des Verbands AFVAC, der in Frankreich für Fortbildungen in der praktischen Tiermedizin zuständig ist, und inmitten des Aufruhrs sollte eine kleine Arbeitsgruppe gegründet werden, um den Fall zu erörtern und eine Stellungnahme des Berufsstandes abzufassen. Gemeinsam mit zwei Kolleginnen, beide Fachärztinnen für Innere Medizin und beide brillante Onkologinnen, veröffentlichte ich nach ausgiebigem Austausch einen Artikel mit dem Titel »Wie weit soll die Versorgung unserer Haustiere gehen?«.

Die rege Auseinandersetzung beschränkte sich längst nicht auf das »Aber wieso mischen die sich da ein?«, mit dem ich zunächst gerechnet hatte.

Diese Beschäftigung mit den Grenzen der Fürsorge führte uns auf das weite Feld der medizinischen Ethik. Schon in der Humanmedizin ist sie nicht allgemein verbreitet, in der Tiermedizin hat sie in konzeptualisierter Form noch gar nicht Einzug gehalten. Betrachten wir deshalb gemeinsam die vier Säulen dieser Ethik. Sie werden feststellen, dass die Übertragung auf unseren Beruf sehr kompliziert ist.

Prinzip der Autonomie

Eines der grundlegenden Prinzipien, das in der Humanmedizin immer mehr Beachtung findet, ist das der Autonomie. Der Patient muss entscheiden können, ob er eine bestimmte Art von Behandlung wünscht, und er muss sie ablehnen können. Dabei denkt man sicher sofort an gewisse Krebstherapien mit schlechten Erfolgsaussichten, auf die Betroffene, die bereits viel erduldet haben, unter Umständen lieber verzichten. Wir könnten auch über bestimmte Impfungen diskutieren, wobei die Autonomie der Patienten sorgfältig von den möglichen Konsequenzen ihrer Entscheidung zu trennen ist, wenn medizinische und politische Instanzen Impfungen vorschreiben, damit jemand weiterhin im Gesundheitssystem bleiben kann, ohne andere zu gefährden.

In jedem Fall half mir dieses Prinzip dabei, den Gedanken, der sich durch dieses Buch zieht, genauer zu fassen und etwas präziser zu formulieren: Unsere Haustiere können nicht autonom sein, der Definition nach sind sie heteronom, das heißt, alle Entscheidungen über ihre Behandlung werden von anderen getroffen, sei es der Bindungsmensch, der Verbandsvorsitzende oder *letztendlich* der Tierarzt. Wir müssen uns bemühen, das Tier nach seiner Meinung zu fragen, auf Anzeichen für Unbehagen oder Freude achten und diese kontrollieren sowie unsere wissenschaftlichen Erkenntnisse gegen Bedeutung und Qualität der Bindung abwägen. In unserem Artikel zitieren wir einen Fall von Claire Beaudu-Lange: Denzo, eine kleine Bulldogge, bei der ein hochgradiges T-Lymphom festgestellt wurde und deren Lebenserwartung nach dem aktuellen Stand der Wissenschaft bei drei Monaten lag. Nach Gesprächen mit den Besitzern und angesichts des deutlichen Lebenswillens des kleinen Hundes wurde die Behandlung eingeleitet. Denzo starb … drei Jahre später, und noch drei Tage vor seinem Tod hatte er sein Lieblingskuscheltier zum Spielen apportiert.

Um noch einmal auf die Transplantation zurückzukommen: Keine der beiden Katzen war in der Lage, ihre Zustimmung oder ihren Wunsch zu äußern, und die fehlende Autonomie des Spendertiers ist unbestritten der heikelste

Aspekt, den es zu klären gilt. In der Humanmedizin wird das Einverständnis mehrfach verifiziert und muss zweifelsfrei vorliegen. Aber wie lösen wir Tierärzt*innen das moralische Problem, dass ein Tier zugunsten eines anderen verstümmelt wird? Ein Teil der Antwort kommt aus den USA, wo alles, was nicht verboten ist, als erlaubt gilt. Im Nachhinein lässt sich sagen, dass die Entnahme einer Niere für eine Katze kaum Folgen und keine Reduzierung der Lebenserwartung bedeutet. Allerdings kann das nicht rechtfertigen, das Tier in dieser Weise zu verstümmeln. Nach einigen Versuchen wurde eine Vorschrift eingeführt, die heute in allen Ländern gilt, in denen Transplantationen durchgeführt werden: Das Spendertier muss aus dem Tierheim kommen, und die Kunden, die eine Organspende für ihre Katze beantragen, verpflichten sich, das andere Tier zu adoptieren und ihm die gleiche Lebensqualität zu bieten. Das ist zwar immer noch keine Autonomie, aber ein positiver Nebeneffekt!

Prinzip der Gerechtigkeit

Damit ist gemeint, dass allen Menschen, die von einer Krankheit betroffen sind, die gleichen Chancen geboten werden. In der Humanmedizin versuchen wir in Frankreich unbestritten, das zu erreichen, aber realistischerweise muss man einräumen, dass es in der Medizin durchaus (mindestens) zwei Klassen gibt. Wenn wir jedoch in die USA blicken, dann kommt diese Säule der medizinischen Ethik dort überhaupt nicht zum Tragen.

Um noch einmal auf die Tiermedizin und die Transplantation zurückzukommen: Die Kosten liegen bei schätzungsweise sechstausend Euro, was sich nicht jeder leisten kann, aber zweifellos würden viele Tierbesitzer ohne Weiteres diesen Preis zahlen. Unsere Haustiere, allen voran die Katzen, genießen mittlerweile einen solchen Stellenwert, dass wir Ethik, Tiergesundheit und unsere technischen Möglichkeiten meiner Ansicht nach nur in Einklang bringen können, wenn wir eine verpflichtende Krankenversicherung, eine private Tier-Sozialversicherung, einführten. Dann käme es nicht mehr zu herzzerreißenden Fällen, in denen eine Behandlung wegen fehlender finanzieller Mittel unterbleiben muss. Tierärztinnen und Tierärzte, die sich schon lange, aber nicht lautstark genug, dafür einsetzen, haben kürzlich eine Idee wiederaufleben lassen, die in meiner Gegend bereits vor dreißig Jahren entstanden ist. Der Verein *Vétérinaires pour tous*, also »Tierärztliche Behandlung für alle«, übernimmt die Versorgung der Tiere von sozial Schwachen und lindert damit die Not mancher Tierbesitzer*innen. Das ist eine tolle Initiative, aber stellen Sie sich nur echte Solidarität aller Tierhalter vor! Wenn alle zweiundzwanzig Millionen Hunde und Katzen versichert wären, könnte man die Prämien senken und mit einem geringfügigen Teil dieser Summe einen dauerhaften Solidaritätsfonds schaffen, der die Versorgung aller ermöglicht. Wir in Frankreich stehen gesetzlichen Verpflichtungen nicht besonders positiv gegenüber, doch für Autos beispielsweise akzeptieren wir sie schließlich auch. Und unsere Haustiere sind doch viel kostbarer! Ich würde mich sehr freuen, wenn ich in meinen letzten Berufsjahren zu einem solchen System beitragen könnte, das alle nötigen Behandlungen ermöglicht. Diese erste Transplantation in Frankreich kostete übrigens keine sechstausend Euro: Dem Chirurgen ging es um Wissensvermittlung, er schwärmte – wie er in einem Zeitungsartikel erklärte – von der Idee, »Leben jeder Art« zu retten. In der täglichen Praxis wären derartige Operationen ohne Pflichtversicherung – und selbst bei dieser gelten Obergrenzen – jedoch ganz sicher nur den Katzen vorbehalten, deren Besitzer sich den Eingriff leisten können.

Prinzip der Schadensvermeidung, Prinzip der Fürsorge
Die Medizin muss dem Patienten nützen und darf ihm jedenfalls nicht schaden. Im Falle der Transplantation war das Prinzip der Fürsorge für das Empfängertier zweifellos gegeben, für die Spenderin jedoch keineswegs. Berücksichtigt man die zugesicherte Verbesserung der Lebensqualität durch die Adoption nach der Transplantation, ließe sich das sicherlich diskutieren, aber hier sollte sich jeder seine eigene Meinung bilden. Wie verhält es sich mit der Kastration? Auf die philosophische Diskussion rund um die Frage, ob ein Tier Zugang zur Sexualität haben sollte, sind wir bereits eingegangen, aber was den chirurgischen Eingriff an sich betrifft: Entspricht er dem Prinzip der Fürsorge?

Heute ist manchmal von Verstümmelung die Rede, und das kränkt viele meiner Kolleginnen und Kollegen, die immer noch davon überzeugt sind, dass sie mit dieser Operation etwas Gutes tun, und dafür nicht an den Pranger gestellt werden wollen. Um die Gemüter zu beruhigen, können wir nur immer wieder betonen, dass es auf den Blickwinkel ankommt. Geht es um die Populationskontrolle, scheint der Fall klar zu sein, doch diese kann nur effektiv sein, wenn alle Kater in der Gegend kastriert sind: Bleibt nur ein einziger übrig, kann er viele Weibchen decken. Aus individueller und prophylaktischer Sicht erhöht die Kastration die Lebenserwartung, da sie vor Unfällen und Ansteckung schützt. Damit wäre sie also medizinisch gerechtfertigt – allerdings treffen diese Überlegungen auch auf den Menschen zu, führen aber nicht zum gleichen Schluss. Bei Menschen passt Kastration nicht ins Bild eines glücklichen Lebens. Die Tiermedizin widmet sich der Tiergesundheit, ohne dabei die menschliche Gesundheit und die Umwelt aus dem Blick zu verlieren. Dies führt in ethische Sackgassen, die alle Kolleginnen und Kollegen auf ihre Weise nach bestem Wissen und Gewissen lösen müssen, da es keine klaren Regeln gibt, die Gesellschaft sich im Wandel befindet und immer schneller infrage stellt, was gestern noch selbstverständlich war.

So zeigt diese medizinische Randnotiz, diese chirurgische Anekdote die Spannungen auf, die sich durch unsere Gesellschaft ziehen und unseren Berufsstand in eine ethische Debatte verwickeln. Aus diesem Grund finde ich es außerordentlich wichtig, dass die medizinische Ethik in der gesamten Tiermedizin unterrichtet wird; für unseren Studiengang der Veterinärpsychiatrie haben wir uns jedenfalls dafür entschieden. In einer Welt, in der man andere anonym anprangern und im Internet in den Dreck ziehen kann, müssen wir hinter unserem Handeln stehen können, wenn wir mit Drohungen konfrontiert werden – und das geht nur, wenn wir im Vorfeld gründliche Überlegungen angestellt haben. Die meisten von uns orientieren sich an der Care-Ethik, was so viel wie Ethik der Fürsorge und der Pflege bedeutet. Diese pragmatische Haltung rückt die Patienten in den Mittelpunkt – genauer gesagt diejenigen, die leiden – und konzentriert sich folglich auf das vorgestellte Haustier, oft aber auch auf die Beziehung und somit die Menschen, die es begleiten. Für unsere tägliche Praxis scheint mir das eine gute Richtschnur, denn dabei geht es um die Gesundheit des Tieres, sein Wohlbefinden, seine Freude, aber auch die Harmonie der Beziehungen, die Gefühle der Tierhalter und die Folgen, die unsere Entscheidungen für die Umwelt haben können.

Alles ist gut gegangen

Zum Abschluss dieses Überblicks über die komplizierten, wenn nicht gar unlösbaren Fragen, die uns die Katzen stellen, möchte ich die Debatte über das Einschläfern nicht ausklammern. Sie überschneidet sich zum Teil mit der vorherigen Frage nach den Grenzen der Fürsorge. Die meisten Katzen haben keinen Wert, der in Geld zu beziffern wäre. Von den siebenhunderttausend Samtpfoten, die jedes Jahr adoptiert werden (genauere Zahlen sind schwer zu bekommen), haben nur fünfzigtausend einen Stammbaum und sind somit reinrassig. Diese Tiere haben einen Marktwert und kosten manchmal mehrere Tausend Euro. Alle anderen bezeichnet man als Hauskatzen oder Europäische Kurzhaarkatzen – der Begriff »Straßenkatzen«

wäre heutzutage nicht mehr angebracht –, und diese werden für ein paar Hundert Euro oder weniger adoptiert und manchmal sogar verschenkt. Wenn kostspielige Behandlungen nötig sind, stellt sich für manche die Frage, ob sie so viel in eine Katze investieren sollen, die gar nichts gekostet hat. Meine Erfahrung – und darüber bin ich froh – ist die, dass die meisten Tierhalter nicht so denken. Wie bei Luka sind die Menschen, die ein Tier aufgenommen haben, schon nach wenigen Tagen des Zusammenlebens bereit, viel in die Beziehung zu investieren – Zeit, Geld und manchmal auch Kummer. Allerdings kommt es auch vor, dass die finanziellen Möglichkeiten der Besitzer das Ausmaß der medizinischen Behandlung einschränken. Das, so glaube ich, ist sehr ernüchternd für junge Tierärztinnen und Tierärzte, die im Studium beeindruckende, nahezu unbegrenzte technische Mittel erlebt haben, nun voller Hoffnung und Ehrgeiz ihre Arbeit aufnehmen und dann mit Alltagsschwierigkeiten und Armut konfrontiert werden. Die Tierhalter*innen werden als geizig empfunden, als herzlos, dabei bleibt ihnen keine andere Wahl, wenn sie zwischen der Behandlung ihrer Katze und der Ernährung ihrer Familie abwägen müssen. So entsteht eine Schieflage, eine Kluft zwischen Traumberuf und Realität, mit der Folge, dass ein Viertel unserer Studierenden innerhalb der ersten vier Jahre nach dem Abschluss den Beruf aufgeben. Ich bin mir sicher, dass die Auseinandersetzung mit dem Einschläfern ebenfalls ihren Teil zu dieser Desillusionierung beiträgt. Der Tierarzt hat diese Macht, die dem Humanmediziner nicht zugestanden wird: Er darf, in Absprache mit den Tierhalter*innen, entscheiden, ob dem Leben des Patienten ein Ende gesetzt wird. Dass diese Option bei sämtlichen Überlegungen eine Rolle spielt, kann die sehr hohe Selbstmordrate in unserem Beruf weitaus besser erklären als der Zugriff auf Mittel, die einen schmerzfreien Abschied ermöglichen. Ein aktueller Artikel, der Selbstmordraten bei Ärzt*innen und Tierärzt*innen mit denen in der Gesamtbevölkerung verglich, kam zu dem Schluss, dass man zwar in allen medizinischen Berufen mit Krankheit und Tod zu tun hat, die große Belastung, die mit dem Einschläfern an sich sowie mit der diesbezüglichen Entscheidung verbunden ist, bei Tierärzt*innen jedoch einen erschwerenden Faktor darstellt.[70] So lässt sich zum Teil erklären, wieso das Selbstmordrisiko viermal höher ist als in der Bevölkerung insgesamt. Heute wird die Möglichkeit des Einschläferns, dieses fragwürdige Privileg, gelegentlich kritisch hinterfragt, vor allem dann, wenn der Tierarzt nicht beweisen kann, dass er alle erdenklichen Alternativen in Betracht gezogen hat. Katzen sind wie immer ganz besondere Zeitzeugen: Zwar können auch Hunde und andere Tiere in hohem Alter oder bei Krankheiten eingeschläfert werden, doch die Miezen sind heutzutage die einzige Spezies, bei der sich gelegentlich die Frage stellt, ob ein unerwünschter Wurf getötet werden soll. Wir sind uns alle einig, dass es hundertmal, tausendmal besser wäre, so etwas durch geeignete Geburtenkontrolle zu verhindern, aber was tun, wenn die Kätzchen, oft im Frühjahr, zu Dutzenden auf die Welt kommen? Das führt häufig zu Diskussionen zwischen den verschiedenen Akteuren in der Tierklinik, zwischen denen, die von ganzem Herzen dagegen sind, und denen, die sich aus Vernunftgründen dafür aussprechen. Auf jeden Fall ist eine solche Entscheidung niemals einfach, und wenn sie getroffen wird, dann nur, um unnötige Qualen zu verhindern, wie sie beispielsweise beim Ertränken oder Ersticken drohen. Manche weigern sich rigoros, und das ist nur legitim. Selbst bei behördlichen Anweisungen können Tierärzt*innen ihr Recht auf Weigerung geltend machen und nicht gezwungen werden, etwas zu tun, das den eigenen Werten und Überzeugungen widerspricht. Wir sind der Meinung, dass Einschläfern die letzte therapeutische Lösung ist und bleiben muss, wenn sich körperliche Schmerzen oder seelisches Leid anders nicht lindern lassen. Dieses schwierige Privileg hängt mit der Heteronomie unserer Haustiere zusammen, die am Beispiel der Katzen besonders deutlich wird. Einerseits gelten sie als äußerst eigenständig, andererseits in manchen Gemeinden auch als Lästlinge, und damit sind sie auf halber Strecke zwischen unserem innersten Zuhause und der Wildnis angesiedelt.

In der Katzenschule

Die Katzen von heute haben den Imagekampf gewonnen. Sie sind – und das ist keineswegs zu vernachlässigen – die Stars der sozialen Medien. Ihr Triumphzug verrät uns viel über die Entwicklung unserer Gesellschaft und unser Verhältnis zu Erziehung und Hierarchie.

Bestrafen verboten

Ich kann es nicht oft genug wiederholen und an dieser Stelle ein allerletztes Mal: Bei Katzen verbietet sich jede körperliche Bestrafung. Sie funktioniert nie und birgt lediglich die Gefahr einer Hypersensibilisierung, die die Beziehung für immer ruinieren kann. Jahrhundertelang verstand man unter Erziehung nur Strafen und Verbote, und bei sozialen Arten, die sich der Beziehung nicht entziehen können, scheint dies leider zu funktionieren. Zu ihrem Glück sind Katzen von Natur aus dagegen immun.

Nach und nach haben sich die Methoden weiterentwickelt, positive Erziehung gilt nun als das Maß der Dinge, und die Katzen haben diese Entwicklung gutgeheißen und begleitet. Heutzutage gibt es Videos von Samtpfoten, die Hindernisparcours durchlaufen, die ihren Menschen »High Five« geben, kurzum, die lernen und interagieren, weil sie respektiert und ermutigt werden.

Damit zeigen sie uns, dass die besten Erziehungsmethoden auf Kooperation und Einbindung der Lernenden setzen. Auch wenn uns das heute selbstverständlich erscheinen mag, sollten wir nicht vergessen, dass es zwar hier und jetzt gilt, im Rest der Welt jedoch von der überwiegenden Mehrheit nach wie vor abgelehnt wird.

Ganz ohne Hierarchie

Unsere Gesellschaften waren lange Zeit vertikal und hierarchisch aufgebaut, und der Hund ist der Inbegriff dieser Struktur. Heutzutage gilt das immer weniger, zumindest nach außen hin. Autorität und Respekt vor dem Alter haben einen viel geringeren Stellenwert und machen nach und nach Platz für eine Kultur der Horizontalität und der Zusammenarbeit. Die Katze könnte das Wappentier dieser Entwicklung sein, denn sie zeigt uns, wie Weibchen in der Gruppe gemeinsam ihre Kätzchen aufziehen. Wer mit offenen Augen durch die Welt geht, wird immer mehr Beispiele für Gruppen sehen, die ohne Führungsperson, stattdessen durch Aufgabenteilung und dem Verfolgen eines gemeinsamen Ziels, funktionieren. Zwischen Hunden und Menschen ist die Hierarchie klar, schafft geordnete Verhältnisse und ermöglicht den Aufbau von Gesellschaften, doch allzu oft weckt sie auch Ängste und behindert die Selbstverwirklichung des Individuums. Einer Katze ist die Beziehung entweder angenehm, sodass ein Zusammenleben möglich ist, oder aber nicht, dann kommt es zum Bruch. Nach diesem Prinzip funktionieren Projektgruppen. Die Beziehung hält nur so lange, bis das jeweilige Ziel erreicht ist.

Katzen hassen Sanktionen jeder Art und lehnen Hierarchien ab, so wundert es also nicht, dass sie das Sinnbild des 21. Jahrhunderts geworden sind – zumal sie auch andere wichtige Trends begleiten.

Schutz des Körpers

Mittlerweile sind zahlreiche Skandale um den sexuellen Missbrauch ans Tageslicht gekommen, der jahrhundertelang an Frauen und kleinen Kindern verübt wurde, und das hat zu einer ganz anderen Sicht auf den Körper geführt. Der Körper wird zu einer Art Heiligtum – heutzutage ist eine Berührung nur mit ausdrücklichem Einverständnis erlaubt. Bei Isis haben wir gesehen, wie sehr das auch für Katzen gilt. Ich will das Trauma missbrauchter Menschen nicht mit einer Katze vergleichen, die nicht berührt werden möchte, aber es ist nicht von der Hand zu weisen, dass unsere Fellnasen wieder einmal für eine wichtige Sache eintreten. Allerdings sollte man auch nicht zu weit gehen: In letzter Zeit ist häufiger zu hören, dass Hunde angeblich keine Streicheleinheiten mögen, doch das halte ich für sehr übertrieben! Manche Hunde möchten nicht gestreichelt werden, andere lehnen ganz bestimmte Berührungen ab, aber man sollte das nicht verallgemeinern.

Es gibt durchaus Katzen, auch wenn sie nicht in der Mehrheit sind, die Körperkontakt lieben und ihn suchen. Katzen sagen uns auch: Respektiere den Körper des anderen und mache dir bewusst, dass jeder einzigartig ist.

Therapeutisches Schnurren

Das vermitteln sie uns oft durch ihr Schnurren, dessen Entstehen uns nach wie vor Rätsel aufgibt: Vibrieren die Kehlkopfmuskeln oder das Zwerchfell? Dazu gibt es viele Hypothesen, die fast alle widerlegt wurden.

Wichtiger erscheint uns das Missverständnis, dass Schnurren einzig ein Zeichen von Zufriedenheit sein soll. Katzen schnurren manchmal, wenn sie leiden, wenn sie sterben oder wenn sie gebären, also in Situationen, die eindeutig schmerzhaft oder unangenehm sind. Einer weitverbreiteten Theorie zufolge hat das Schnurren heilende Wirkung.[71] Schnurren hat eine Frequenz zwischen fünfundzwanzig und fünfzig Hertz, also etwa in dem Bereich, der Knochenwachstum oder Wundheilung fördert. Das Schnurren ist ein beruhigendes Signal, das die Katze in einer unangenehmen Situation an sich selbst oder an andere, mit denen sie harmoniert, aussenden kann. Natürlich erfolgt diese Kommunikation zuallererst zwischen Mutter und Kätzchen, da die Kleinen schon ab dem zweiten Lebenstag schnurren können und die Mutter während der Geburt und bei jeder Stillmahlzeit schnurrt.

Genießen wir es, wenn wir es erleben dürfen: Der Frieden, den wir empfinden, wenn unsere Katze auf unserem Schoß oder direkt neben uns schnurrt, ist der Klang des Vertrauens und der gemeinsam erlebten Harmonie.

Persönliche Beziehungen

Nun kommen wir zur letzten Lektion, die wir von unseren Katzen lernen können. Bei der Literaturrecherche für dieses Buch habe ich viele Artikel gelesen, in denen von sozialen Beziehungen zwischen Katzen untereinander oder zwischen Katzen und Menschen die Rede war. Ich fürchte, dass das ein falsches Bild vermittelt, und überall, in jeder Zeile, könnten wir »sozial« streichen, um Katzen besser zu verstehen. Ihre Beziehungen sind nicht sozial, nicht pauschal, nicht automatisch. Unsere Hauskatzen sind Experten für gewachsene Beziehungen, die man hegen und pflegen muss: Sie sind zerbrechlich und können zerstört werden. Katzen mögen uns, nicht weil wir ihre »Herrchen« oder »Frauchen« sind, und es ist ihnen egal, ob sie uns »gehören«. Die Zugehörigkeit zur selben Gruppe oder der Zwang, am selben Ort zu leben, garantiert nicht, dass eine Beziehung entsteht. Der geduldige Aufbau von Begegnungen, vor allem bei geselligen, von Natur aus kontaktfreudigen Katzen, die Förderung von Vertrauen und die gemeinsame Freude an spielerischen und ruhigen Momenten sind jedoch gute Voraussetzungen für eine echte freundschaftliche Beziehung.

Die Zukunft der Menschheit ist weiblich – die der Katzenwelt auch

Bei diesem eiligen, vielleicht etwas überhasteten Überblick über die Welt der Katzen wurde mir klar, wie sehr sich die Intuition, die ich seit etwa zwanzig Jahren habe, bestätigt. Die Katze ist eine Ikone unserer Zeit, weil sie weibliche Werte vermittelt und diese Werte allmählich Einzug halten in unsere modernen Gesellschaften. Seit meiner Jugend hat sich die Welt, zumindest die westliche, von einer Welt der Hunde mit männlichen, hierarchischen und vertikalen Strukturen und den Werten Männlichkeit, Aggressivität und Streben nach Macht zu einem weiblichen, kooperativen und horizontalen Konstrukt mit den Werten Lebensqualität, Achtsamkeit für das Umfeld und Beziehungen entwickelt, das eher der Vorstellung der Katzen entspricht.

Als ich darüber nachdachte, kam mir eine Kindergeschichte von Kipling in den Sinn, die erzählt, wie vor langer Zeit die ersten wilden Tiere von Frauen gezähmt wurden.[72] Die Katze traf eine Vereinbarung, die ihr das Recht gab, ins Haus zu kommen, sich am Feuer zu wärmen und gefüttert zu werden; als Gegenleistung musste sie den Kindern gefallen, sie zum Lachen bringen und Mäuse jagen. Doch da sie ihre Unabhängigkeit bewahren wollte, schloss sie den Pakt weder mit den Männern, die sie fortan aus dem Haus jagten, noch mit den Hunden, deren »besten Freunden«, die ihnen nachstellten. Das Außergewöhnliche ist, dass Kipling diese Kurzgeschichte zu Beginn des 20. Jahrhunderts schrieb, lange vor der wissenschaftlichen Erkenntnis, dass die Domestizierung oder vielmehr die Annäherung zwischen Hunden und Menschen wahrscheinlich dadurch zustande kam, dass sie die gleichen Lebensräume aufsuchten (Sympatrie) und Frauen und Hündinnen sich bei der Aufzucht ihrer Jungen beobachteten. Die Domestizierung der Katze dagegen erfolgte viel später und bleibt viel unbeständiger.[73] Noch auffälliger fand ich den Hinweis, dass diese Beziehung zwischen Frau und Katze nicht alle Männer ausschließt (Kipling sagt: »Drei von fünf Männern werfen alles Mögliche nach einer Katze, die ihnen über den Weg läuft«), sondern ein besonderes Bündnis besiegelt, das heute wieder überdeutlich zum Vorschein kommt.

Epilog

Together

Den Wunsch, dieses Buch zu schreiben, habe ich seit Jahren mit mir herumgetragen, und die Arbeit daran hat viel Zeit gekostet.

Ich erzähle nicht nur ihre Geschichten, sondern verbringe den Großteil meines Lebens damit, Katzen zu versorgen und das zu unterrichten, was mir besonders am Herzen liegt: die Tierpsychiatrie. Ich hoffe, dass ich der Bitte gerecht wurde, die die Katze First im Traum an mich herantrug, nämlich die Tür zum Wissen über Katzen weit aufzustoßen, um ihre Lebensqualität zu verbessern.

Sie haben sicher verstanden, dass ich dieses Buch auch als Appell verstanden wissen möchte, Versäumnisse nachzuholen und unsere vierbeinigen Gefährten nicht allein zu lassen in ihrem psychischen Leiden. Die fünfzehn Prozent der Katzen, die in der Verhaltensmedizin behandelt werden, beweisen deutlich, dass wir ihnen nicht genug Aufmerksamkeit schenken und sie in falschen Vorstellungen gefangen halten, die ihnen schaden. Mittlerweile haben wir große Fortschritte bei der Diagnose und Behandlung aller Verhaltensstörungen der Katze gemacht, und wir können ihnen selbst dann noch helfen, wenn sie nahezu verrückt sind.

Sie sind die Stars der sozialen Netzwerke, werden manchmal aus den falschen Gründen verehrt und oft aus Unwissenheit misshandelt, doch unsere Begeisterung für diese wunderbaren Tiere sollte sich auf Wissen gründen, damit sie nicht zum schädlichen Wahn wird.

Auf diesen Seiten wollte ich deutlich machen, wie sehr Katzen uns zur Empathie zwingen. Diese Arbeit öffnet uns die Türen zu einer reichen und komplexen Welt und kann uns auch die Möglichkeit geben, die Ursachen für manches Leid zu entdecken und zu beheben.

Katzen lehren uns Respekt: Ihr Verhältnis zum Körper und zu Beziehungen zwingt uns, unsere menschlichen Vorstellungen hinter uns zu lassen, wenn wir eine Brücke zwischen ihnen und uns bauen wollen.

Sie achten wunderbar auf Ausgeglichenheit, sowohl auf physischer als auch auf psychischer Ebene, doch ihre Doppelnatur birgt die Gefahr, dass sie aus der Bahn geworfen werden und Leid erleben. Und schließlich sind sie, wie so viele Säugetiere, auch anfällig für weniger spezifische Störungen, die dennoch einer Behandlung bedürfen.

Aber trotz alledem dürfen wir das Wesentliche nicht vergessen: das Wunder der Begegnung und die Gnade der Freundschaft, die sie uns schenken können und über die wir uns freuen dürfen … und zwar wie verrückt.

Anmerkungen

1 Brion, A., Ey, H., *Psychiatrie animale.* Paris : Desclée de Brouwer, 1964.
2 Cyrulnik, B., *Mémoire de singe et paroles d'hommes.* Paris : Hachette, 1983.
3 Moscovici, S., *Hommes domestiques et hommes sauvages.* Paris : Union générale d'édition, 1974.
4 Morin, E., *L'Unité de l'homme.* Paris : 10/18, 1970.
5 Ritvo, L., *L'Ascendant de Darwin sur Freud.* Paris : Gallimard, 1992.
6 Lacan, J., *Das Seminar, Buch III: Die Psychosen*, 1955-1956, Turia + Kant, Wien/Berlin 2016; und ders., in : »Propos sur la causalité psychique«, L'Évolution psychiatrique, 1947, p. 38-41.
7 Brunelle, L., *Les Névroses expérimentales.* Paris : Raison présente, 1967.
8 Claude Béata, *Die Liebe der Tiere – Mitgefühl, Fürsorge und Zärtlichkeit in der Natur.* München: Goldmann, 2017.
9 Seligman, M. E., Maier, S. F. »Failure to escape traumatic shock«, in: *Journal of Experimental Psychology*, 1967:74, p.1-9.
10 Baptiste Morizot, *Philosophie der Wildnis.* Stuttgart: Reclam, 2020.
11 Ferlier, U., Campagne, ville ou environnement clos : quelle est l'influence du milieu de vie sur le répertoire comportemental du chat, à l'intérieur, chez ses propriétaires ? Mémoire pour le DIE de vétérinaire comportementaliste, octobre 2008.

12 Kramer, C. K., Mehmood, S., Suen, R. S.: »Dog ownership and survival: A systematic review and meta-analysis«, in: *Circ. Cardiovasc. Qual. Outcomes*, 2019,12(10).

13 Despret, V., *Habiter en oiseau*. Arles : Actes Sud, Mondes sauvages, 2019.

14 Virring, A., Lambek, R., Thomsen, P. H., Møller, L. R., Jennum, P. J., »Disturbed sleep in attention-deficit hyperactivity disorder (ADHD) is not a question of psychiatric comorbidity or ADHD presentation«, in: *Journal Sleep Research*. 2016, 25 (3), p. 333-340.

15 Ellis, J. J., McGowan, R. T. S., Martin, F. »Does previous use affect litter box appeal in multicat households?«, in: *Behavioral Processes*, 2017, 141, p. 284-290.

16 Allegorische Projektion menschlicher Beziehungen und Gefühle in Form von Landkarten. Die *Carte de Tendre*, die zwischen 1653/1654 entstand, wurde im ersten Teil des Romans *Clélie* von Mademoiselle de Scudéry abgedruckt. Sie bildet am Beispiel des imaginären Lands Tendre unterschiedliche Wege zur Liebe ab. So führt etwa der Fluss der Zuneigung geradewegs nach Tendre-sur-Inclination und beschreibt die gegenseitige Sympathie damit als kürzesten Weg zur Liebe.
Quelle: http://tcdh02.uni-trier.de:8889/de/threads/crossroads/de/mediainfo/carte-de-tendre

17 Claude Béata, *Die Liebe der Tiere*. München: Goldmann, 2017.

18 Monti-Bloch, L., Jennings-White, C., Berliner, D. L., »The human vomeronasal system: A review«, in: *Annals of the New York Academy of Sciences*, 1998, 855, p. 373-389.

19 Béata, C., Muller, G (dir.), *Pathologie du comportement du chat*. Paris : Éditions AFVAC, 2016.

20 Schwartz, S., «Separation anxiety syndrome in dogs and cats«, in: *Journal of the American Veterinary Medical Association*, 2003: 222, p. 1526-1532.

21 Vigne, J.-D. et al., »Early taming of the cat in Cyprus«, in: *Science*, 2004, 304 (5668), p. 259-259.

22 https://leitbegriffe.bzga.de/alphabetisches-verzeichnis/gesundheit/

23 AAFP and ISFM, »Feline environmental needs guidelines«, in: *Journal of Feline Medicine and Surgery*, 2013:15, p. 219-230.

24 Simon's Cat,«Cat Man Do«- https://www.youtube.com/watch?v=V8os2v7ZuJs.

25 Claude Béata, *Die Liebe der Tiere*. Op.cit.

26 Claude Béata, *Die Liebe der Tiere*. Op.cit.

27 Crowell-Davis, S., »Understanding cats«, in: *Compendium: Continuing Education for Veterinarians*, 2007, 29 (4), p. 241-243.

28 Kreutzer, M.: *Folies animales*. Paris : Le Pommier, 2020.

29 Ey, H., Brion, A.: *Psychiatrie animale*. Paris: Desclée de Brouwer, 1964.

30 Béata, Claude: *Die Liebe der Tiere*. München: Goldmann, 2017.

31 *Blackfish*, ein Film von Gabriela Cowperthwaite, 2013.

32 Garner, B. et al.: »Pituatary volume predicts future transition to psychosis in individuals at ultra-high risk of developing psychosis«, in: *Biol. Psychiatry*, 2005, 58, S. 417-423. Brown, E. S., Rush, A. J., Mcewen, B. S.: »Hippocampal remodeling and damage by corticosteroids: implications for mood disorders«, in: *Neuropsychopharmacology*, 1999, 21, S. 474-484.

33 Watzlawick, Paul: *Kurzzeittherapie und Wirklichkeit. Eine Einführung*. Piper Verlag: München, 2001.

34 Sastre, J.-P., Jouvet, M.: »The oneiric behavior of the cat«, in: *Physiology & Behavior*, 1979, 22 (5), S. 979-989.

35 Ferguson, J., Dement, W. C.: »The effect of variations in total sleep time on the occurrence of rapid eye movement sleep in cats«, in: *Electroencephalog. Clin. Neurophysiol.*, 1967, 22, S. 2-10. Carskadon, M. A., Dement, W. C.: »Monitoring and staging human sleep«, in: M. H. Kryger, T. Roth, W. C. Dement (Hrsg.), *Principles and Practice of Sleep Medicine*, St. Louis: Elsevier Saunders, 2011, 5. Ausgabe, S. 16-26).

36 Lauvent, Arnhild: *Morgen bin ich ein Löwe – Wie ich die Schizophrenie besiegte*. München: btb, 2010.

37 Jaqmot, O.: »Comparison of several white matter tracts in feline and canine brain by using magnetic resonance diffusion tensor imaging«, in: *The Anatomical Record*, 2017, 300, S. 1270-1289.

38 Naccache, L.: *Le Nouvel Inconscient. Freud, le Christophe Colomb des neurosciences*. Paris: Odile Jacob, 2006.

39 Sneddon L. U.: »Pain perception in fish: Indicators and endpoints«, in: *ILAR Journal*, 2009, 50 (4), S. 338-342.

40 Owens, J. L., Olsen, M., Fontaine, A., Kloth, C., Kershenbaum, A., Waller, S.: »Visual classification of feral cat Felis silvestris catus vocalizations«, in: *Current Zoology*, 2017, 63, S. 331-339. Tavernier, C., Ahmed, S., Houpt, K. A., Yeon, S. C.: »Feline vocal communication«, in: *Journal of Veterinary Science*, 2020, 21 (1), e18.

41 Gallup, G. G.: »Chimpanzees: Self-Recognition Science«, in: *New Series*, 2. Jan. 1970, Bd. 167, Nr. 3914, S. 86-87.

42 Tiermedizinische Entsprechung des hippokratischen Eids in der Humanmedizin.

43 Morizot, B.: *Philosophie der Wildnis.* Stuttgart: Reclam, 2020.

44 Bosco-Lauth, A. M., et al.: »Pathogenesis, transmission and response to reexposure of SARS-CoV-2 in domestic cats«, in: *BioRxiv*, 2020.

45 Damasio, Antonio R.: *Descartes' Irrtum: Fühlen, Denken und das menschliche Gehirn.* München: List, 1997.

46 Feline Imunodeficiency Virus.

47 Steigerwald, E. S., Sarter, M., March, P., Podell, M.: »Effects of feline immunodeficiency virus on cognition and behavioral function in cats«, in: *J. Acquir. Immune Defic. Syndr Hum Retrovirol.*, 1999, 20 (5), S. 411-419.

48 Beaufils J.-P.: *Modifications du comportement induites par le virus de l'immunodéficience féline (FIV) chez le chat*, Mémoire pour l'obtention du diplôme de Vétérinaire comportementaliste des Ecoles vétérinaires françaises, 2001.

49 Buffington, C. A., Chew, D. J., Woodworth, B. E.: »Feline interstitial cystitis«, in: *Journal of Amercian Veterinary Medical Association*, 1999, 215, S. 682-687.

50 Ebenda und Buffington, C. A., Westropp, J. L., Chew, D. J., Bolus, R. R.: »Clinical evaluation of multimodal environmental modification (MEMO) in the management of cats with idiopathic cystitis«, in: *Journal of Feline Medicine Surgery*, 8 (4), S. 261-268.

51 Buffington, C. A., Bain, M.: »Stress and feline health«, in: *Veterinary Clinics of North America: Small Animal Practice*, 2020, 50 (4), S. 653-662.

52 Buffington, C. A.: »Pandora syndrome in cats: Diagnosis and treatment«, in: *Today's Veterinary Practice*, Herbst 2018, p. 31-40,

https://todaysveterinarypractice.com/urology-renal-medicine/pandora-syndrome-in-cats/.

53 Radosta L.: *Veterinary Psychiatry Potpourri*, http://wsava2017.com/scientificinformation/scientific-programme.html.

54 Denenberg, S. (Hrsg.): *Small Animal Veterinary Psychiatry.* Oxford: Cabi Editions, 2020.

55 Zitat aus einem Gedicht von T. S. Eliot in der Nachdichtung von Annemarie Seidel in *Old Possums Katzenbuch*, Frankfurt am Main: Suhrkamp, 1977.

56 Zola, E.: *Das Paradies der Katzen.*

57 Ferlier U., Campagne, ville ou environnement clos : quelle est l'influence du milieu de vie sur le répertoire comportemental du chat, à l'intérieur, chez ses propriétaires ?, Mémoire pour le DIE de vétérinaire comportementaliste, octobre 2008.

58 Neotenie = Jungtierverhalten bei ausgewachsenen Tieren.

59 Boris Vian, Der Herzausreißer. Berlin: Wagenbach, 2001.

60 Stubbs, W. P., Bloomberg, M. S.: »Implications of early neutering in the dog and cat«, in: *Seminars in veterinary medicine and surgery (small animal)* 1995, 10 (1), S. 8-12.

61 Spain, C. V., Scarlett, J. M., Houpt, K. A.: »Long-term risks and benefits of early-age gonadectomy in cats«, in: *Journal of the American Veterinary Medical Asso*ciation, 2004, 224, S. 372-379.

62 Kutzler, M. A.: »Possible relationship between long-term adverse health effects of gonad-removing surgical sterilization and luteinizing hormone in dogs«, in: *Animals* 2020, 10 (4), S. 599.

63 Béata, Claude: *Die Liebe der Tiere.* op.cit.

64 Mellor, D. J.: »Positive animal welfare states and encouraging environment focused and animal-to-animal interactive behaviours«, in: *New Zealand Veterinary Journal*, 2015, 63 (1), S. 9-16.

65 Béata, Claude: *Die Liebe der Tiere.* op.cit.

66 Lode, Thierry: *La Guerre des sexes chez les animaux.* Paris: Odile Jacob, 2007; *La Biodiversité amoureuse. Sexe et évolution.* Paris: Odile Jacob, 2011; *Pourquoi les animaux trichent et se trompent. Les infidélités de l'évolution.* Paris: Odile Jacob, 2013; *Histoire naturelle du plaisir amoureux*, Paris: Odile Jacob, 2021.

67 Béata, Claude: *La Psychologie du chien*, op. cit., Kapitel 7 »Kim«, S. 287.

68 Gunn-Moore, D. A., Mcvee, J., Bradshaw, J. M., Pearson, G. R., Head, E., Gunn-Moore, F. J.: »Ageing changes in cat brains demonstrated by beta-amyloid and AT8-immunoreactive phosphorylated tau deposits«, in: *Journal Feline Medicine and Surgery*, 2006, 8, S. 234-242. Head, E., Moffat, K., Das, P., Sarsoza, F., Poon, W. W., Landsberg, G., Cotman, C. W., Murphy, M. P.: »Beta-amyloid deposition and tau phosphorylation in clinically characterized aged cats«, in: *Neurobiol. Aging*, 2005, 26, S. 749-763.

69 Antoine de Saint-Exupéry: *Der kleine Prinz*. Dt. Übersetzung von Grete und Josef Leitgeb. Düsseldorf: Karl Rauch Verlag, 1950.

70 Fink-Miller, E. L., Nestler, L. M.: »Suicide in physicians and veterinarians: Risk factors and theories«, in: *Current Opinion in Psychology*, 2018, 22, S. 23-26.

71 Von Muggenthaler, E.: »The felid purr: A bio-mechanical healing mechanism«, in: *12th International Conference on Low Frequency Noise and Vibration and its Control*, in Bristol, Vereinigtes Königreich, veröffentlichte Konferenz.

72 Kipling, Rudyard, *Die Katze geht ihre eigenen Wege*. Berlin: Matthes & Seitz, 1982.

73 Pionnier-Capitan, M., Bemilli, C., Bodu, P., Celerier, G., Ferrie, J.-G., Fosse, P., Garcia, M., Vigne, J.-D.: »New evidence for Upper Palaeolithic small domestic dogs in South-Western Europe«, in: *Journal of Archaeological Science*, 2011, 38, S. 2123-2140.